医师定期考核
业务水平测试指导

（人文医学、临床医学、中医学、口腔医学、公共卫生）

主　编：张丹丹　娄冬梅　袁　鹏

吉林大学出版社
·长春·

图书在版编目（CIP）数据

医师定期考核业务水平测试指导 / 张丹丹, 娄冬梅, 袁鹏主编. -- 长春 : 吉林大学出版社, 2024.1
ISBN 978-7-5768-3102-3

Ⅰ. ①医… Ⅱ. ①张… ②娄… ③袁… Ⅲ. ①医师-资格考试-自学参考资料 Ⅳ. ①R192.3

中国国家版本馆CIP数据核字(2024)第024535号

书　　名：医师定期考核业务水平测试指导
YISHI DINGQI KAOHE YEWU SHUIPING CESHI ZHIDAO

作　　者：张丹丹　娄冬梅　袁　鹏
策划编辑：曲　楠
责任编辑：曲　楠
责任校对：赵黎黎
装帧设计：张晓昆
出版发行：吉林大学出版社
社　　址：长春市人民大街4059号
邮政编码：130021
发行电话：0431-89580028/29/21
网　　址：http://www.jlup.com.cn
电子邮箱：jldxcbs@sina.com
印　　刷：吉林省优视印务有限公司
开　　本：787mm × 1092mm　1/16
印　　张：25
字　　数：480千字
版　　次：2024年1月　第1版
印　　次：2024年1月　第1次
书　　号：ISBN 978-7-5768-3102-3
定　　价：60.00元

《中华人民共和国医师法》

2021年8月20日，第十三届全国人大常委会第三十次会议通过《中华人民共和国医师法》。《中华人民共和国医师法》于2022年3月1日起施行，原《中华人民共和国执业医师法》同时废止。医师法为保障医师合法权益，规范医师执业行为，加强医师队伍建设，实施健康中国战略提供有效法律保障。

以下节选部分条款。

第四十二条　国家实行医师定期考核制度。

县级以上人民政府卫生健康主管部门或者其委托的医疗卫生机构、行业组织应当按照医师执业标准，对医师的业务水平、工作业绩和职业道德状况进行考核，考核周期为三年。对具有较长年限执业经历、无不良行为记录的医师，可以简化考核程序。

受委托的机构或者组织应当将医师考核结果报准予注册的卫生健康主管部门备案。

对考核不合格的医师，县级以上人民政府卫生健康主管部门应当责令其暂停执业活动三个月至六个月，并接受相关专业培训。暂停执业活动期满，再次进行考核，对考核合格的，允许其继续执业。

第四十三条　省级以上人民政府卫生健康主管部门负责指导、检查和监督医师考核工作。

参编人员

总 策 划 王学东　王　磊

主　　审 陈　影　盛晓彤

统　　筹 张晓昆　方雁彬

主　　编 张丹丹　娄冬梅　袁　鹏

副 主 编 王　宁　杨晓琳　吴伯龙

编　　委（名次不分先后）

谷树严　陈继革　刘占川　田德明　李秀华
雷　明　吴　琼　魏志刚　张丽华　冯丽娜
邢云龙　阴　媛　许恩宏　张　猛　刘雪松
贾淞淋　金　英　付　强　李姝颀　顾群慧
高大庸　李雪静　王　丹　偰　薇　赵云霄
于　贺　王翠翠　徐　浩　赵梓含　林静雅
荣　磊　刘玥欣　申光勋　曲乐优扬

技术支持 张一然　宋　旭　徐闻棣

前　言

开展医师定期考核是《中华人民共和国医师法》的一项对执业医师（含执业助理医师）的法定考核要求。考核内容包括对执业医师（含执业助理医师）的工作成绩、职业道德和业务水平进行综合考核。医师定期考核程序分简易程序和一般程序两种类别。参加一般程序考核的医师需要在所注册执业的单位完成工作成绩和职业道德评定，经考核机构复审合格后，一部分医师将面临本专业的业务水平测试。业务水平测试包含五个部分，分为人文医学（含相关法律法规和行业规范要求）、临床医学、中医学、口腔医学、公共卫生等相关类别测试。为了更方便临床一线工作人员的复习和准备，我们组织相关专家编写了《医师定期考核业务水平测试指导》（以下简称《业务水平测试指导》）一书，为临床一线各专科医师提供应该掌握和熟知的本专业和相关专业的临床医学知识，提供有关法律法规应知应会内容，以及在临床工作中需要掌握的人文医学方面的知识，我们以简答题方式，做出题目和答题要点，重点的地方都用粗线和底线标记出来，方便医师学习和使用；另一方面，我们也为各考核机构的考核专家们提供一些样题，在考核过程中可以参考使用，专家可以参照同等难度，对考核对象提出相当水平的问题。我们组织相关各科系的专家编写此书，不仅可供参加医师定期考核业务水平测试的医师学习使用，也为考核专家组提供工作参考用书。《业务水平测试指导》由长春市卫生健康委员会和长春市医师定期考核管理办公室组织编写，我们将在长春市医药学会联合会公众号上免费为参加本地区医师定期考核业务水平测试的医师提供主要的电子文档参考学习使用。此次编写过程中，我们也得到了吉林大学出版社的大力支持，将本书进行出版发行，对所有参加编写的专家和单位，编审人员和出版发行机构在此表示衷心感谢！由于编写出版时间紧张，组织编写经验和人力有限，本书难免会有不足之处，请大家给予批评指正，感谢各位的支持！

陈　影

2024年1月于长春

目　录

第一部分　人文医学（包括相关法律、法规和文件）

第二部分 临床医学

第三部分 中医学

第四部分 口腔医学

第五部分 公共卫生

第一部分

人文医学

（包括相关法律、法规和文件）

医师定期考核管理办法

第一章　总　则

第一条　为了加强医师执业管理，提高医师素质，保证医疗质量和医疗安全，根据《中华人民共和国执业医师法》及相关规定，制定本办法。

第二条　本办法所称医师定期考核是指受县级以上地方人民政府卫生行政部门委托的机构或组织按照医师执业标准对医师的业务水平、工作成绩和职业道德进行的考核。

第三条　依法取得医师资格，经注册在医疗、预防、保健机构中执业的医师，其定期考核适用本办法。

第四条　定期考核应当坚持客观、科学、公平、公正、公开原则。

第五条　医师定期考核分为执业医师考核和执业助理医师考核。考核类别分为临床、中医（包括中医、民族医、中西医结合）、口腔和公共卫生。

医师定期考核每两年为一个周期。[①]

第六条　卫生部主管全国医师定期考核管理工作。

县级以上地方人民政府卫生行政部门主管其负责注册的医师定期考核管理工作。

第二章　考核机构

第七条　县级以上地方人民政府卫生行政部门可以委托符合下列条件之一的医疗、预防、保健机构或者医疗卫生行业、学术组织（以下统称考核机构）承担医师定期考核作：

（一）设有100张以上床位的医疗机构；

（二）医师人数在50人以上的预防、保健机构；

（三）具有健全组织机构的医疗卫生行业、学术组织。

① 根据《中华人民共和国医师法》（2022 年 3 月 1 日施行）新规定，医师定期考核每三年为一个周期。

县级以上地方人民政府卫生行政部门应当公布受委托的考核机构名单，并逐级上报至卫生部备案。

第八条　考核机构负责医师定期考核的组织、实施和考核结果评定，并向委托其承担考核任务的卫生行政部门报告考核工作情况及医师考核结果。

第九条　考核机构应当成立专门的考核委员会，负责拟定医师考核工作制度，对医师定期考核工作进行检查、指导，保证考核工作规范进行。考核委员会应当由具有中级以上专业技术职务的医学专业技术人员和有关医疗卫生管理人员组成。

第十条　卫生行政部门应当对委托的考核机构的医师定期考核工作进行监督，并可以对考核机构的考核结果进行抽查核实。

第三章　考核方式及管理

第十一条　医师定期考核包括业务水平测评、工作成绩和职业道德评定。

业务水平测评由考核机构负责；工作成绩、职业道德评定由医师所在医疗、预防、保健机构负责，考核机构复核。

第十二条　考核机构应当于定期考核日前60日通知需要接受定期考核的医师。

考核机构可以委托医疗、预防、保健机构通知本机构的医师。

第十三条　各级各类医疗、预防、保健机构应当按要求对执业注册地点在本机构的医师进行工作成绩、职业道德评定，在《医师定期考核表》上签署评定意见，并于业务水平测评日前30日将评定意见报考核机构。

医疗、预防、保健机构对本机构医师进行工作成绩、职业道德评定应当与医师年度考核情况相衔接。

医疗、预防、保健机构应当按规定建立健全医德考评制度，作为对本机构医师进行职业道德评定的依据。

第十四条　考核机构应当先对报送的评定意见进行复核，然后根据本办法的规定对参加定期考核的医师进行业务水平测评，并在《医师定期考核表》上签署意见。业务水平测评可以采用以下一种或几种形式：

（一）个人述职；

（二）有关法律、法规、专业知识的考核或考试以及技术操作的考核或考试；

（三）对其本人书写的医学文书的检查；

（四）患者评价和同行评议；

（五）省级卫生行政部门规定的其他形式。

第十五条　考核机构综合医疗、预防、保健机构的评定意见及业务水平测评结果对医师做出考核结论，在《医师定期考核表》上签署意见，并于定期考核工作结束后30日内将医师考核结果报委托其考核的卫生行政部门备案，同时书面通知被考核医师及其所在机构。

第十六条　医师认为考核机构的考核人员与其有利害关系，可能影响考核客观公正的，可以在考核前向考核机构申请回避。理由正当的，考核机构应当予以同意。

考核机构的考核人员与接受考核的医师有利害关系的，应当主动回避。

第十七条　卫生行政部门应当向考核机构提供参加考核医师考核周期内的行政处罚情况。

第十八条　在考核周期内，拟变更执业地点的或者有执业医师法第三十七条所列情形之一但未被吊销执业证书的医师，应当提前进行考核。

需提前进行考核的医师，由其执业注册所在机构向考核机构报告。

第四章　考核程序

第十九条　国家实行医师行为记录制度。医师行为记录分为良好行为记录和不良行为记录。

良好行为记录应当包括医师在执业过程中受到的奖励、表彰、完成政府指令性任务、取得的技术成果等；不良行为记录应当包括因违反医疗卫生管理法规和诊疗规范常规受到的行政处罚、处分，以及发生的医疗事故等。

医师行为记录作为医师考核的依据之一。

第二十条　医师定期考核程序分为一般程序与简易程序。一般程序为按照本办法第三章规定进行的考核。简易程序为本人书写述职报告，执业注册所在机构签署意见，报考核机构审核。

第二十一条　符合下列条件的医师定期考核执行简易程序：

（一）具有5年以上执业经历，考核周期内有良好行为记录的；

（二）具有12年以上执业经历，在考核周期内无不良行为记录的；

（三）省级以上卫生行政部门规定的其他情形。

其他医师定期考核按照一般程序进行。

第五章　考核结果

第二十二条　考核结果分为合格和不合格。工作成绩、职业道德和业务水平中任何一项不能通过评定或测评的，即为不合格。

第二十三条　医师在考核周期内按规定通过住院医师规范化培训或通过晋升上一级专业技术职务考试，可视为业务水平测评合格，考核时仅考核工作成绩和职业道德。

第二十四条　被考核医师对考核结果有异议的，可以在收到考核结果之日起30日内，向考核机构提出复核申请。考核机构应当在接到复核申请之日起30日内对医师考核结果进行复核，并将复核意见书面通知医师本人。

第二十五条　卫生行政部门应当将考核结果记入《医师执业证书》的”执业记录”栏，并录入医师执业注册信息库。

第二十六条　对考核不合格的医师，卫生行政部门可以责令其暂停执业活动3个月至6个月，并接受培训和继续医学教育；暂停执业活动期满，由考核机构再次进行考核。对考核合格者，允许其继续执业，但该医师在本考核周期内不得评优和晋升；对考核不合格的，由卫生行政部门注销注册，收回医师执业证书。

第二十七条　医师在考核周期内有下列情形之一的，考核机构应当认定为考核不合格：

（一）在发生的医疗事故中负有完全或主要责任的；

（二）未经所在机构或者卫生行政部门批准，擅自在注册地点以外的医疗、预防、保健机构进行执业活动的；

（三）跨执业类别进行执业活动的；

（四）代他人参加医师资格考试的；

（五）在医疗卫生服务活动中索要患者及其亲友财物或者牟取其他不正当利益的；

（六）索要或者收受医疗器械、药品、试剂等生产、销售企业或其工作人员给予的回扣、提成或者谋取其他不正当利益的；

（七）通过介绍病人到其他单位检查、治疗或者购买药品、医疗器械等收取回扣或者提成的；

（八）出具虚假医学证明文件，参与虚假医疗广告宣传和药品医疗器械促销的；

（九）未按照规定执行医院感染控制任务，未有效实施消毒或者无害化处置，造成疾病传播、流行的；

（十）故意泄漏传染病人、病原携带者、疑似传染病病人、密切接触者涉及个人隐私的有关信息、资料的；

（十一）疾病预防控制机构的医师未依法履行传染病监测、报告、调查、处理职责，造成严重后果的；

（十二）考核周期内，有一次以上医德考评结果为医德较差的；

（十三）无正当理由不参加考核，或者扰乱考核秩序的；

（十四）违反《执业医师法》有关规定，被行政处罚的。

第六章　监督管理

第二十八条　医疗、预防、保健机构不按照本办法对执业注册地点在本机构的医师进行工作成绩、职业道德评定或者弄虚作假，以及不配合医师定期考核的，卫生行政部门应当责令改正，经责令仍不改正的，对该机构及其主要责任人和有关责任人予以通报批评。

第二十九条　考核机构有下列情形之一的，卫生行政部门应当责令改正；情节严重的，取消其两个考核周期以上的考核机构资格。

（一）不履行考核职责或者未按规定履行职责的；

（二）在考核工作中有弄虚作假、徇私舞弊行为的；

（三）在考核过程中显失公平的；

（四）考核人员索要或者收受被考核医师及其所在机构财物的；

（五）拒绝接受卫生行政部门监督或者抽查核实的；

（六）省级以上卫生行政部门规定的其他情形。

第三十条　考核机构工作人员违反有关规定，弄虚作假、玩忽职守、滥用职权、徇私舞弊，按《执业医师法》第四十二条处理。

第三十一条　医师以贿赂或欺骗手段取得考核结果的，应当取消其考核结果，并判定为该考核周期考核不合格。

第七章　附　则

第三十二条　中医、民族医、中西医结合医疗机构中医师的考核工作由核准该医疗机构执业的卫生或中医药行政部门委托符合条件的考核机构按照本办法组织实施。

第三十三条　本办法所称业务水平包括医师掌握医疗卫生管理相关法律、法规、部门规章和应用本专业的基本理论、基础知识、基本技能解决实际问题的能力以及学习和掌握新理论、新知识、新技术和新方法的能力。

本办法所称工作成绩包括医师执业过程中，遵守有关规定和要求，一定阶段完成工作的数量、质量和政府指令性工作的情况。

本办法所称职业道德包括医师执业中坚持救死扶伤，以病人为中心，以及医德医风、医患关系、团结协作、依法执业状况等。

第三十四条　对从事母婴保健工作医师的考核还应包括《中华人民共和国母婴保健法》及其实施办法规定的考核内容。

第三十五条　省、自治区、直辖市卫生行政部门可以根据本办法制定实施细则。

第三十六条　本办法由卫生部负责解释。

第三十七条　本办法自2007年5月1日起施行。

《医师定期考核管理办法》简答题

问题1：本办法所称医师定期考核是指什么?

答题要点：本办法所称医师定期考核是指受县级以上地方人民政府卫生行政部门委托的机构或组织按照医师执业标准对医师的业务水平、工作成绩和职业道德进行的考核。

问题2：定期考核应当坚持什么原则?

答题要点：定期考核应当坚持客观、科学、公平、公正、公开原则。

问题3：医师定期考核分为执业医师考核和执业助理医师考核。考核类别分为几种?

答题要点：医师定期考核分为执业医师考核和执业助理医师考核。考核类别分为临床、中医（包括中医、民族医、中西医结合）、口腔和公共卫生。

问题4：本办法自____年____月____日起施行

答题要点：本办法自2007年5月1日起施行。

问题5：制定本办法的目的是什么？

答题要点：为了加强医师执业管理，提高医师素质，保证医疗质量和医疗安全，根据《中华人民共和国执业医师法》及相关规定，制定本办法。

问题6：考核机构出现什么情形，卫生行政部门应当责令改正；情节严重的，取消其两个考核周期以上的考核机构资格？

答题要点：考核机构有下列情形之一的，卫生行政部门应当责令改正；情节严重的，取消其两个考核周期以上的考核机构资格。

（一）不履行考核职责或者未按规定履行职责的；

（二）在考核工作中有弄虚作假、徇私舞弊行为的；

（三）在考核过程中显失公平的；

（四）考核人员索要或者收受被考核医师及其所在机构财物的；

（五）拒绝接受卫生行政部门监督或者抽查核实的；

（六）省级以上卫生行政部门规定的其他情形。

问题7：对考核不合格的医师。卫生行政部门可以采取什么措施？

答题要点：责令暂停执业活动 3个月至6个月,并接受培训和继续医学教育；暂停执业活动期满，由考核机构再次进行考核。对考核合格者，允许其继续执业，但在本考核周期内其不得评优和晋升；对考核不合格的，由卫生行政部门注销注册，收回医师执业证书。

问题8：医师定期考核程序如何分类？

答题要点：医师定期考核程序分为一般程序与简单程序。

问题9：符合哪些条件的医师定期考核执行简易程序？

答题要点：（一）具有5年以上执业经历，考核周期内有良好行为记录的；

（二）具有12年以上执业经历。在考核周期内无不良行为记录的；

（三）省级以上卫生行政部门规定的其他情形。

问题10：医师定期考核管理办法的目的是什么？

答题要点：（一）加强医师执业管理；

（二）提高医师素质；

（三）保证医疗质量和医疗安全。

中华人民共和国医师法

（2021年8月20日第十三届全国人民代表大会常务委员会第三十次会议通过）

目　录

第一章　总　则

第一条　为了保障医师合法权益，规范医师执业行为，加强医师队伍建设，保护人民健康，推进健康中国建设，制定本法。

第二条　本法所称医师，是指依法取得医师资格，经注册在医疗卫生机构中执业的专业医务人员，包括执业医师和执业助理医师。

第三条　医师应当坚持人民至上、生命至上，发扬人道主义精神，弘扬敬佑生命、救死扶伤、甘于奉献、大爱无疆的崇高职业精神，恪守职业道德，遵守执业规范，提高执业水平，履行防病治病、保护人民健康的神圣职责。

医师依法执业，受法律保护。医师的人格尊严、人身安全不受侵犯。

第四条　国务院卫生健康主管部门负责全国的医师管理工作。国务院教育、人力资源社会保障、中医药等有关部门在各自职责范围内负责有关的医师管理工作。

县级以上地方人民政府卫生健康主管部门负责本行政区域内的医师管理工作。县级以上地方人民政府教育、人力资源社会保障、中医药等有关部门在各自职责范围内负责有关的医师管理工作。

第五条　每年8月19日为中国医师节。

对在医疗卫生服务工作中做出突出贡献的医师，按照国家有关规定给予表彰、奖励。

全社会应当尊重医师。各级人民政府应当关心爱护医师，弘扬先进事迹，加强业务培训，支持开拓创新，帮助解决困难，推动在全社会广泛形成尊医重卫的良好氛围。

第六条　国家建立健全医师医学专业技术职称设置、评定和岗位聘任制度，将职业道德、专业实践能力和工作业绩作为重要条件，科学设置有关评定、聘任标准。

第七条　医师可以依法组织和参加医师协会等有关行业组织、专业学术团体。

医师协会等有关行业组织应当加强行业自律和医师执业规范，维护医师合法权益，协助卫生健康主管部门和其他有关部门开展相关工作。

第二章　考试和注册

第八条　国家实行医师资格考试制度。

医师资格考试分为执业医师资格考试和执业助理医师资格考试。医师资格考试由省级以上人民政府卫生健康主管部门组织实施。

医师资格考试的类别和具体办法，由国务院卫生健康主管部门制定。

第九条　具有下列条件之一的，可以参加执业医师资格考试：

（一）具有高等学校相关医学专业本科以上学历，在执业医师指导下，在医疗卫生机构中参加医学专业工作实践满一年；

（二）具有高等学校相关医学专业专科学历，取得执业助理医师执业证书后，在医疗卫生机构中执业满二年。

第十条　具有高等学校相关医学专业专科以上学历，在执业医师指导下，在医疗卫生机构中参加医学专业工作实践满一年的，可以参加执业助理医师资格考试。

第十一条　以师承方式学习中医满三年，或者经多年实践医术确有专长的，经县级以上人民政府卫生健康主管部门委托的中医药专业组织或者医疗卫生机构考核合格并推荐，可以参加中医医师资格考试。

以师承方式学习中医或者经多年实践，医术确有专长的，由至少二名中医医师推荐，经省级人民政府中医药主管部门组织实践技能和效果考核合格后，即可取得中医医师资格及相应的资格证书。

本条规定的相关考试、考核办法，由国务院中医药主管部门拟订，报国务院卫生健康主管部门审核、发布。

第十二条　医师资格考试成绩合格，取得执业医师资格或者执业助理医师资格，发给医师资格证书。

第十三条　国家实行医师执业注册制度。

取得医师资格的，可以向所在地县级以上地方人民政府卫生健康主管部门申请注册。医疗卫生机构可以为本机构中的申请人集体办理注册手续。

除有本法规定不予注册的情形外，卫生健康主管部门应当自受理申请之日起二十个工作日内准予注册，将注册信息录入国家信息平台，并发给医师执业证书。

未注册取得医师执业证书，不得从事医师执业活动。

医师执业注册管理的具体办法，由国务院卫生健康主管部门制定。

第十四条　医师经注册后，可以在医疗卫生机构中按照注册的执业地点、执业类别、执业范围执业，从事相应的医疗卫生服务。

中医、中西医结合医师可以在医疗机构中的中医科、中西医结合科或者其他临床科室按照注册的执业类别、执业范围执业。

医师经相关专业培训和考核合格，可以增加执业范围。法律、行政法规对医师从事特定范围执业活动的资质条件有规定的，从其规定。

经考试取得医师资格的中医医师按照国家有关规定，经培训和考核合格，在执业活动中可以采用与其专业相关的西医药技术方法。西医医师按照国家有关规定，经培训和考核合格，在执业活动中可以采用与其专业相关的中医药技术方法。

第十五条　医师在二个以上医疗卫生机构定期执业的，应当以一个医疗卫生机构为主，并按照国家有关规定办理相关手续。国家鼓励医师定期定点到县级以下医疗卫生机构，包括乡镇卫生院、村卫生室、社区卫生服务中心等，提供医疗卫生服务，主执业机构应当支持并提供便利。

卫生健康主管部门、医疗卫生机构应当加强对有关医师的监督管理，规范其执业行为，保证医疗卫生服务质量。

第十六条　有下列情形之一的，不予注册：

（一）无民事行为能力或者限制民事行为能力；

（二）受刑事处罚，刑罚执行完毕不满二年或者被依法禁止从事医师职业的期限未满；

（三）被吊销医师执业证书不满二年；

（四）因医师定期考核不合格被注销注册不满一年；

（五）法律、行政法规规定不得从事医疗卫生服务的其他情形。

受理申请的卫生健康主管部门对不予注册的，应当自受理申请之日起二十个工作日内书面通知申请人和其所在医疗卫生机构，并说明理由。

第十七条　医师注册后有下列情形之一的，注销注册，废止医师执业证书：

（一）死亡；

（二）受刑事处罚；

（三）被吊销医师执业证书；

（四）医师定期考核不合格，暂停执业活动期满，再次考核仍不合格；

（五）中止医师执业活动满二年；

（六）法律、行政法规规定不得从事医疗卫生服务或者应当办理注销手续的其他情形。

有前款规定情形的，医师所在医疗卫生机构应当在三十日内报告准予注册的卫生健康主管部门；卫生健康主管部门依职权发现医师有前款规定情形的，应当及时通报准予注册的卫生健康主管部门。准予注册的卫生健康主管部门应当及时注销注册，废止医师执业证书。

第十八条　医师变更执业地点、执业类别、执业范围等注册事项的，应当依照本法规定到准予注册的卫生健康主管部门办理变更注册手续。

医师从事下列活动的，可以不办理相关变更注册手续：

（一）参加规范化培训、进修、对口支援、会诊、突发事件医疗救援、慈善或者其他公益性医疗、义诊；

（二）承担国家任务或者参加政府组织的重要活动等；

（三）在医疗联合体内的医疗机构中执业。

第十九条　中止医师执业活动二年以上或者本法规定不予注册的情形消失，申请重新执业的，应当由县级以上人民政府卫生健康主管部门或者其委托的医疗卫生机构、行业组织考核合格，并依照本法规定重新注册。

第二十条　医师个体行医应当依法办理审批或者备案手续。

执业医师个体行医，须经注册后在医疗卫生机构中执业满五年；但是，依照本法第十一条第二款规定取得中医医师资格的人员，按照考核内容进行执业注册后，即可在注册的执业范围内个体行医。

县级以上地方人民政府卫生健康主管部门对个体行医的医师，应当按照国家有关规定实施监督检查，发现有本法规定注销注册的情形的，应当及时注销注册，废止医师执业证书。

第二十一条　县级以上地方人民政府卫生健康主管部门应当将准予注册和注销注册的人员名单及时予以公告，由省级人民政府卫生健康主管部门汇总，报国务院卫生健康主管部门备案，并按照规定通过网站提供医师注册信息查询服务。

第三章　执业规则

第二十二条　医师在执业活动中享有下列权利：

（一）在注册的执业范围内，按照有关规范进行医学诊查、疾病调查、医学处置、出具相应的医学证明文件，选择合理的医疗、预防、保健方案；

（二）获取劳动报酬，享受国家规定的福利待遇，按照规定参加社会保险并享受相应待遇；

（三）获得符合国家规定标准的执业基本条件和职业防护装备；

（四）从事医学教育、研究、学术交流；

（五）参加专业培训，接受继续医学教育；

（六）对所在医疗卫生机构和卫生健康主管部门的工作提出意见和建议，依法参与所在机构的民主管理；

（七）法律、法规规定的其他权利。

第二十三条　医师在执业活动中履行下列义务：

（一）树立敬业精神，恪守职业道德，履行医师职责，尽职尽责救治患者，执行疫情防控等公共卫生措施；

（二）遵循临床诊疗指南，遵守临床技术操作规范和医学伦理规范等；

（三）尊重、关心、爱护患者，依法保护患者隐私和个人信息；

（四）努力钻研业务，更新知识，提高医学专业技术能力和水平，提升医疗卫生服务质量；

（五）宣传推广与岗位相适应的健康科普知识，对患者及公众进行健康教育和健康指导；

（六）法律、法规规定的其他义务。

第二十四条　医师实施医疗、预防、保健措施，签署有关医学证明文件，必须亲自诊查、调查，并按照规定及时填写病历等医学文书，不得隐匿、伪造、篡改或者擅自销毁病历等医学文书及有关资料。

医师不得出具虚假医学证明文件以及与自己执业范围无关或者与执业类别不相符的医学证明文件。

第二十五条　医师在诊疗活动中应当向患者说明病情、医疗措施和其他需要告知的事项。需要实施手术、特殊检查、特殊治疗的，医师应当及时向患者具体说明医疗风险、替代医疗方案等情况，并取得其明确同意；不能或者不宜向患者说明的，应当向患者的近亲属说明，并取得其明确同意。

第二十六条　医师开展药物、医疗器械临床试验和其他医学临床研究应当符合国家有关规定，遵守医学伦理规范，依法通过伦理审查，取得书面知情同意。

第二十七条　对需要紧急救治的患者，医师应当采取紧急措施进行诊治，不得拒绝急救处置。

因抢救生命垂危的患者等紧急情况，不能取得患者或者其近亲属意见的，经医疗机构负责人或者授权的负责人批准，可以立即实施相应的医疗措施。

国家鼓励医师积极参与公共交通工具等公共场所急救服务；医师因自愿实施急救造成受助人损害的，不承担民事责任。

第二十八条　医师应当使用经依法批准或者备案的药品、消毒药剂、医疗器械，采用合法、合规、科学的诊疗方法。

除按照规范用于诊断治疗外，不得使用麻醉药品、医疗用毒性药品、精神药品、放射性药品等。

第二十九条　医师应当坚持安全有效、经济合理的用药原则，遵循药品临床应用指导原则、临床诊疗指南和药品说明书等合理用药。

在尚无有效或者更好治疗手段等特殊情况下，医师取得患者明确知情同意后，可以采用药品说明书中未明确但具有循证医学证据的药品用法实施治疗。医疗机构应当建立管理制度，对医师处方、用药医嘱的适宜性进行审核，严格规范医师用药行为。

第三十条　执业医师按照国家有关规定，经所在医疗卫生机构同意，可以通过互联网等信息技术提供部分常见病、慢性病复诊等适宜的医疗卫生服务。国家支持医疗卫生机构之间利用互联网等信息技术开展远程医疗合作。

第三十一条　医师不得利用职务之便，索要、非法收受财物或者牟取其他不正当利益；不得对患者实施不必要的检查、治疗。

第三十二条　遇有自然灾害、事故灾难、公共卫生事件和社会安全事件等严重威胁人民生命健康的突发事件时，县级以上人民政府卫生健康主管部门根据需要组织医师参与卫生应急处置和医疗救治，医师应当服从调遣。

第三十三条　在执业活动中有下列情形之一的，医师应当按照有关规定及时向所在医疗卫生机构或者有关部门、机构报告：

（一）发现传染病、突发不明原因疾病或者异常健康事件；

（二）发生或者发现医疗事故；

（三）发现可能与药品、医疗器械有关的不良反应或者不良事件；

（四）发现假药或者劣药；

（五）发现患者涉嫌伤害事件或者非正常死亡；

（六）法律、法规规定的其他情形。

第三十四条　执业助理医师应当在执业医师的指导下，在医疗卫生机构中按照注册的执业类别、执业范围执业。

在乡、民族乡、镇和村医疗卫生机构以及艰苦边远地区县级医疗卫生机构中执业的执业助理医师，可以根据医疗卫生服务情况和本人实践经验，独立从事一般的执业活动。

第三十五条　参加临床教学实践的医学生和尚未取得医师执业证书、在医疗卫生机构中参加医学专业工作实践的医学毕业生，应当在执业医师监督、指导下参与临床诊疗活动。医疗卫生机构应当为有关医学生、医学毕业生参与临床诊疗活动提供必要的条件。

第三十六条　有关行业组织、医疗卫生机构、医学院校应当加强对医师的医德医风教育。

医疗卫生机构应当建立健全医师岗位责任、内部监督、投诉处理等制度，加强对医师的管理。

第四章　培训和考核

第三十七条　国家制定医师培养规划，建立适应行业特点和社会需求的医师培养和供需平衡机制，统筹各类医学人才需求，加强全科、儿科、精神科、老年医学等紧缺专业人才培养。

国家采取措施，加强医教协同，完善医学院校教育、毕业后教育和继续教育体系。

国家通过多种途径，加强以全科医生为重点的基层医疗卫生人才培养和配备。

国家采取措施，完善中医西医相互学习的教育制度，培养高层次中西医结合人才和能够提供中西医结合服务的全科医生。

第三十八条　国家建立健全住院医师规范化培训制度，健全临床带教激励机制，保障住院医师培训期间待遇，严格培训过程管理和结业考核。

国家建立健全专科医师规范化培训制度，不断提高临床医师专科诊疗水平。

第三十九条　县级以上人民政府卫生健康主管部门和其他有关部门应当制定医师培训计划，采取多种形式对医师进行分级分类培训，为医师接受继续医学教育提供条件。

县级以上人民政府应当采取有力措施，优先保障基层、欠发达地区和民族地区的医疗卫生人员接受继续医学教育。

第四十条　医疗卫生机构应当合理调配人力资源，按照规定和计划保证本机构医师接受继续医学教育。

县级以上人民政府卫生健康主管部门应当有计划地组织协调县级以上医疗卫生机构对乡镇卫生院、村卫生室、社区卫生服务中心等基层医疗卫生机构中的医疗卫生人员开展培训，提高其医学专业技术能力和水平。

有关行业组织应当为医师接受继续医学教育提供服务和创造条件，加强继续医学教育的组织、管理。

第四十一条　国家在每年的医学专业招生计划和教育培训计划中，核定一定比例用于定向培养、委托培训，加强基层和艰苦边远地区医师队伍建设。

有关部门、医疗卫生机构与接受定向培养、委托培训的人员签订协议，约定相关待遇、服务年限、违约责任等事项，有关人员应当履行协议约定的义务。县级以上人民政府有关部门应当采取措施，加强履约管理。协议各方违反约定的，应当承担违约责任。

第四十二条　国家实行医师定期考核制度。

县级以上人民政府卫生健康主管部门或者其委托的医疗卫生机构、行业组织应当按照医师执业标准，对医师的业务水平、工作业绩和职业道德状况进行考核，考核周期为三年。对具有较长年限执业经历、无不良行为记录的医师，可以简化考核程序。

受委托的机构或者组织应当将医师考核结果报准予注册的卫生健康主管部门备案。

对考核不合格的医师，县级以上人民政府卫生健康主管部门应当责令其暂停执业活动三个月至六个月，并接受相关专业培训。暂停执业活动期满，再次进行考核，对考核合格的，允许其继续执业。

第四十三条　省级以上人民政府卫生健康主管部门负责指导、检查和监督医师考核工作。

第五章　保障措施

第四十四条　国家建立健全体现医师职业特点和技术劳动价值的人事、薪酬、职称、奖励制度。

对从事传染病防治、放射医学和精神卫生工作以及其他特殊岗位工作的医师，应当按照国家有关规定给予适当的津贴。津贴标准应当定期调整。

在基层和艰苦边远地区工作的医师，按照国家有关规定享受津贴、补贴政策，并在职称评定、职业发展、教育培训和表彰奖励等方面享受优惠待遇。

第四十五条　国家加强疾病预防控制人才队伍建设，建立适应现代化疾病预防控制体系的医师培养和使用机制。

疾病预防控制机构、二级以上医疗机构以及乡镇卫生院、社区卫生服务中心等基层医疗卫生机构应当配备一定数量的公共卫生医师，从事人群疾病及危害因素监测、风险评估研判、监测预警、流行病学调查、免疫规划管理、职业健康管理等公共卫生工作。医疗机构应当建立健全管理制度，严格执行院内感染防控措施。

国家建立公共卫生与临床医学相结合的人才培养机制，通过多种途径对临床医师进行疾病预防控制、突发公共卫生事件应对等方面业务培训，对公共卫生医师进行临床医学业务培训，完善医防结合和中西医协同防治的体制机制。

第四十六条　国家采取措施，统筹城乡资源，加强基层医疗卫生队伍和服务能力建设，对乡村医疗卫生人员建立县乡村上下贯通的职业发展机制，通过县管乡用、乡聘村用等方式，将乡村医疗卫生人员纳入县域医疗卫生人员管理。

执业医师晋升为副高级技术职称的，应当有累计一年以上在县级以下或者对口支援的医疗卫生机构提供医疗卫生服务的经历；晋升副高级技术职称后，在县级以下或者对口支援的医疗卫生机构提供医疗卫生服务，累计一年以上的，同等条件下优先晋升正高级技术职称。

国家采取措施，鼓励取得执业医师资格或者执业助理医师资格的人员依法开办村医疗卫生机构，或者在村医疗卫生机构提供医疗卫生服务。

第四十七条　国家鼓励在村医疗卫生机构中向村民提供预防、保健和一般医疗服务的乡村医生通过医学教育取得医学专业学历；鼓励符合条件的乡村医生参加医师资格考试，依法取得医师资格。

国家采取措施，通过信息化、智能化手段帮助乡村医生提高医学技术能力和水平，进一步完善对乡村医生的服务收入多渠道补助机制和养老等政策。

乡村医生的具体管理办法，由国务院制定。

第四十八条　医师有下列情形之一的，按照国家有关规定给予表彰、奖励：

（一）在执业活动中，医德高尚，事迹突出；

（二）在医学研究、教育中开拓创新，对医学专业技术有重大突破，做出显著贡献；

（三）遇有突发事件时，在预防预警、救死扶伤等工作中表现突出；

（四）长期在艰苦边远地区的县级以下医疗卫生机构努力工作；

（五）在疾病预防控制、健康促进工作中做出突出贡献；

（六）法律、法规规定的其他情形。

第四十九条　县级以上人民政府及其有关部门应当将医疗纠纷预防和处理工作纳入社会治安综合治理体系，加强医疗卫生机构及周边治安综合治理，维护医疗卫生机构良好的执业环境，有效防范和依法打击涉医违法犯罪行为，保护医患双方合法权益。

医疗卫生机构应当完善安全保卫措施，维护良好的医疗秩序，及时主动化解医疗纠纷，保障医师执业安全。

禁止任何组织或者个人阻碍医师依法执业，干扰医师正常工作、生活；禁止通过侮辱、诽谤、威胁、殴打等方式，侵犯医师的人格尊严、人身安全。

第五十条　医疗卫生机构应当为医师提供职业安全和卫生防护用品，并采取有效的卫生防护和医疗保健措施。

医师受到事故伤害或者在职业活动中因接触有毒、有害因素而引起疾病、死亡的，依照有关法律、行政法规的规定享受工伤保险待遇。

第五十一条　医疗卫生机构应当为医师合理安排工作时间，落实带薪休假制度，定期开展健康检查。

第五十二条　国家建立完善医疗风险分担机制。医疗机构应当参加医疗责任保险或者建立、参加医疗风险基金。鼓励患者参加医疗意外保险。

第五十三条　新闻媒体应当开展医疗卫生法律、法规和医疗卫生知识的公益宣传，弘扬医师先进事迹，引导公众尊重医师、理性对待医疗卫生风险。

第六章　法律责任

第五十四条　在医师资格考试中有违反考试纪律等行为，情节严重的，一年至三年内禁止参加医师资格考试。

以不正当手段取得医师资格证书或者医师执业证书的，由发给证书的卫生健康主管部门予以撤销，三年内不受理其相应申请。

伪造、变造、买卖、出租、出借医师执业证书的，由县级以上人民政府卫生健康主管部门责令改正，没收违法所得，并处违法所得二倍以上五倍以下的罚款，违法所得不足一万元的，按一万元计算；情节严重的，吊销医师执业证书。

第五十五条　违反本法规定，医师在执业活动中有下列行为之一的，由县级以上人民政府卫生健康主管部门责令改正，给予警告；情节严重的，责令暂停六个月以上一年以下执业活动直至吊销医师执业证书：

（一）在提供医疗卫生服务或者开展医学临床研究中，未按照规定履行告知义务或者取得知情同意；

（二）对需要紧急救治的患者，拒绝急救处置，或者由于不负责任延误诊治；

（三）遇有自然灾害、事故灾难、公共卫生事件和社会安全事件等严重威胁人民生命健康的突发事件时，不服从卫生健康主管部门调遣；

（四）未按照规定报告有关情形；

（五）违反法律、法规、规章或者执业规范，造成医疗事故或者其他严重后果。

第五十六条　违反本法规定，医师在执业活动中有下列行为之一的，由县级以上人民政府卫生健康主管部门责令改正，给予警告，没收违法所得，并处一万元以上三万元以下的罚款；情节严重的，责令暂停六个月以上一年以下执业活动直至吊销医师执业证书：

（一）泄露患者隐私或者个人信息；

（二）出具虚假医学证明文件，或者未经亲自诊查、调查，签署诊断、治疗、流行病学等证明文件或者有关出生、死亡等证明文件；

（三）隐匿、伪造、篡改或者擅自销毁病历等医学文书及有关资料；

（四）未按照规定使用麻醉药品、医疗用毒性药品、精神药品、放射性药品等；

（五）利用职务之便，索要、非法收受财物或者牟取其他不正当利益，或者违反诊疗规范，对患者实施不必要的检查、治疗造成不良后果；

（六）开展禁止类医疗技术临床应用。

第五十七条　违反本法规定，医师未按照注册的执业地点、执业类别、执业范围执业的，由县级以上人民政府卫生健康主管部门或者中医药主管部门责令改正，给予警告，没收违法所得，并处一万元以上三万元以下的罚款；情节严重的，责令暂停六个月以上一年以下执业活动直至吊销医师执业证书。

第五十八条　严重违反医师职业道德、医学伦理规范，造成恶劣社会影响的，由省级以上人民政府卫生健康主管部门吊销医师执业证书或者责令停止非法执业活动，五年直至终身禁止从事医疗卫生服务或者医学临床研究。

第五十九条　违反本法规定，非医师行医的，由县级以上人民政府卫生健康主管部门责令停止非法执业活动，没收违法所得和药品、医疗器械，并处违法所得二倍以上十倍以下的罚款，违法所得不足一万元的，按一万元计算。

第六十条　违反本法规定，阻碍医师依法执业，干扰医师正常工作、生活，或者通过侮辱、诽谤、威胁、殴打等方式，侵犯医师人格尊严、人身安全，构成违反治安管理行为的，依法给予治安管理处罚。

第六十一条　违反本法规定，医疗卫生机构未履行报告职责，造成严重后果的，由县级以上人民政府卫生健康主管部门给予警告，对直接负责的主管人员和其他直接责任人员依法给予处分。

第六十二条　违反本法规定，卫生健康主管部门和其他有关部门工作人员或者医疗卫生机构工作人员弄虚作假、滥用职权、玩忽职守、徇私舞弊的，依法给予处分。

第六十三条　违反本法规定，构成犯罪的，依法追究刑事责任；造成人身、财产损害的，依法承担民事责任。

第七章　附　则

第六十四条　国家采取措施，鼓励具有中等专业学校医学专业学历的人员通过参加更高层次学历教育等方式，提高医学技术能力和水平。

在本法施行前以及在本法施行后一定期限内取得中等专业学校相关医学专业学历的人员，可以参加医师资格考试。具体办法由国务院卫生健康主管部门会同国务院教育、中医药等有关部门制定。

第六十五条　中国人民解放军和中国人民武装警察部队执行本法的具体办法，由国务院、中央军事委员会依据本法制定。

第六十六条　境外人员参加医师资格考试、申请注册、执业或者从事临床示教、临床研究、临床学术交流等活动的具体管理办法，由国务院卫生健康主管部门制定。

第六十七条　本法自2022年3月1日起施行。《中华人民共和国执业医师法》同时废止。

《中华人民共和国医师法》简答题

问题1：有哪些情形，不予注册？

答题要点：有下列情形之一的，不予注册：

（一）无民事行为能力或者限制民事行为能力；

（二）受刑事处罚，刑罚执行完毕不满二年或者被依法禁止从事医师职业的期限未满；

（三）被吊销医师执业证书不满二年；

（四）因医师定期考核不合格被注销注册不满一年；

（五）法律、行政法规规定不得从事医疗卫生服务的其他情形。

问题2：医师注册后有哪些情形，注销注册，废止医师执业证书？

答题要点：医师注册后有下列情形之一的，注销注册，废止医师执业证书：

（一）死亡；

（二）受刑事处罚；

（三）被吊销医师执业证书；

（四）医师定期考核不合格，暂停执业活动期满，再次考核仍不合格；

（五）中止医师执业活动满二年；

（六）法律、行政法规规定不得从事医疗卫生服务或者应当办理注销手续的其他情形。

问题3：医师变更执业地点、执业类别、执业范围等注册事项的，应当依照《中华人民共和国医师法》规定到何处办理变更注册手续？

答题要点：医师变更执业地点、执业类别、执业范围等注册事项的，应当依照《中华人民共和国医师法》规定到准予注册的卫生健康主管部门办理变更注册手续。

问题4：医师在执业活动中履行哪些义务？

答题要点：医师在执业活动中履行下列义务：

（一）树立敬业精神，恪守职业道德，履行医师职责，尽职尽责救治患者，执行疫情防控等公共卫生措施；

（二）遵循临床诊疗指南，遵守临床技术操作规范和医学伦理规范等；

（三）尊重、关心、爱护患者，依法保护患者隐私和个人信息；

（四）努力钻研业务，更新知识，提高医学专业技术能力和水平，提升医疗卫生服务质量；

（五）宣传推广与岗位相适应的健康科普知识，对患者及公众进行健康教育和健康指导；

（六）法律、法规规定的其他义务。

问题5：医师在诊疗活动中应当向患者说明哪些事项？

答题要点：医师在诊疗活动中应当向患者说明病情、医疗措施和其他需要告知的事项。需要实施手术、特殊检查、特殊治疗的，医师应当及时向患者具体说明医疗风险、替代医疗方案等情况，并取得其明确同意；不能或者不宜向患者说明的，应当向患者的近亲属说明，并取得其明确同意。

问题6：因抢救生命垂危的患者等紧急情况，不能取得患者或者其近亲属意见的，经由哪些组织和个人批准，可以立即实施相应的医疗措施？

答题要点：因抢救生命垂危的患者等紧急情况，不能取得患者或者其近亲属意见的，经医疗机构负责人或者授权的负责人批准，可以立即实施相应的医疗措施。

问题7：在执业活动中有下列情形之一的，医师应当按照有关规定及时向所在医疗卫生机构或者有关部门、机构报告？

答题要点：在执业活动中有下列情形之一的，医师应当按照有关规定及时向所在医疗卫生机构或者有关部门、机构报告：

（一）发现传染病、突发不明原因疾病或者异常健康事件；

（二）发生或者发现医疗事故；

（三）发现可能与药品、医疗器械有关的不良反应或者不良事件；

（四）发现假药或者劣药；

（五）发现患者涉嫌伤害事件或者非正常死亡；

（六）法律、法规规定的其他情形。

问题8：国家实行医师定期考核制度。县级以上人民政府卫生健康主管部门或者其委托的医疗卫生机构、行业组织应当按照医师执业标准，对医师的业务水平、工作业绩和职业道德状况进行考核，考核周期为几年？

答题要点：国家实行医师定期考核制度。县级以上人民政府卫生健康主管部门或者其委托的医疗卫生机构、行业组织应当按照医师执业标准，对医师的业务水平、工作业绩和职业道德状况进行考核，考核周期为三年。

问题9：对考核不合格的医师，县级以上人民政府卫生健康主管部门应当责令其暂停执业活动多久？并接受相关专业培训。暂停执业活动期满，再次进行考核，对考核合格的，允许其继续执业。

答题要点：对考核不合格的医师，县级以上人民政府卫生健康主管部门应当责令其暂停执业活动三个月至六个月，并接受相关专业培训。暂停执业活动期满，再次进行考核，对考核合格的，允许其继续执业。

问题10：医师在执业活动中有五种规定行为发生，情节严重的，责令暂停多久执业活动直至吊销医师执业证书？

答题要点：违反《中华人民共和国医师法》规定，医师在执业活动中有法定五种行为之一的，由县级以上人民政府卫生健康主管部门责令改正，给予警告；情节严重的，责令暂停六个月以上一年以下执业活动直至吊销医师执业证书。

问题11：违反《中华人民共和国医师法》规定，医师在执业活动中有哪些行为发生，将要受到处罚？

答题要点：违反《中华人民共和国医师法》规定，医师在执业活动中有下列行为之一的，由县级以上人民政府卫生健康主管部门责令改正，给予警告，没收违法所得，并处一万元以上三万元以下的罚款；情节严重的，责令暂停六个月以上一年以下执业活动直至吊销医师执业证书：

（一）泄露患者隐私或者个人信息；

（二）出具虚假医学证明文件，或者未经亲自诊查、调查，签署诊断、治疗、流行病学等证明文件或者有关出生、死亡等证明文件；

（三）隐匿、伪造、篡改或者擅自销毁病历等医学文书及有关资料；

（四）未按照规定使用麻醉药品、医疗用毒性药品、精神药品、放射性药品等；

（五）利用职务之便，索要、非法收受财物或者牟取其他不正当利益，或者违反诊疗规范，对患者实施不必要的检查、治疗造成不良后果；

（六）开展禁止类医疗技术临床应用。

问题12：若医师未按照注册的执业地点、执业类别、执业范围执业的，将会受到县级以上人民政府卫生健康主管部门或者中医药主管部门的什么处罚？

答题要点：违反《中华人民共和国医师法》规定，医师未按照注册的执业地点、执业类别、执业范围执业的，由县级以上人民政府卫生健康主管部门或者中医药主管部门责令改正，给予警告，没收违法所得，并处一万元以上三万元以下的罚款；情节严重的，责令暂停六个月以上一年以下执业活动直至吊销医师执业证书。

问题13：若严重违反医师职业道德、医学伦理规范，造成恶劣社会影响的，省级以上人民政府卫生健康主管部门将会如何处理？

答题要点：严重违反医师职业道德、医学伦理规范，造成恶劣社会影响的，由省级以上人民政府卫生健康主管部门吊销医师执业证书或者责令停止非法执业活动，五年直至终身禁止从事医疗卫生服务或者医学临床研究。

问题14：若患者或患者家属在医疗机构和机构以外阻碍医师依法执业，干扰医师正常工作、生活，或者通过侮辱、诽谤、威胁、殴打等方式，侵犯医师人格尊严、人身安全的是否承担责任？

答题要点：违反《中华人民共和国医师法》规定，阻碍医师依法执业，干扰医师正常工作、生活，或者通过侮辱、诽谤、威胁、殴打等方式，侵犯医师人格尊严、人身安全，构成违反治安管理行为的，依法给予治安管理处罚。

中华人民共和国民法典（节选）

（2020年5月28日第十三届全国人民代表大会第三次会议通过）

第七编　侵权责任

第六章　医疗损害责任

第一千二百一十八条　患者在诊疗活动中受到损害，医疗机构或者其医务人员有过错的，由医疗机构承担赔偿责任。

第一千二百一十九条　医务人员在诊疗活动中应当向患者说明病情和医疗措施。需要实施手术、特殊检查、特殊治疗的，医务人员应当及时向患者具体说明医疗风险、替代医疗方案等情况，并取得其明确同意；不能或者不宜向患者说明的，应当向患者的近亲属说明，并取得其明确同意。

医务人员未尽到前款义务，造成患者损害的，医疗机构应当承担赔偿责任。

第一千二百二十条　因抢救生命垂危的患者等紧急情况，不能取得患者或者其近亲属意见的，经医疗机构负责人或者授权的负责人批准，可以立即实施相应的医疗措施。

第一千二百二十一条　医务人员在诊疗活动中未尽到与当时的医疗水平相应的诊疗义务，造成患者损害的，医疗机构应当承担赔偿责任。

第一千二百二十二条　患者在诊疗活动中受到损害，有下列情形之一的，推定医疗机构有过错：

（一）违反法律、行政法规、规章以及其他有关诊疗规范的规定；

（二）隐匿或者拒绝提供与纠纷有关的病历资料；

（三）遗失、伪造、篡改或者违法销毁病历资料。

第一千二百二十三条　因药品、消毒产品、医疗器械的缺陷，或者输入不合格的血液造成患者损害的，患者可以向药品上市许可持有人、生产者、血液提供机构请求赔偿，也可以向医疗机构请求赔偿。患者向医疗机构请求赔偿的，医疗机构赔偿后，有权向负有责任的药品上市许可持有人、生产者、血液提供机构追偿。

第一千二百二十四条　患者在诊疗活动中受到损害，有下列情形之一的，医疗机构不承担赔偿责任：

（一）患者或者其近亲属不配合医疗机构进行符合诊疗规范的诊疗；

（二）医务人员在抢救生命垂危的患者等紧急情况下已经尽到合理诊疗义务；

（三）限于当时的医疗水平难以诊疗。

前款第一项情形中，医疗机构或者其医务人员也有过错的，应当承担相应的赔偿责任。

第一千二百二十五条　医疗机构及其医务人员应当按照规定填写并妥善保管住院志、医嘱单、检验报告、手术及麻醉记录、病理资料、护理记录等病历资料。

患者要求查阅、复制前款规定的病历资料的，医疗机构应当及时提供。

第一千二百二十六条　医疗机构及其医务人员应当对患者的隐私和个人信息保密。泄露患者的隐私和个人信息，或者未经患者同意公开其病历资料的，应当承担侵权责任。

第一千二百二十七条　医疗机构及其医务人员不得违反诊疗规范实施不必要的检查。

第一千二百二十八条　医疗机构及其医务人员的合法权益受法律保护。

干扰医疗秩序，妨碍医务人员工作、生活，侵害医务人员合法权益的，应当依法承担法律责任。

《中华人民共和国民法典》简答题

问题1：患者在诊疗活动中受到损害，医疗机构或者其医务人员有过错的，由谁来承担赔偿责任？

答题要点：按《中华人民共和国民法典》规定由医疗机构承担赔偿责任。

问题2：因抢救生命垂危的患者等紧急情况，不能取得患者或者其近亲属意见的，经由哪些组织和个人批准，可以立即实施相应的医疗措施。

答题要点：按《中华人民共和国民法典》规定，需要经所在医疗机构负责人或者授权的负责人批准，可以立即实施相应的医疗措施。

问题3：患者在诊疗活动中受到损害，有哪些情形发生，可以推定医疗机构有过错？

答题要点：有下列情形之一的，推定医疗机构有过错：

（一）违反法律、行政法规、规章以及其他有关诊疗规范的规定；

（二）隐匿或者拒绝提供与纠纷有关的病历资料；

（三）遗失、伪造、篡改或者违法销毁病历资料。

问题4：患者要求查阅、复制病历资料时，医疗机构需要提供病历资料中的哪些部分？

答题要点：患者病历中的住院志、医嘱单、检验报告、手术及麻醉记录、病理资料、护理记录等病历资料。

问题5：医疗机构及其医务人员泄露患者的隐私和个人信息，或者未经患者同意公开其病历资料的，应当承担什么责任？

答题要点：按《中华人民共和国民法典》规定应当承担侵权责任。

问题6：因药品、消毒产品、医疗器械的缺陷，或者输入不合格的血液造成患者损害的，患者可以向哪些组织或个人请求赔偿？

答题要点：药品上市许可持有人、生产者、血液提供机构，也可以向医疗机构请求赔偿。

问题7：因药品、消毒产品、医疗器械的缺陷，或者输入不合格的血液造成患者损害后，患者向医疗机构请求赔偿的，医疗机构赔偿后，是否可以进行追偿？

答题要点：患者向医疗机构请求赔偿的，医疗机构赔偿后，有权向负有责任的药品上市许可持有人、生产者、血液提供机构追偿。

问题8：患者及其家属在医疗机构和机构以外干扰、侵害医务人员的是否需要承担法律责任？

答题要点：按《中华人民共和国民法典》规定，干扰医疗秩序，妨碍医务人员工作、生活，侵害医务人员合法权益的，应当依法承担法律责任。

医疗机构管理条例

（2022修订）

（由国务院于1994年2月26日中华人民共和国国务院令第149号发布，2016年2月6日国务院令第666号修改施行，2022年，国务院令第752号《国务院关于修改和废止部分行政法规的决定》对《医疗机构管理条例》的部分条款予以修改，决定自2022年5月1日起施行）

第一章　总　则

第一条　为了加强对医疗机构的管理，促进医疗卫生事业的发展，保障公民健康，制定本条例。

第二条　本条例适用于从事疾病诊断、治疗活动的医院、卫生院、疗养院、门诊部、诊所、卫生所（室）以及急救站等医疗机构。

第三条　医疗机构以救死扶伤，防病治病，为公民的健康服务为宗旨。

第四条　国家扶持医疗机构的发展，鼓励多种形式兴办医疗机构。

第五条　国务院卫生行政部门负责全国医疗机构的监督管理工作。

县级以上地方人民政府卫生行政部门负责本行政区域内医疗机构的监督管理工作。

中国人民解放军卫生主管部门依照本条例和国家有关规定，对军队的医疗机构实施监督管理。

第二章　规划布局和设置审批

第六条　县级以上地方人民政府卫生行政部门应当根据本行政区域内的人口、医疗资源、医疗需求和现有医疗机构的分布状况，制定本行政区域医疗机构设置规划。

机关、企业和事业单位可以根据需要设置医疗机构，并纳入当地医疗机构的设置规划。

第七条　县级以上地方人民政府应当把医疗机构设置规划纳入当地的区域卫生发展规划和城乡建设发展总体规划。

第八条　设置医疗机构应当符合医疗机构设置规划和医疗机构基本标准。

医疗机构基本标准由国务院卫生行政部门制定。

第九条　单位或者个人设置医疗机构，按照国务院的规定应当办理设置医疗机构批准书的，应当经县级以上地方人民政府卫生行政部门审查批准，并取得设置医疗机构批准书。

第十条　申请设置医疗机构，应当提交下列文件：

（一）设置申请书；

（二）设置可行性研究报告；

（三）选址报告和建筑设计平面图。

第十一条　单位或者个人设置医疗机构，应当按照以下规定提出设置申请：

（一）不设床位或者床位不满100张的医疗机构，向所在地的县级人民政府卫生行政部门申请；

（二）床位在100张以上的医疗机构和专科医院按照省级人民政府卫生行政部门的规定申请。

第十二条　县级以上地方人民政府卫生行政部门应当自受理设置申请之日起30日内，作出批准或者不批准的书面答复；批准设置的，发给设置医疗机构批准书。

第十三条　国家统一规划的医疗机构的设置，由国务院卫生行政部门决定。

第三章　登　记

第十四条　医疗机构执业，必须进行登记，领取《医疗机构执业许可证》；诊所按照国务院卫生行政部门的规定向所在地的县级人民政府卫生行政部门备案后，可以执业。

第十五条　申请医疗机构执业登记，应当具备下列条件：

（一）按照规定应当办理设置医疗机构批准书的，已取得设置医疗机构批准书；

（二）符合医疗机构的基本标准；

（三）有适合的名称、组织机构和场所；

（四）有与其开展的业务相适应的经费、设施、设备和专业卫生技术人员；

（五）有相应的规章制度；

（六）能够独立承担民事责任。

第十六条　医疗机构的执业登记，由批准其设置的人民政府卫生行政部门办理；不需要办理设置医疗机构批准书的医疗机构的执业登记，由所在地的县级以上地方人民政府卫生行政部门办理。

按照本条例第十三条规定设置的医疗机构的执业登记，由所在地的省、自治区、直辖市人民政府卫生行政部门办理。

机关、企业和事业单位设置的为内部职工服务的门诊部、卫生所（室）、诊所的执业登记或者备案，由所在地的县级人民政府卫生行政部门办理。

第十七条　医疗机构执业登记的主要事项：

（一）名称、地址、主要负责人；

（二）所有制形式；

（三）诊疗科目、床位；

（四）注册资金。

第十八条　县级以上地方人民政府卫生行政部门自受理执业登记申请之日起45日内，根据本条例和医疗机构基本标准进行审核。审核合格的，予以登记，发给《医疗机构执业许可证》；审核不合格的，将审核结果以书面形式通知申请人。

第十九条　医疗机构改变名称、场所、主要负责人、诊疗科目、床位，必须向原登记机关办理变更登记或者向原备案机关备案。

第二十条　医疗机构歇业，必须向原登记机关办理注销登记或者向原备案机关备案。经登记机关核准后，收缴《医疗机构执业许可证》。

医疗机构非因改建、扩建、迁建原因停业超过1年的，视为歇业。

第二十一条　床位不满100张的医疗机构，其《医疗机构执业许可证》每年校验1次；床位在100张以上的医疗机构，其《医疗机构执业许可证》每3年校验1次。校验由原登记机关办理。

第二十二条　《医疗机构执业许可证》不得伪造、涂改、出卖、转让、出借。

《医疗机构执业许可证》遗失的，应当及时申明，并向原登记机关申请补发。

第四章　执　业

第二十三条　任何单位或者个人，未取得《医疗机构执业许可证》，不得开展诊疗活动。

第二十四条　医疗机构执业，必须遵守有关法律、法规和医疗技术规范。

第二十五条　医疗机构必须将《医疗机构执业许可证》、诊疗科目、诊疗时间和收费标准悬挂于明显处所。

第二十六条　医疗机构必须按照核准登记或者备案的诊疗科目开展诊疗活动。

第二十七条　医疗机构不得使用非卫生技术人员从事医疗卫生技术工作。

第二十八条　医疗机构应当加强对医务人员的医德教育。

第二十九条　医疗机构工作人员上岗工作，必须佩带载有本人姓名、职务或者职称的标牌。

第三十条　医疗机构对危重病人应当立即抢救。对限于设备或者技术条件不能诊治的病人，应当及时转诊。

第三十一条　未经医师（士）亲自诊查病人，医疗机构不得出具疾病诊断书、健康证明书或者死亡证明书等证明文件；未经医师（士）、助产人员亲自接产，医疗机构不得出具出生证明书或者死产报告书。

第三十二条　医务人员在诊疗活动中应当向患者说明病情和医疗措施。需要实施手术、特殊检查、特殊治疗的，医务人员应当及时向患者具体说明医疗风险、替代医疗方案等情况，并取得其明确同意；不能或者不宜向患者说明的，应当向患者的近亲属说明，并取得其明确同意。因抢救生命垂危的患者等紧急情况，不能取得患者或者其近亲属意见的，经医疗机构负责人或者授权的负责人批准，可以立即实施相应的医疗措施。

第三十三条　医疗机构发生医疗事故，按照国家有关规定处理。

第三十四条　医疗机构对传染病、精神病、职业病等患者的特殊诊治和处理，应当按照国家有关法律、法规的规定办理。

第三十五条　医疗机构必须按照有关药品管理的法律、法规，加强药品管理。

第三十六条　医疗机构必须按照人民政府或者物价部门的有关规定收取医疗

费用，详列细项，并出具收据。

第三十七条　医疗机构必须承担相应的预防保健工作，承担县级以上人民政府卫生行政部门委托的支援农村、指导基层医疗卫生工作等任务。

第三十八条　发生重大灾害、事故、疾病流行或者其他意外情况时，医疗机构及其卫生技术人员必须服从县级以上人民政府卫生行政部门的调遣。

第五章　监督管理

第三十九条　县级以上人民政府卫生行政部门行使下列监督管理职权：

（一）负责医疗机构的设置审批、执业登记、备案和校验；

（二）对医疗机构的执业活动进行检查指导；

（三）负责组织对医疗机构的评审；

（四）对违反本条例的行为给予处罚。

第四十条　国家实行医疗机构评审制度，由专家组成的评审委员会按照医疗机构评审办法和评审标准，对医疗机构的执业活动、医疗服务质量等进行综合评价。

医疗机构评审办法和评审标准由国务院卫生行政部门制定。

第四十一条　县级以上地方人民政府卫生行政部门负责组织本行政区域医疗机构评审委员会。

医疗机构评审委员会由医院管理、医学教育、医疗、医技、护理和财务等有关专家组成。评审委员会成员由县级以上地方人民政府卫生行政部门聘任。

第四十二条　县级以上地方人民政府卫生行政部门根据评审委员会的评审意见，对达到评审标准的医疗机构，发给评审合格证书；对未达到评审标准的医疗机构，提出处理意见。

第六章　罚　则

第四十三条　违反本条例第二十三条规定，未取得《医疗机构执业许可证》擅自执业的，依照《中华人民共和国基本医疗卫生与健康促进法》的规定予以处罚。

违反本条例第二十三条规定，诊所未经备案执业的，由县级以上人民政府卫生行政部门责令其改正，没收违法所得，并处3万元以下罚款；拒不改正的，责令其停止执业活动。

第四十四条　违反本条例第二十一条规定，逾期不校验《医疗机构执业许可证》仍从事诊疗活动的，由县级以上人民政府卫生行政部门责令其限期补办校验手续；拒不校验的，吊销其《医疗机构执业许可证》。

第四十五条　违反本条例第二十二条规定，出卖、转让、出借《医疗机构执业许可证》的，依照《中华人民共和国基本医疗卫生与健康促进法》的规定予以处罚。

第四十六条　违反本条例第二十六条规定，诊疗活动超出登记或者备案范围的，由县级以上人民政府卫生行政部门予以警告、责令其改正，没收违法所得，并可以根据情节处以1万元以上10万元以下的罚款；情节严重的，吊销其《医疗机构执业许可证》或者责令其停止执业活动。

第四十七条　违反本条例第二十七条规定，使用非卫生技术人员从事医疗卫生技术工作的，由县级以上人民政府卫生行政部门责令其限期改正，并可以处以1万元以上10万元以下的罚款；情节严重的，吊销其《医疗机构执业许可证》或者责令其停止执业活动。

第四十八条　违反本条例第三十一条规定，出具虚假证明文件的，由县级以上人民政府卫生行政部门予以警告；对造成危害后果的，可以处以1万元以上10万元以下的罚款；对直接责任人员由所在单位或者上级机关给予行政处分。

第四十九条　没收的财物和罚款全部上交国库。

第五十条　当事人对行政处罚决定不服的，可以依照国家法律、法规的规定申请行政复议或者提起行政诉讼。当事人对罚款及没收药品、器械的处罚决定未在法定期限内申请复议或者提起诉讼又不履行的，县级以上人民政府卫生行政部门可以申请人民法院强制执行。

第七章　附　则

第五十一条　本条例实施前已经执业的医疗机构，应当在条例实施后的6个月内，按照本条例第三章的规定，补办登记手续，领取《医疗机构执业许可证》。

第五十二条　外国人在中华人民共和国境内开设医疗机构及香港、澳门、台湾居民在内地开设医疗机构的管理办法，由国务院卫生行政部门另行制定。

第五十三条　本条例自1994年9月1日起施行。1951年政务院批准发布的《医院诊所管理暂行条例》同时废止。

《医疗机构管理条例》简答题

问题1：医疗机构为患者提供诊断和治疗，医疗机构以什么为宗旨？

答题要点：救死扶伤，防病治病，为公民的健康服务。

问题2：请分别简述，哪个机构负责全国医疗机构的监督管理工作。哪个机构负责本行政区域内医疗机构的监督管理工作。哪个机构依照本条例和国家有关规定，对军队的医疗机构实施监督管理？

答题要点：国务院卫生行政部门；县级以上地方人民政府卫生行政部门；中国人民解放军卫生主管部门。

问题3：单位或者个人申请设置医疗机构，应当提交哪些文件？

答题要点：（一）设置申请书；

（二）设置可行性研究报告；

（三）选址报告和建筑设计平面图。

问题4：单位或者个人设置医疗机构，申请医疗机构执业登记，应当具备哪些条件？

答题要点：（一）按照规定应当办理设置医疗机构批准书的，已取得设置医疗机构批准书；

（二）符合医疗机构的基本标准；

（三）有适合的名称、组织机构和场所；

（四）有与其开展的业务相适应的经费、设施、设备和专业卫生技术人员；

（五）有相应的规章制度；

（六）能够独立承担民事责任。

问题5：医疗机构执业登记的主要事项有什么？

答题要点：（一）名称、地址、主要负责人；

（二）所有制形式；

（三）诊疗科目、床位；

（四）注册资金。

问题6：医疗机构改变哪些工作内容时，必须向原登记机关办理变更登记或者向原备案机关备案？

答题要点：名称、场所、主要负责人、诊疗科目、床位。

问题7：床位不满100张的医疗机构，需要多久校验一次什么证书；床位在100张以上的医疗机构，需要多久校验一次什么证书？

答题要点：床位不满100张的医疗机构，其《医疗机构执业许可证》每年校验1次；床位在100张以上的医疗机构，其《医疗机构执业许可证》每3年校验1次。校验由原登记机关办理。

问题8：医疗机构必须将哪些证书和工作事项悬挂于明显处所？

答题要点：《医疗机构执业许可证》、诊疗科目、诊疗时间和收费标准。

处方管理办法

第一章　总　则

第一条　为规范处方管理，提高处方质量，促进合理用药，保障医疗安全，根据《执业医师法》、《药品管理法》、《医疗机构管理条例》、《麻醉药品和精神药品管理条例》等有关法律、法规，制定本办法。

第二条　本办法所称处方，是指由注册的执业医师和执业助理医师（以下简称医师）在诊疗活动中为患者开具的、由取得药学专业技术职务任职资格的药学专业技术人员（以下简称药师）审核、调配、核对，并作为患者用药凭证的医疗文书。处方包括医疗机构病区用药医嘱单。

本办法适用于与处方开具、调剂、保管相关的医疗机构及其人员。

第三条　卫生部负责全国处方开具、调剂、保管相关工作的监督管理。

县级以上地方卫生行政部门负责本行政区域内处方开具、调剂、保管相关工作的监督管理。

第四条　医师开具处方和药师调剂处方应当遵循安全、有效、经济的原则。

处方药应当凭医师处方销售、调剂和使用。

第二章　处方管理的一般规定

第五条　处方标准（附件1）由卫生部统一规定，处方格式由省、自治区、直辖市卫生行政部门（以下简称省级卫生行政部门）统一制定，处方由医疗机构按照规定的标准和格式印制。

第六条　处方书写应当符合下列规则：

（一）患者一般情况、临床诊断填写清晰、完整，并与病历记载相一致。

（二）每张处方限于一名患者的用药。

（三）字迹清楚，不得涂改；如需修改，应当在修改处签名并注明修改日期。

（四）药品名称应当使用规范的中文名称书写，没有中文名称的可以使用规范的英文名称书写；医疗机构或者医师、药师不得自行编制药品缩写名称或者使用代号；书写药品名称、剂量、规格、用法、用量要准确规范，药品用法可用规范的中文、英文、拉丁文或者缩写体书写，但不得使用“遵医嘱”、“自用”等含糊不清字句。

（五）患者年龄应当填写实足年龄，新生儿、婴幼儿写日、月龄，必要时要注明体重。

（六）西药和中成药可以分别开具处方，也可以开具一张处方，中药饮片应当单独开具处方。

（七）开具西药、中成药处方，每一种药品应当另起一行，每张处方不得超过5种药品。

（八）中药饮片处方的书写，一般应当按照“君、臣、佐、使”的顺序排列；调剂、煎煮的特殊要求注明在药品右上方，并加括号，如布包、先煎、后下等；对饮片的产地、炮制有特殊要求的，应当在药品名称之前写明。

（九）药品用法用量应当按照药品说明书规定的常规用法用量使用，特殊情况需要超剂量使用时，应当注明原因并再次签名。

（十）除特殊情况外，应当注明临床诊断。

（十一）开具处方后的空白处划一斜线以示处方完毕。

（十二）处方医师的签名式样和专用签章应当与院内药学部门留样备查的式样相一致，不得任意改动，否则应当重新登记留样备案。

第七条　药品剂量与数量用阿拉伯数字书写。剂量应当使用法定剂量单位：重量以克（g）、毫克（mg）、微克（μg）、纳克（ng）为单位；容量以升（L）、毫升（ml）为单位；国际单位（IU）、单位（U）；中药饮片以克（g）为单位。

片剂、丸剂、胶囊剂、颗粒剂分别以片、丸、粒、袋为单位；溶液剂以支、瓶为单位；软膏及乳膏剂以支、盒为单位；注射剂以支、瓶为单位，应当注明含量；中药饮片以剂为单位。

第三章　处方权的获得

第八条　经注册的执业医师在执业地点取得相应的处方权。

经注册的执业助理医师在医疗机构开具的处方，应当经所在执业地点执业医师签名或加盖专用签章后方有效。

第九条　经注册的执业助理医师在乡、民族乡、镇、村的医疗机构独立从事一般的执业活动，可以在注册的执业地点取得相应的处方权。

第十条　医师应当在注册的医疗机构签名留样或者专用签章备案后，方可开具处方。

第十一条　医疗机构应当按照有关规定，对本机构执业医师和药师进行麻醉药品和精神药品使用知识和规范化管理的培训。执业医师经考核合格后取得麻醉药品和第一类精神药品的处方权，药师经考核合格后取得麻醉药品和第一类精神药品调剂资格。

医师取得麻醉药品和第一类精神药品处方权后，方可在本机构开具麻醉药品和第一类精神药品处方，但不得为自己开具该类药品处方。药师取得麻醉药品和第一类精神药品调剂资格后，方可在本机构调剂麻醉药品和第一类精神药品。

第十二条　试用期人员开具处方，应当经所在医疗机构有处方权的执业医师审核、并签名或加盖专用签章后方有效。

第十三条　进修医师由接收进修的医疗机构对其胜任本专业工作的实际情况进行认定后授予相应的处方权。

第四章　处方的开具

第十四条　医师应当根据医疗、预防、保健需要，按照诊疗规范、药品说明书中的药品适应证、药理作用、用法、用量、禁忌、不良反应和注意事项等开具处方。

开具医疗用毒性药品、放射性药品的处方应当严格遵守有关法律、法规和规章的规定。

第十五条　医疗机构应当根据本机构性质、功能、任务，制定药品处方集。

第十六条　医疗机构应当按照经药品监督管理部门批准并公布的药品通用名称购进药品。同一通用名称药品的品种，注射剂型和口服剂型各不得超过2种，处方组成类同的复方制剂1～2种。因特殊诊疗需要使用其他剂型和剂量规格药品的情况除外。

第十七条　医师开具处方应当使用经药品监督管理部门批准并公布的药品通

用名称、新活性化合物的专利药品名称和复方制剂药品名称。

医师开具院内制剂处方时应当使用经省级卫生行政部门审核、药品监督管理部门批准的名称。

医师可以使用由卫生部公布的药品习惯名称开具处方。

第十八条　处方开具当日有效。特殊情况下需延长有效期的，由开具处方的医师注明有效期限，但有效期最长不得超过3天。

第十九条　处方一般不得超过7日用量；急诊处方一般不得超过3日用量；对于某些慢性病、老年病或特殊情况，处方用量可适当延长，但医师应当注明理由。

医疗用毒性药品、放射性药品的处方用量应当严格按照国家有关规定执行。

第二十条　医师应当按照卫生部制定的麻醉药品和精神药品临床应用指导原则，开具麻醉药品、第一类精神药品处方。

第二十一条　门（急）诊癌症疼痛患者和中、重度慢性疼痛患者需长期使用麻醉药品和第一类精神药品的，首诊医师应当亲自诊查患者，建立相应的病历，要求其签署《知情同意书》。

病历中应当留存下列材料复印件：

（一）二级以上医院开具的诊断证明；

（二）患者户籍簿、身份证或者其他相关有效身份证明文件；

（三）为患者代办人员身份证明文件。

第二十二条　除需长期使用麻醉药品和第一类精神药品的门（急）诊癌症疼痛患者和中、重度慢性疼痛患者外，麻醉药品注射剂仅限于医疗机构内使用。

第二十三条　为门（急）诊患者开具的麻醉药品注射剂，每张处方为一次常用量；控缓释制剂，每张处方不得超过7日常用量；其他剂型，每张处方不得超过3日常用量。

第一类精神药品注射剂，每张处方为一次常用量；控缓释制剂，每张处方不得超过7日常用量；其他剂型，每张处方不得超过3日常用量。哌醋甲酯用于治疗儿童多动症时，每张处方不得超过15日常用量。

第二类精神药品一般每张处方不得超过7日常用量；对于慢性病或某些特殊情况的患者，处方用量可以适当延长，医师应当注明理由。

第二十四条　为门（急）诊癌症疼痛患者和中、重度慢性疼痛患者开具的麻醉药品、第一类精神药品注射剂，每张处方不得超过3日常用量；控缓释制剂，每张处方不得超过15日常用量；其他剂型，每张处方不得超过7日常用量。

第二十五条　为住院患者开具的麻醉药品和第一类精神药品处方应当逐日开具，每张处方为1日常用量。

第二十六条　对于需要特别加强管制的麻醉药品，盐酸二氢埃托啡处方为一次常用量，仅限于二级以上医院内使用；盐酸哌替啶处方为一次常用量，仅限于医疗机构内使用。

第二十七条　医疗机构应当要求长期使用麻醉药品和第一类精神药品的门（急）诊癌症患者和中、重度慢性疼痛患者，每3个月复诊或者随诊一次。

第二十八条　医师利用计算机开具、传递普通处方时，应当同时打印出纸质处方，其格式与手写处方一致；打印的纸质处方经签名或者加盖签章后有效。药师核发药品时，应当核对打印的纸质处方，无误后发给药品，并将打印的纸质处方与计算机传递处方同时收存备查。

第五章　处方的调剂

第二十九条　取得药学专业技术职务任职资格的人员方可从事处方调剂工作。

第三十条　药师在执业的医疗机构取得处方调剂资格。药师签名或者专用签章式样应当在本机构留样备查。

第三十一条　具有药师以上专业技术职务任职资格的人员负责处方审核、评估、核对、发药以及安全用药指导；药士从事处方调配工作。

第三十二条　药师应当凭医师处方调剂处方药品，非经医师处方不得调剂。

第三十三条　药师应当按照操作规程调剂处方药品：认真审核处方，准确调配药品，正确书写药袋或粘贴标签，注明患者姓名和药品名称、用法、用量，包装；向患者交付药品时，按照药品说明书或者处方用法，进行用药交待与指导，包括每种药品的用法、用量、注意事项等。

第三十四条　药师应当认真逐项检查处方前记、正文和后记书写是否清晰、完整，并确认处方的合法性。

第三十五条　药师应当对处方用药适宜性进行审核，审核内容包括：

（一）规定必须做皮试的药品，处方医师是否注明过敏试验及结果的判定；

（二）处方用药与临床诊断的相符性；

（三）剂量、用法的正确性；

（四）选用剂型与给药途径的合理性；

（五）是否有重复给药现象；

（六）是否有潜在临床意义的药物相互作用和配伍禁忌；

（七）其它用药不适宜情况。

第三十六条　药师经处方审核后，认为存在用药不适宜时，应当告知处方医师，请其确认或者重新开具处方。

药师发现严重不合理用药或者用药错误，应当拒绝调剂，及时告知处方医师，并应当记录，按照有关规定报告。

第三十七条　药师调剂处方时必须做到“四查十对”：查处方，对科别、姓名、年龄；查药品，对药名、剂型、规格、数量；查配伍禁忌，对药品性状、用法用量；查用药合理性，对临床诊断。

第三十八条　药师在完成处方调剂后，应当在处方上签名或者加盖专用签章。

第三十九条　药师应当对麻醉药品和第一类精神药品处方，按年月日逐日编制顺序号。

第四十条　药师对于不规范处方或者不能判定其合法性的处方，不得调剂。

第四十一条　医疗机构应当将本机构基本用药供应目录内同类药品相关信息告知患者。

第四十二条　除麻醉药品、精神药品、医疗用毒性药品和儿科处方外，医疗机构不得限制门诊就诊人员持处方到药品零售企业购药。

第六章　监督管理

第四十三条　医疗机构应当加强对本机构处方开具、调剂和保管的管理。

第四十四条　医疗机构应当建立处方点评制度，填写处方评价表（附件2），对处方实施动态监测及超常预警，登记并通报不合理处方，对不合理用药及时予以干预。

第四十五条　医疗机构应当对出现超常处方3次以上且无正当理由的医师提出警告，限制其处方权；限制处方权后，仍连续2次以上出现超常处方且无正当理由的，取消其处方权。

第四十六条　医师出现下列情形之一的，处方权由其所在医疗机构予以取消：

（一）被责令暂停执业；

（二）考核不合格离岗培训期间；

（三）被注销、吊销执业证书；

（四）不按照规定开具处方，造成严重后果的；

（五）不按照规定使用药品，造成严重后果的；

（六）因开具处方牟取私利。

第四十七条　未取得处方权的人员及被取消处方权的医师不得开具处方。未取得麻醉药品和第一类精神药品处方资格的医师不得开具麻醉药品和第一类精神药品处方。

第四十八条　除治疗需要外，医师不得开具麻醉药品、精神药品、医疗用毒性药品和放射性药品处方。

第四十九条　未取得药学专业技术职务任职资格的人员不得从事处方调剂工作。

第五十条　处方由调剂处方药品的医疗机构妥善保存。普通处方、急诊处方、儿科处方保存期限为1年，医疗用毒性药品、第二类精神药品处方保存期限为2年，麻醉药品和第一类精神药品处方保存期限为3年。

处方保存期满后，经医疗机构主要负责人批准、登记备案，方可销毁。

第五十一条　医疗机构应当根据麻醉药品和精神药品处方开具情况，按照麻醉药品和精神药品品种、规格对其消耗量进行专册登记，登记内容包括发药日期、患者姓名、用药数量。专册保存期限为3年。

第五十二条　县级以上地方卫生行政部门应当定期对本行政区域内医疗机构处方管理情况进行监督检查。

县级以上卫生行政部门在对医疗机构实施监督管理过程中，发现医师出现本办法第四十六条规定情形的，应当责令医疗机构取消医师处方权。

第五十三条　卫生行政部门的工作人员依法对医疗机构处方管理情况进行监督检查时，应当出示证件；被检查的医疗机构应当予以配合，如实反映情况，提供必要的资料，不得拒绝、阻碍、隐瞒。

第七章　法律责任

第五十四条　医疗机构有下列情形之一的，由县级以上卫生行政部门按照《医疗机构管理条例》第四十八条的规定，责令限期改正，并可处以5000元以下的罚款；情节严重的，吊销其《医疗机构执业许可证》：

（一）使用未取得处方权的人员、被取消处方权的医师开具处方的；

（二）使用未取得麻醉药品和第一类精神药品处方资格的医师开具麻醉药品和第一类精神药品处方的；

（三）使用未取得药学专业技术职务任职资格的人员从事处方调剂工作的。

第五十五条　医疗机构未按照规定保管麻醉药品和精神药品处方，或者未依照规定进行专册登记的，按照《麻醉药品和精神药品管理条例》第七十二条的规定，由设区的市级卫生行政部门责令限期改正，给予警告；逾期不改正的，处5000元以上1万元以下的罚款；情节严重的，吊销其印鉴卡；对直接负责的主管人员和其他直接责任人员，依法给予降级、撤职、开除的处分。

第五十六条　医师和药师出现下列情形之一的，由县级以上卫生行政部门按照《麻醉药品和精神药品管理条例》第七十三条的规定予以处罚：

（一）未取得麻醉药品和第一类精神药品处方资格的医师擅自开具麻醉药品和第一类精神药品处方的；

（二）具有麻醉药品和第一类精神药品处方医师未按照规定开具麻醉药品和第一类精神药品处方，或者未按照卫生部制定的麻醉药和精神药品临床应用指导原则使用麻醉药品和第一类精神药品的；

（三）药师未按照规定调剂麻醉药品、精神药品处方的。

第五十七条　医师出现下列情形之一的，按照《执业医师法》第三十七条的规定，由县级以上卫生行政部门给予警告或者责令暂停六个月以上一年以下执业活动；情节严重的，吊销其执业证书：

（一）未取得处方权或者被取消处方权后开具药品处方的；

（二）未按照本办法规定开具药品处方的；

（三）违反本办法其他规定的。

第五十八条　药师未按照规定调剂处方药品，情节严重的，由县级以上卫生行政部门责令改正、通报批评，给予警告；并由所在医疗机构或者其上级单位给予纪律处分。

第五十九条　县级以上地方卫生行政部门未按照本办法规定履行监管职责的，由上级卫生行政部门责令改正。

第八章　附　则

第六十条　乡村医生按照《乡村医生从业管理条例》的规定，在省级卫生行政部门制定的乡村医生基本用药目录范围内开具药品处方。

第六十一条　本办法所称药学专业技术人员，是指按照卫生部《卫生技术人员职务试行条例》规定，取得药学专业技术职务任职资格人员，包括主任药师、副主任药师、主管药师、药师、药士。

第六十二条　本办法所称医疗机构，是指按照《医疗机构管理条例》批准登记的从事疾病诊断、治疗活动的医院、社区卫生服务中心（站）、妇幼保健院、卫生院、疗养院、门诊部、诊所、卫生室（所）、急救中心（站）、专科疾病防治院（所、站）以及护理院（站）等医疗机构。

第六十三条　本办法自2007年5月1日起施行。《处方管理办法（试行）》（卫医发〔2004〕269号）和《麻醉药品、精神药品处方管理规定》（卫医法〔2005〕436号）同时废止。

《处方管理办法》简答题

问题1：医师开具处方和药师调剂处方应当遵循什么原则?

答题要点：安全、有效、经济

问题2：医疗机构应当按照经药品监督管理部门批准并公布的药品通用名称购进药品。同一通用名称药品的品种，不同或相同剂型不得超过几种（因特殊诊疗需要使用其他剂型和剂量规格药品的情况除外）?

答题要点：注射剂型和口服剂型各不得超过2种，处方组成类同的复方制剂1～2种。

问题3：为门（急）诊患者开具的麻醉药品注射剂，每张处方为一次常用量；控缓释制剂及其他剂型，每张处方不得超过几日用量?

答题要点：每张处方不得超过7日常用量；其他剂型，每张处方不得超过3日常用量。

问题4：为门（急）诊癌症疼痛患者和中、重度慢性疼痛患者开具的第一类精神药品注射剂，控缓释制剂，其他剂型，每张处方分别不得超过几日用量？

答题要点：第一类精神药品注射剂，每张处方为一次常用量；控缓释制剂，每张处方不得超过7日常用量；其他剂型，每张处方不得超过3日常用量。

问题5：医疗机构应当对出现什么情况的医师提出警告，限制其处方权；限制处方权后，仍连续2次以上出现超常处方且无正当理由的，取消其处方权？

答题要点：超常处方3次以上且无正当理由的医师。

问题6：医师出现哪些情形之一的，处方权由其所在医疗机构予以取消？

答题要点：（一）被责令暂停执业；

（二）考核不合格离岗培训期间；

（三）被注销、吊销执业证书；

（四）不按照规定开具处方，造成严重后果的；

（五）不按照规定使用药品，造成严重后果的；

（六）因开具处方牟取私利。

问题7：处方由调剂处方药品的医疗机构妥善保存。哪些处方需要保存1年，哪些处方需要保存2年，哪些处方需要保存3年？

答题要点：普通处方、急诊处方、儿科处方保存期限为1年，医疗用毒性药品、第二类精神药品处方保存期限为2年，麻醉药品和第一类精神药品处方保存期限为3年。

问题8：医师出现哪些情形之一的，按照《执业医师法》第三十七条的规定，由县级以上卫生行政部门给予警告或者责令暂停六个月以上一年以下执业活动；情节严重的，吊销其执业证书？

答题要点：（一）未取得处方权或者被取消处方权后开具药品处方的；

（二）未按照本办法规定开具药品处方的；

（三）违反本办法其他规定的。

乡村医生从业管理条例

第一章　总　则

第一条　为了提高乡村医生的职业道德和业务素质，加强乡村医生从业管理，保护乡村医生的合法权益，保障村民获得初级卫生保健服务，根据《中华人民共和国执业医师法》（以下称执业医师法）的规定，制定本条例。

第二条　本条例适用于尚未取得执业医师资格或者执业助理医师资格，经注册在村医疗卫生机构从事预防、保健和一般医疗服务的乡村医生。

村医疗卫生机构中的执业医师或者执业助理医师，依照执业医师法的规定管理，不适用本条例。

第三条　国务院卫生行政主管部门负责全国乡村医生的管理工作。

县级以上地方人民政府卫生行政主管部门负责本行政区域内乡村医生的管理工作。

第四条　国家对在农村预防、保健、医疗服务和突发事件应急处理工作中做出突出成绩的乡村医生，给予奖励。

第五条　地方各级人民政府应当加强乡村医生的培训工作，采取多种形式对乡村医生进行培训。

第六条　具有学历教育资格的医学教育机构，应当按照国家有关规定开展适应农村需要的医学学历教育，定向为农村培养适用的卫生人员。

国家鼓励乡村医生学习中医药基本知识，运用中医药技能防治疾病。

第七条　国家鼓励乡村医生通过医学教育取得医学专业学历；鼓励符合条件的乡村医生申请参加国家医师资格考试。

第八条　国家鼓励取得执业医师资格或者执业助理医师资格的人员，开办村医疗卫生机构，或者在村医疗卫生机构向村民提供预防、保健和医疗服务。

第二章　执业注册

第九条　国家实行乡村医生执业注册制度。

县级人民政府卫生行政主管部门负责乡村医生执业注册工作。

第十条　本条例公布前的乡村医生，取得县级以上地方人民政府卫生行政主管部门颁发的乡村医生证书，并符合下列条件之一的，可以向县级人民政府卫生行政主管部门申请乡村医生执业注册，取得乡村医生执业证书后，继续在村医疗卫生机构执业：

（一）已经取得中等以上医学专业学历的；

（二）在村医疗卫生机构连续工作20年以上的；

（三）按照省、自治区、直辖市人民政府卫生行政主管部门制定的培训规划，接受培训取得合格证书的。

第十一条　对具有县级以上地方人民政府卫生行政主管部门颁发的乡村医生证书，但不符合本条例第十条规定条件的乡村医生，县级人民政府卫生行政主管部门应当进行有关预防、保健和一般医疗服务基本知识的培训，并根据省、自治区、直辖市人民政府卫生行政主管部门确定的考试内容、考试范围进行考试。

前款所指的乡村医生经培训并考试合格的，可以申请乡村医生执业注册；经培训但考试不合格的，县级人民政府卫生行政主管部门应当组织对其再次培训和考试。不参加再次培训或者再次考试仍不合格的，不得申请乡村医生执业注册。

本条所指的培训、考试，应当在本条例施行后 6 个月内完成。

第十二条　本条例公布之日起进入村医疗卫生机构从事预防、保健和医疗服务的人员，应当具备执业医师资格或者执业助理医师资格。

不具备前款规定条件的地区，根据实际需要，可以允许具有中等医学专业学历的人员，或者经培训达到中等医学专业水平的其他人员申请执业注册，进入村医疗卫生机构执业。具体办法由省、自治区、直辖市人民政府制定。

第十三条　符合本条例规定申请在村医疗卫生机构执业的人员，应当持村医疗卫生机构出具的拟聘用证明和相关学历证明、证书，向村医疗卫生机构所在地的县级人民政府卫生行政主管部门申请执业注册。

县级人民政府卫生行政主管部门应当自受理申请之日起15日内完成审核工作，对符合本条例规定条件的，准予执业注册，发给乡村医生执业证书；对不符合本条例规定条件的，不予注册，并书面说明理由。

第十四条　乡村医生有下列情形之一的，不予注册：

（一）不具有完全民事行为能力的；

（二）受刑事处罚，自刑罚执行完毕之日起至申请执业注册之日止不满 2 年的；

（三）受吊销乡村医生执业证书行政处罚，自处罚决定之日起至申请执业注册之日止不满 2 年的。

第十五条　乡村医生经注册取得执业证书后，方可在聘用其执业的村医疗卫生机构从事预防、保健和一般医疗服务。

未经注册取得乡村医生执业证书的，不得执业。

第十六条　乡村医生执业证书有效期为 5 年。

乡村医生执业证书有效期满需要继续执业的，应当在有效期满前 3 个月申请再注册。

县级人民政府卫生行政主管部门应当自受理申请之日起15日内进行审核，对符合省、自治区、直辖市人民政府卫生行政主管部门规定条件的，准予再注册，换发乡村医生执业证书；对不符合条件的，不予再注册，由发证部门收回原乡村医生执业证书。

第十七条　乡村医生应当在聘用其执业的村医疗卫生机构执业；变更执业的村医疗卫生机构的，应当依照本条例第十三条规定的程序办理变更注册手续。

第十八条　乡村医生有下列情形之一的，由原注册的卫生行政主管部门注销执业注册，收回乡村医生执业证书：

（一）死亡或者被宣告失踪的；

（二）受刑事处罚的；

（三）中止执业活动满 2 年的；

（四）考核不合格，逾期未提出再次考核申请或者经再次考核仍不合格的。

第十九条　县级人民政府卫生行政主管部门应当将准予执业注册、再注册和注销注册的人员名单向其执业的村医疗卫生机构所在地的村民公告，并由设区的市级人民政府卫生行政主管部门汇总，报省、自治区、直辖市人民政府卫生行政主管部门备案。

第二十条　县级人民政府卫生行政主管部门办理乡村医生执业注册、再注册、注销注册，应当依据法定权限、条件和程序，遵循便民原则，提高办事效率。

第二十一条　村民和乡村医生发现违法办理乡村医生执业注册、再注册、注销注册的，可以向有关人民政府卫生行政主管部门反映；有关人民政府卫生行政主管部门对反映的情况应当及时核实，调查处理，并将调查处理结果予以公布。

第二十二条　上级人民政府卫生行政主管部门应当加强对下级人民政府卫生行政主管部门办理乡村医生执业注册、再注册、注销注册的监督检查，及时纠正违法行为。

第三章　执业规则

第二十三条　乡村医生在执业活动中享有下列权利：

（一）进行一般医学处置，出具相应的医学证明；

（二）参与医学经验交流，参加专业学术团体；

（三）参加业务培训和教育；

（四）在执业活动中，人格尊严、人身安全不受侵犯；

（五）获取报酬；

（六）对当地的预防、保健、医疗工作和卫生行政主管部门的工作提出意见和建议。

第二十四条　乡村医生在执业活动中应当履行下列义务：

（一）遵守法律、法规、规章和诊疗护理技术规范、常规；

（二）树立敬业精神，遵守职业道德，履行乡村医生职责，为村民健康服务；

（三）关心、爱护、尊重患者，保护患者的隐私；

（四）努力钻研业务，更新知识，提高专业技术水平；

（五）向村民宣传卫生保健知识，对患者进行健康教育。

第二十五条　乡村医生应当协助有关部门做好初级卫生保健服务工作；按照规定及时报告传染病疫情和中毒事件，如实填写并上报有关卫生统计报表，妥善保管有关资料。

第二十六条　乡村医生在执业活动中，不得重复使用一次性医疗器械和卫生材料。对使用过的一次性医疗器械和卫生材料，应当按照规定处置。

第二十七条　乡村医生应当如实向患者或者其家属介绍病情，对超出一般医疗服务范围或者限于医疗条件和技术水平不能诊治的病人，应当及时转诊；情况紧急不能转诊的，应当先行抢救并及时向有抢救条件的医疗卫生机构求助。

第二十八条　乡村医生不得出具与执业范围无关或者与执业范围不相符的医学证明，不得进行实验性临床医疗活动。

第二十九条　省、自治区、直辖市人民政府卫生行政主管部门应当按照乡村医生一般医疗服务范围，制定乡村医生基本用药目录。乡村医生应当在乡村医生基本用药目录规定的范围内用药。

第三十条　县级人民政府对乡村医生开展国家规定的预防、保健等公共卫生服务，应当按照有关规定予以补助。

第四章　培训与考核

第三十一条　省、自治区、直辖市人民政府组织制定乡村医生培训规划，保证乡村医生至少每 2 年接受一次培训。县级人民政府根据培训规划制定本地区乡村医生培训计划。

对承担国家规定的预防、保健等公共卫生服务的乡村医生，其培训所需经费列入县级财政预算。对边远贫困地区，设区的市级以上地方人民政府应当给予适当经费支持。

国家鼓励社会组织和个人支持乡村医生培训工作。

第三十二条　县级人民政府卫生行政主管部门根据乡村医生培训计划，负责组织乡村医生的培训工作。

乡、镇人民政府以及村民委员会应当为乡村医生开展工作和学习提供条件，保证乡村医生接受培训和继续教育。

第三十三条　乡村医生应当按照培训规划的要求至少每 2 年接受一次培训，更新医学知识，提高业务水平。

第三十四条　县级人民政府卫生行政主管部门负责组织本地区乡村医生的考核工作；对乡村医生的考核，每 2 年组织一次。

对乡村医生的考核应当客观、公正，充分听取乡村医生执业的村医疗卫生机构、乡村医生本人、所在村村民委员会和村民的意见。

第三十五条　县级人民政府卫生行政主管部门负责检查乡村医生执业情况，收集村民对乡村医生业务水平、工作质量的评价和建议，接受村民对乡村医生的投诉，并进行汇总、分析。汇总、分析结果与乡村医生接受培训的情况作为对乡村医生进行考核的主要内容。

第三十六条　乡村医生经考核合格的，可以继续执业；经考核不合格的，在 6 个月之内可以申请进行再次考核。逾期未提出再次考核申请或者经再次考核仍不合格的乡村医生，原注册部门应当注销其执业注册，并收回乡村医生执业证书。

第三十七条　有关人民政府卫生行政主管部门对村民和乡村医生提出的意见、建议和投诉，应当及时调查处理，并将调查处理结果告知村民或者乡村医生。

第五章　法律责任

第三十八条　乡村医生在执业活动中，违反本条例规定，有下列行为之一的，由县级人民政府卫生行政主管部门责令限期改正，给予警告；逾期不改正的，责令暂停 3 个月以上 6 个月以下执业活动；情节严重的，由原发证部门暂扣乡村医生执业证书：

（一）执业活动超出规定的执业范围，或者未按照规定进行转诊的；

（二）违反规定使用乡村医生基本用药目录以外的处方药品的；

（三）违反规定出具医学证明，或者伪造卫生统计资料的；

（四）发现传染病疫情、中毒事件不按规定报告的。

第三十九条　乡村医生在执业活动中，违反规定进行实验性临床医疗活动，或者重复使用一次性医疗器械和卫生材料的，由县级人民政府卫生行政主管部门责令停止违法行为，给予警告，可以并处1000元以下的罚款；情节严重的，由原发证部门暂扣或者吊销乡村医生执业证书。

第四十条　乡村医生变更执业的村医疗卫生机构，未办理变更执业注册手续的，由县级人民政府卫生行政主管部门给予警告，责令限期办理变更注册手续。

第四十一条　以不正当手段取得乡村医生执业证书的，由发证部门收缴乡村医生执业证书；造成患者人身损害的，依法承担民事赔偿责任；构成犯罪的，依法追究刑事责任。

第四十二条　未经注册在村医疗卫生机构从事医疗活动的，由县级以上地方人民政府卫生行政主管部门予以取缔，没收其违法所得以及药品、医疗器械，违法所得5000元以上的，并处违法所得1倍以上3倍以下的罚款；没有违法所得或者违法所得不足5000元的，并处1000元以上3000元以下的罚款；造成患者人身损害的，依法承担民事赔偿责任；构成犯罪的，依法追究刑事责任。

第四十三条　县级人民政府卫生行政主管部门未按照乡村医生培训规划、计划组织乡村医生培训的，由本级人民政府或者上一级人民政府卫生行政主管部门责令改正；情节严重的，对直接负责的主管人员和其他直接责任人员依法给予行政处分。

第四十四条　县级人民政府卫生行政主管部门，对不符合本条例规定条件的人员发给乡村医生执业证书，或者对符合条件的人员不发给乡村医生执业证书的，由本级人民政府或者上一级人民政府卫生行政主管部门责令改正，收回或者补发乡村医生执业证书，并对直接负责的主管人员和其他直接责任人员依法给予行政处分。

第四十五条　县级人民政府卫生行政主管部门对乡村医生执业注册或者再注册申请，未在规定时间内完成审核工作的，或者未按照规定将准予执业注册、再注册和注销注册的人员名单向村民予以公告的，由本级人民政府或者上一级人民政府卫生行政主管部门责令限期改正；逾期不改正的，对直接负责的主管人员和其他直接责任人员依法给予行政处分。

第四十六条　卫生行政主管部门对村民和乡村医生反映的办理乡村医生执业注册、再注册、注销注册的违法活动未及时核实、调查处理或者未公布调查处理结果的，由本级人民政府或者上一级人民政府卫生行政主管部门责令限期改正；逾期不改正的，对直接负责的主管人员和其他直接责任人员依法给予行政处分。

第四十七条　寻衅滋事、阻碍乡村医生依法执业，侮辱、诽谤、威胁、殴打乡村医生，构成违反治安管理行为的，由公安机关依法予以处罚；构成犯罪的，依法追究刑事责任。

第六章　附　则

第四十八条　乡村医生执业证书格式由国务院卫生行政主管部门规定。

第四十九条　本条例自2004年1月1日起施行。

《乡村医生从业管理条例》简答题

问题1：乡村医生有哪些情形？不予注册。

答题要点：乡村医生有下列情形之一的，不予注册：

（一）不具有完全民事行为能力的；

（二）受刑事处罚，自刑罚执行完毕之日起至申请执业注册之日止不满 2 年的；

（三）受吊销乡村医生执业证书行政处罚，自处罚决定之日起至申请执业注册之日止不满 2 年的。

问题2：乡村医生执业证书有效期为几年？乡村医生执业证书有效期满需要继续执业的，应当在有效期满前几个月申请再注册？

答题要点：乡村医生执业证书有效期为 5 年。乡村医生执业证书有效期满需要继续执业的，应当在有效期满前 3 个月申请再注册。

问题3：乡村医生有哪些情形，由原注册的卫生行政主管部门注销执业注册，收回乡村医生执业证书？

答题要点：乡村医生有下列情形之一的，由原注册的卫生行政主管部门注销执业注册，收回乡村医生执业证书：

（一）死亡或者被宣告失踪的；

（二）受刑事处罚的；

（三）中止执业活动满 2 年的；

（四）考核不合格，逾期未提出再次考核申请或者经再次考核仍不合格的。

问题4：乡村医生在执业活动中应当履行哪些义务？

答题要点：乡村医生在执业活动中应当履行下列义务：

（一）遵守法律、法规、规章和诊疗护理技术规范、常规；

（二）树立敬业精神，遵守职业道德，履行乡村医生职责，为村民健康服务；

（三）关心、爱护、尊重患者，保护患者的隐私；

（四）努力钻研业务，更新知识，提高专业技术水平；

（五）向村民宣传卫生保健知识，对患者进行健康教育。

问题5：乡村医生应当如实向患者或者其家属介绍病情，对超出一般医疗服务范围或者限于医疗条件和技术水平不能诊治的病人，应当如何操作？

答题要点：乡村医生应当如实向患者或者其家属介绍病情，对超出一般医疗服务范围或者限于医疗条件和技术水平不能诊治的病人，应当及时转诊；情况紧急不能转诊的，应当先行抢救并及时向有抢救条件的医疗卫生机构求助。

问题6：乡村医生在执业活动中，违反本条例规定，有哪些行为的，由县级人民政府卫生行政主管部门责令限期改正，给予警告；逾期不改正的，责令暂停3个月以上6个月以下执业活动；情节严重的，由原发证部门暂扣乡村医生执业证书？

答题要点：乡村医生在执业活动中，违反本条例规定，有下列行为之一的，由县级人民政府卫生行政主管部门责令限期改正，给予警告；逾期不改正的，责令暂停3个月以上6个月以下执业活动；情节严重的，由原发证部门暂扣乡村医生执业证书：

（一）执业活动超出规定的执业范围，或者未按照规定进行转诊的；

（二）违反规定使用乡村医生基本用药目录以外的处方药品的；

（三）违反规定出具医学证明，或者伪造卫生统计资料的；

（四）发现传染病疫情、中毒事件不按规定报告的。

问题7：乡村医生在执业活动中，违反规定进行实验性临床医疗活动，或者重复使用一次性医疗器械和卫生材料的，由县级人民政府卫生行政主管部门责令停止违法行为，给予警告，可以并处1000元以下的罚款；情节严重的会受到什么处罚？

答题要点：乡村医生在执业活动中，违反规定进行实验性临床医疗活动，或者重复使用一次性医疗器械和卫生材料的，由县级人民政府卫生行政主管部门责令停止违法行为，给予警告，可以并处1000元以下的罚款；情节严重的，由原发证部门暂扣或者吊销乡村医生执业证书。

问题8：未经注册在村医疗卫生机构从事医疗活动的，承担哪些责任？

答题要点：未经注册在村医疗卫生机构从事医疗活动的，由县级以上地方人民政府卫生行政主管部门予以取缔，没收其违法所得以及药品、医疗器械，违法所得5000元以上的，并处违法所得1倍以上3倍以下的罚款；没有违法所得或者违法所得不足5000元的，并处1000元以上3000元以下的罚款；造成患者人身损害的，依法承担民事赔偿责任；构成犯罪的，依法追究刑事责任。

问题9：若县级人民政府卫生行政主管部门未按照乡村医生培训规划、计划组织乡村医生培训的，由哪个组织或部门责令改正或对直接负责的主管人员和其他直接责任人员依法给予行政处分？

答题要点：县级人民政府卫生行政主管部门未按照乡村医生培训规划、计划组织乡村医生培训的，由本级人民政府或者上一级人民政府卫生行政主管部门责令改正；情节严重的，对直接负责的主管人员和其他直接责任人员依法给予行政处分。

问题10：卫生行政主管部门对村民和乡村医生反映的办理乡村医生执业注册、再注册、注销注册的违法活动未及时核实、调查处理或者未公布调查处理结果的，由哪个组织或部门责令限期改正？逾期不改正的，对直接负责的主管人员和其他直接责任人员依法给予行政处分。

答题要点：卫生行政主管部门对村民和乡村医生反映的办理乡村医生执业注册、再注册、注销注册的违法活动未及时核实、调查处理或者未公布调查处理结果的，由本级人民政府或者上一级人民政府卫生行政主管部门责令限期改正；逾期不改正的，对直接负责的主管人员和其他直接责任人员依法给予行政处分。

问题11：寻衅滋事、阻碍乡村医生依法执业，侮辱、诽谤、威胁、殴打乡村医生，构成违反治安管理行为的，是否需要承担法律责任？

答题要点：寻衅滋事、阻碍乡村医生依法执业，侮辱、诽谤、威胁、殴打乡村医生，构成违反治安管理行为的，由公安机关依法予以处罚；构成犯罪的，依法追究刑事责任。

中华人民共和国中医药法

（2016年12月25日第十二届全国人民代表大会常务委员会第二十五次会议通过）

目 录

第一章　总　则

第一条　为了继承和弘扬中医药，保障和促进中医药事业发展，保护人民健康，制定本法。

第二条　本法所称中医药，是包括汉族和少数民族医药在内的我国各民族医药的统称，是反映中华民族对生命、健康和疾病的认识，具有悠久历史传统和独特理论及技术方法的医药学体系。

第三条　中医药事业是我国医药卫生事业的重要组成部分。国家大力发展中医药事业，实行中西医并重的方针，建立符合中医药特点的管理制度，充分发挥中医药在我国医药卫生事业中的作用。

发展中医药事业应当遵循中医药发展规律，坚持继承和创新相结合，保持和发挥中医药特色和优势，运用现代科学技术，促进中医药理论和实践的发展。

国家鼓励中医西医相互学习，相互补充，协调发展，发挥各自优势，促进中西医结合。

第四条　县级以上人民政府应当将中医药事业纳入国民经济和社会发展规划，建立健全中医药管理体系，统筹推进中医药事业发展。

第五条　国务院中医药主管部门负责全国的中医药管理工作。国务院其他有关部门在各自职责范围内负责与中医药管理有关的工作。

县级以上地方人民政府中医药主管部门负责本行政区域的中医药管理工作。县级以上地方人民政府其他有关部门在各自职责范围内负责与中医药管理有关的工作。

第六条　国家加强中医药服务体系建设，合理规划和配置中医药服务资源，为公民获得中医药服务提供保障。

国家支持社会力量投资中医药事业，支持组织和个人捐赠、资助中医药事业。

第七条　国家发展中医药教育，建立适应中医药事业发展需要、规模适宜、结构合理、形式多样的中医药教育体系，培养中医药人才。

第八条　国家支持中医药科学研究和技术开发，鼓励中医药科学技术创新，推广应用中医药科学技术成果，保护中医药知识产权，提高中医药科学技术水平。

第九条　国家支持中医药对外交流与合作，促进中医药的国际传播和应用。

第十条　对在中医药事业中做出突出贡献的组织和个人，按照国家有关规定给予表彰、奖励。

第二章　中医药服务

第十一条　县级以上人民政府应当将中医医疗机构建设纳入医疗机构设置规划，举办规模适宜的中医医疗机构，扶持有中医药特色和优势的医疗机构发展。

合并、撤销政府举办的中医医疗机构或者改变其中医医疗性质，应当征求上一级人民政府中医药主管部门的意见。

第十二条　政府举办的综合医院、妇幼保健机构和有条件的专科医院、社区卫生服务中心、乡镇卫生院，应当设置中医药科室。

县级以上人民政府应当采取措施，增强社区卫生服务站和村卫生室提供中医药服务的能力。

第十三条　国家支持社会力量举办中医医疗机构。

社会力量举办的中医医疗机构在准入、执业、基本医疗保险、科研教学、医务人员职称评定等方面享有与政府举办的中医医疗机构同等的权利。

第十四条　举办中医医疗机构应当按照国家有关医疗机构管理的规定办理审批手续，并遵守医疗机构管理的有关规定。

举办中医诊所的，将诊所的名称、地址、诊疗范围、人员配备情况等报所在地县级人民政府中医药主管部门备案后即可开展执业活动。中医诊所应当将本诊所的诊疗范围、中医医师的姓名及其执业范围在诊所的明显位置公示，不得超出备案范围开展医疗活动。具体办法由国务院中医药主管部门拟订，报国务院卫生行政部门审核、发布。

第十五条　从事中医医疗活动的人员应当依照《中华人民共和国执业医师法》的规定，通过中医医师资格考试取得中医医师资格，并进行执业注册。中医医师资格考试的内容应当体现中医药特点。

以师承方式学习中医或者经多年实践，医术确有专长的人员，由至少两名中医医师推荐，经省、自治区、直辖市人民政府中医药主管部门组织实践技能和效果考核合格后，即可取得中医医师资格；按照考核内容进行执业注册后，即可在注册的执业范围内，以个人开业的方式或者在医疗机构内从事中医医疗活动。国务院中医药主管部门应当根据中医药技术方法的安全风险拟订本款规定人员的分类考核办法，报国务院卫生行政部门审核、发布。

第十六条　中医医疗机构配备医务人员应当以中医药专业技术人员为主，主要提供中医药服务；经考试取得医师资格的中医医师按照国家有关规定，经培训、考核合格后，可以在执业活动中采用与其专业相关的现代科学技术方法。在医疗活动中采用现代科学技术方法的，应当有利于保持和发挥中医药特色和优势。

社区卫生服务中心、乡镇卫生院、社区卫生服务站以及有条件的村卫生室应当合理配备中医药专业技术人员，并运用和推广适宜的中医药技术方法。

第十七条　开展中医药服务，应当以中医药理论为指导，运用中医药技术方法，并符合国务院中医药主管部门制定的中医药服务基本要求。

第十八条　县级以上人民政府应当发展中医药预防、保健服务，并按照国家有关规定将其纳入基本公共卫生服务项目统筹实施。

县级以上人民政府应当发挥中医药在突发公共卫生事件应急工作中的作用，加强中医药应急物资、设备、设施、技术与人才资源储备。

医疗卫生机构应当在疾病预防与控制中积极运用中医药理论和技术方法。

第十九条　医疗机构发布中医医疗广告，应当经所在地省、自治区、直辖市人民政府中医药主管部门审查批准；未经审查批准，不得发布。发布的中医医疗广告内容应当与经审查批准的内容相符合，并符合《中华人民共和国广告法》的有关规定。

第二十条　县级以上人民政府中医药主管部门应当加强对中医药服务的监督检查，并将下列事项作为监督检查的重点：

（一）中医医疗机构、中医医师是否超出规定的范围开展医疗活动；

（二）开展中医药服务是否符合国务院中医药主管部门制定的中医药服务基本要求；

（三）中医医疗广告发布行为是否符合本法的规定。

中医药主管部门依法开展监督检查，有关单位和个人应当予以配合，不得拒绝或者阻挠。

第三章　中药保护与发展

第二十一条　国家制定中药材种植养殖、采集、贮存和初加工的技术规范、标准，加强对中药材生产流通全过程的质量监督管理，保障中药材质量安全。

第二十二条　国家鼓励发展中药材规范化种植养殖，严格管理农药、肥料等农业投入品的使用，禁止在中药材种植过程中使用剧毒、高毒农药，支持中药材良种繁育，提高中药材质量。

第二十三条　国家建立道地中药材评价体系，支持道地中药材品种选育，扶持道地中药材生产基地建设，加强道地中药材生产基地生态环境保护，鼓励采取地理标志产品保护等措施保护道地中药材。

前款所称道地中药材，是指经过中医临床长期应用优选出来的，产在特定地域，与其他地区所产同种中药材相比，品质和疗效更好，且质量稳定，具有较高知名度的中药材。

第二十四条　国务院药品监督管理部门应当组织并加强对中药材质量的监测，定期向社会公布监测结果。国务院有关部门应当协助做好中药材质量监测有关工作。

采集、贮存中药材以及对中药材进行初加工，应当符合国家有关技术规范、标准和管理规定。

国家鼓励发展中药材现代流通体系，提高中药材包装、仓储等技术水平，建立中药材流通追溯体系。药品生产企业购进中药材应当建立进货查验记录制度。中药材经营者应当建立进货查验和购销记录制度，并标明中药材产地。

第二十五条　国家保护药用野生动植物资源，对药用野生动植物资源实行动态监测和定期普查，建立药用野生动植物资源种质基因库，鼓励发展人工种植养殖，支持依法开展珍贵、濒危药用野生动植物的保护、繁育及其相关研究。

第二十六条　在村医疗机构执业的中医医师、具备中药材知识和识别能力的乡村医生，按照国家有关规定可以自种、自采地产中药材并在其执业活动中使用。

第二十七条　国家保护中药饮片传统炮制技术和工艺，支持应用传统工艺炮制中药饮片，鼓励运用现代科学技术开展中药饮片炮制技术研究。

第二十八条　对市场上没有供应的中药饮片，医疗机构可以根据本医疗机构医师处方的需要，在本医疗机构内炮制、使用。医疗机构应当遵守中药饮片炮制的有关规定，对其炮制的中药饮片的质量负责，保证药品安全。医疗机构炮制中药饮片，应当向所在地设区的市级人民政府药品监督管理部门备案。

根据临床用药需要，医疗机构可以凭本医疗机构医师的处方对中药饮片进行再加工。

第二十九条　国家鼓励和支持中药新药的研制和生产。

国家保护传统中药加工技术和工艺，支持传统剂型中成药的生产，鼓励运用现代科学技术研究开发传统中成药。

第三十条　生产符合国家规定条件的来源于古代经典名方的中药复方制剂，在申请药品批准文号时，可以仅提供非临床安全性研究资料。具体管理办法由国务院药品监督管理部门会同中医药主管部门制定。

前款所称古代经典名方，是指至今仍广泛应用、疗效确切、具有明显特色与优势的古代中医典籍所记载的方剂。具体目录由国务院中医药主管部门会同药品监督管理部门制定。

第三十一条　国家鼓励医疗机构根据本医疗机构临床用药需要配制和使用中药制剂，支持应用传统工艺配制中药制剂，支持以中药制剂为基础研制中药新药。

医疗机构配制中药制剂，应当依照《中华人民共和国药品管理法》的规定取得医疗机构制剂许可证，或者委托取得药品生产许可证的药品生产企业、取得医疗机构制剂许可证的其他医疗机构配制中药制剂。委托配制中药制剂，应当向委托方所在地省、自治区、直辖市人民政府药品监督管理部门备案。

医疗机构对其配制的中药制剂的质量负责；委托配制中药制剂的，委托方和受托方对所配制的中药制剂的质量分别承担相应责任。

第三十二条　医疗机构配制的中药制剂品种，应当依法取得制剂批准文号。但是，仅应用传统工艺配制的中药制剂品种，向医疗机构所在地省、自治区、直辖市人民政府药品监督管理部门备案后即可配制，不需要取得制剂批准文号。

医疗机构应当加强对备案的中药制剂品种的不良反应监测，并按照国家有关规定进行报告。药品监督管理部门应当加强对备案的中药制剂品种配制、使用的监督检查。

第四章　中医药人才培养

第三十三条　中医药教育应当遵循中医药人才成长规律，以中医药内容为主，体现中医药文化特色，注重中医药经典理论和中医药临床实践、现代教育方式和传统教育方式相结合。

第三十四条　国家完善中医药学校教育体系，支持专门实施中医药教育的高等学校、中等职业学校和其他教育机构的发展。

中医药学校教育的培养目标、修业年限、教学形式、教学内容、教学评价及学术水平评价标准等，应当体现中医药学科特色，符合中医药学科发展规律。

第三十五条　国家发展中医药师承教育，支持有丰富临床经验和技术专长的中医医师、中药专业技术人员在执业、业务活动中带徒授业，传授中医药理论和技术方法，培养中医药专业技术人员。

第三十六条　国家加强对中医医师和城乡基层中医药专业技术人员的培养和培训。

国家发展中西医结合教育，培养高层次的中西医结合人才。

第三十七条　县级以上地方人民政府中医药主管部门应当组织开展中医药继续教育，加强对医务人员，特别是城乡基层医务人员中医药基本知识和技能的培训。

中医药专业技术人员应当按照规定参加继续教育，所在机构应当为其接受继续教育创造条件。

第五章　中医药科学研究

第三十八条　国家鼓励科研机构、高等学校、医疗机构和药品生产企业等，运用现代科学技术和传统中医药研究方法，开展中医药科学研究，加强中西医结合研究，促进中医药理论和技术方法的继承和创新。

第三十九条　国家采取措施支持对中医药古籍文献、著名中医药专家的学术思想和诊疗经验以及民间中医药技术方法的整理、研究和利用。

国家鼓励组织和个人捐献有科学研究和临床应用价值的中医药文献、秘方、验方、诊疗方法和技术。

第四十条　国家建立和完善符合中医药特点的科学技术创新体系、评价体系和管理体制，推动中医药科学技术进步与创新。

第四十一条　国家采取措施，加强对中医药基础理论和辨证论治方法，常见病、多发病、慢性病和重大疑难疾病、重大传染病的中医药防治，以及其他对中医药理论和实践发展有重大促进作用的项目的科学研究。

第六章　中医药传承与文化传播

第四十二条　对具有重要学术价值的中医药理论和技术方法，省级以上人民政府中医药主管部门应当组织遴选本行政区域内的中医药学术传承项目和传承人，并为传承活动提供必要的条件。传承人应当开展传承活动，培养后继人才，收集整理并妥善保存相关的学术资料。属于非物质文化遗产代表性项目的，依照《中华人民共和国非物质文化遗产法》的有关规定开展传承活动。

第四十三条　国家建立中医药传统知识保护数据库、保护名录和保护制度。

中医药传统知识持有人对其持有的中医药传统知识享有传承使用的权利，对他人获取、利用其持有的中医药传统知识享有知情同意和利益分享等权利。

国家对经依法认定属于国家秘密的传统中药处方组成和生产工艺实行特殊保护。

第四十四条　国家发展中医养生保健服务，支持社会力量举办规范的中医养生保健机构。中医养生保健服务规范、标准由国务院中医药主管部门制定。

第四十五条　县级以上人民政府应当加强中医药文化宣传，普及中医药知识，鼓励组织和个人创作中医药文化和科普作品。

第四十六条　开展中医药文化宣传和知识普及活动，应当遵守国家有关规定。任何组织或者个人不得对中医药作虚假、夸大宣传，不得冒用中医药名义牟取不正当利益。

广播、电视、报刊、互联网等媒体开展中医药知识宣传，应当聘请中医药专业技术人员进行。

第七章　保障措施

第四十七条　县级以上人民政府应当为中医药事业发展提供政策支持和条件保障，将中医药事业发展经费纳入本级财政预算。

县级以上人民政府及其有关部门制定基本医疗保险支付政策、药物政策等医药卫生政策，应当有中医药主管部门参加，注重发挥中医药的优势，支持提供和利用中医药服务。

第四十八条　县级以上人民政府及其有关部门应当按照法定价格管理权限，合理确定中医医疗服务的收费项目和标准，体现中医医疗服务成本和专业技术价值。

第四十九条　县级以上地方人民政府有关部门应当按照国家规定，将符合条件的中医医疗机构纳入基本医疗保险定点医疗机构范围，将符合条件的中医诊疗项目、中药饮片、中成药和医疗机构中药制剂纳入基本医疗保险基金支付范围。

第五十条　国家加强中医药标准体系建设，根据中医药特点对需要统一的技术要求制定标准并及时修订。

中医药国家标准、行业标准由国务院有关部门依据职责制定或者修订，并在其网站上公布，供公众免费查阅。

国家推动建立中医药国际标准体系。

第五十一条　开展法律、行政法规规定的与中医药有关的评审、评估、鉴定活动，应当成立中医药评审、评估、鉴定的专门组织，或者有中医药专家参加。

第五十二条　国家采取措施，加大对少数民族医药传承创新、应用发展和人才培养的扶持力度，加强少数民族医疗机构和医师队伍建设，促进和规范少数民族医药事业发展。

第八章　法律责任

第五十三条　县级以上人民政府中医药主管部门及其他有关部门未履行本法规定的职责的，由本级人民政府或者上级人民政府有关部门责令改正；情节严重的，对直接负责的主管人员和其他直接责任人员，依法给予处分。

第五十四条　违反本法规定，中医诊所超出备案范围开展医疗活动的，由所在地县级人民政府中医药主管部门责令改正，没收违法所得，并处一万元以上三万元以下罚款；情节严重的，责令停止执业活动。

中医诊所被责令停止执业活动的，其直接负责的主管人员自处罚决定作出之日起五年内不得在医疗机构内从事管理工作。医疗机构聘用上述不得从事管理工作的人员从事管理工作的，由原发证部门吊销执业许可证或者由原备案部门责令停止执业活动。

第五十五条　违反本法规定，经考核取得医师资格的中医医师超出注册的执业范围从事医疗活动的，由县级以上人民政府中医药主管部门责令暂停六个月以上一年以下执业活动，并处一万元以上三万元以下罚款；情节严重的，吊销执业证书。

第五十六条　违反本法规定，举办中医诊所、炮制中药饮片、委托配制中药制剂应当备案而未备案，或者备案时提供虚假材料的，由中医药主管部门和药品监督管理部门按照各自职责分工责令改正，没收违法所得，并处三万元以下罚款，向社会公告相关信息；拒不改正的，责令停止执业活动或者责令停止炮制中药饮片、委托配制中药制剂活动，其直接责任人员五年内不得从事中医药相关活动。

医疗机构应用传统工艺配制中药制剂未依照本法规定备案，或者未按照备案材料载明的要求配制中药制剂的，按生产假药给予处罚。

第五十七条　违反本法规定，发布的中医医疗广告内容与经审查批准的内容不相符的，由原审查部门撤销该广告的审查批准文件，一年内不受理该医疗机构的广告审查申请。

违反本法规定，发布中医医疗广告有前款规定以外违法行为的，依照《中华人民共和国广告法》的规定给予处罚。

第五十八条　违反本法规定，在中药材种植过程中使用剧毒、高毒农药的，依照有关法律、法规规定给予处罚；情节严重的，可以由公安机关对其直接负责的主管人员和其他直接责任人员处五日以上十五日以下拘留。

第五十九条　违反本法规定，造成人身、财产损害的，依法承担民事责任；构成犯罪的，依法追究刑事责任。

第九章　附　则

第六十条　中医药的管理，本法未作规定的，适用《中华人民共和国执业医师法》、《中华人民共和国药品管理法》等相关法律、行政法规的规定。

军队的中医药管理，由军队卫生主管部门依照本法和军队有关规定组织实施。

第六十一条　民族自治地方可以根据《中华人民共和国民族区域自治法》和本法的有关规定，结合实际，制定促进和规范本地方少数民族医药事业发展的办法。

第六十二条　盲人按照国家有关规定取得盲人医疗按摩人员资格的，可以以个人开业的方式或者在医疗机构内提供医疗按摩服务。

第六十三条　本法自2023年7月1日起施行。

《中华人民共和国中医药法》简答题

问题1：政府举办的哪些医疗机构应当设置中医药科室？

答题要点：按《中华人民共和国中医药法》第二章第十二条规定，政府举办的综合医院、妇幼保健机构和有条件的专科医院、社区卫生服务中心、乡镇卫生院，应当设置中医药科室。

问题2：中医医疗机构配备医务人员的要求和主要服务内容？

答题要点：按《中华人民共和国中医药法》第二章第十六条规定，中医医疗机构配备医务人员应当以中医药专业技术人员为主，主要提供中医药服务。

问题3：医疗机构发布中医医疗广告应当由什么部门审查批准？

答题要点：按《中华人民共和国中医药法》第二章第十九条规定，医疗机构发布中医医疗广告，应当经所在地省、自治区、直辖市人民政府中医药主管部门审查批准。

问题4：国家发展中医养生保健服务，中医养生保健服务规范、标准由哪个部门制定？

答题要点：按《中华人民共和国中医药法》第六章第四十四条规定，中医养生保健服务规范、标准由国务院中医药主管部门制定。

问题5：对具有重要学术价值的中医药理论和技术方法，应当由哪个部门组织遴选本行政区域内的中医药学术传承项目和传承人？

答题要点：按《中华人民共和国中医药法》第六章第四十二条规定，由省级以上人民政府中医药主管部门组织遴选。

问题6：中医药学校教育的哪些方面应当体现中医药学科特色，符合中医药学科发展规律？

答题要点：按《中华人民共和国中医药法》第四章第三十四条规定，中医药学校教育的培养目标、修业年限、教学形式、教学内容、教学评价及学术水平评价标准等，应当体现中医药学科特色，符合中医药学科发展规律。

问题7：县级以上地方人民政府中医药主管部门应当组织开展中医药继续教育，加强对哪类人员中医药基本知识和技能的培训？

答题要点：按《中华人民共和国中医药法》第四章第三十七条规定，加强对医务人员，特别是城乡基层医务人员中医药基本知识和技能的培训。

问题8：国家对哪类传统中药处方组成和生产工艺实行特殊保护？

答题要点：按《中华人民共和国中医药法》第六章第四十三条规定，国家对经依法认定属于国家秘密的传统中药处方组成和生产工艺实行特殊保护。

问题9：县级以上人民政府及其有关部门制定基本医疗保险支付政策、药物政策等医药卫生政策，应当有哪个部门参加？

答题要点：按《中华人民共和国中医药法》第七章第四十七条规定，县级以上人民政府及其有关部门制定基本医疗保险支付政策、药物政策等医药卫生政策，应当有中医药主管部门参加。

问题10：违反本法规定，造成人身、财产损害的，要承担什么责任？

答题要点：按《中华人民共和国中医药法》第八章第五十九条规定，违反本法规定，造成人身、财产损害的，依法承担民事责任。

中华人民共和国药品管理法

（1984年9月20日第六届全国人民代表大会常务委员会第七次会议通过　2001年2月28日第九届全国人民代表大会常务委员会第二十次会议第一次修订　根据2013年12月28日第十二届全国人民代表大会常务委员会第六次会议《关于修改〈中华人民共和国海洋环境保护法〉等七部法律的决定》第一次修正　根据2015年4月24日第十二届全国人民代表大会常务委员会第十四次会议《关于修改〈中华人民共和国药品管理法〉的决定》第二次修正　2019年8月26日第十三届全国人民代表大会常务委员会第十二次会议第二次修订）

目　录

第一章　总　则

第一条　为了加强药品管理，保证药品质量，保障公众用药安全和合法权益，保护和促进公众健康，制定本法。

第二条　在中华人民共和国境内从事药品研制、生产、经营、使用和监督管理活动，适用本法。

本法所称药品，是指用于预防、治疗、诊断人的疾病，有目的地调节人的生理机能并规定有适应症或者功能主治、用法和用量的物质，包括中药、化学药和生物制品等。

第三条　药品管理应当以人民健康为中心，坚持风险管理、全程管控、社会共治的原则，建立科学、严格的监督管理制度，全面提升药品质量，保障药品的安全、有效、可及。

第四条　国家发展现代药和传统药，充分发挥其在预防、医疗和保健中的作用。

国家保护野生药材资源和中药品种，鼓励培育道地中药材。

第五条　国家鼓励研究和创制新药，保护公民、法人和其他组织研究、开发新药的合法权益。

第六条　国家对药品管理实行药品上市许可持有人制度。药品上市许可持有人依法对药品研制、生产、经营、使用全过程中药品的安全性、有效性和质量可控性负责。

第七条　从事药品研制、生产、经营、使用活动，应当遵守法律、法规、规章、标准和规范，保证全过程信息真实、准确、完整和可追溯。

第八条　国务院药品监督管理部门主管全国药品监督管理工作。国务院有关部门在各自职责范围内负责与药品有关的监督管理工作。国务院药品监督管理部门配合国务院有关部门，执行国家药品行业发展规划和产业政策。

省、自治区、直辖市人民政府药品监督管理部门负责本行政区域内的药品监督管理工作。设区的市级、县级人民政府承担药品监督管理职责的部门（以下称药品监督管理部门）负责本行政区域内的药品监督管理工作。县级以上地方人民政府有关部门在各自职责范围内负责与药品有关的监督管理工作。

第九条　县级以上地方人民政府对本行政区域内的药品监督管理工作负责，统一领导、组织、协调本行政区域内的药品监督管理工作以及药品安全突发事件应对工作，建立健全药品监督管理工作机制和信息共享机制。

第十条　县级以上人民政府应当将药品安全工作纳入本级国民经济和社会发展规划，将药品安全工作经费列入本级政府预算，加强药品监督管理能力建设，为药品安全工作提供保障。

第十一条　药品监督管理部门设置或者指定的药品专业技术机构，承担依法实施药品监督管理所需的审评、检验、核查、监测与评价等工作。

第十二条　国家建立健全药品追溯制度。国务院药品监督管理部门应当制定统一的药品追溯标准和规范，推进药品追溯信息互通互享，实现药品可追溯。

国家建立药物警戒制度，对药品不良反应及其他与用药有关的有害反应进行监测、识别、评估和控制。

第十三条　各级人民政府及其有关部门、药品行业协会等应当加强药品安全宣传教育，开展药品安全法律法规等知识的普及工作。

新闻媒体应当开展药品安全法律法规等知识的公益宣传，并对药品违法行为进行舆论监督。有关药品的宣传报道应当全面、科学、客观、公正。

第十四条　药品行业协会应当加强行业自律，建立健全行业规范，推动行业诚信体系建设，引导和督促会员依法开展药品生产经营等活动。

第十五条　县级以上人民政府及其有关部门对在药品研制、生产、经营、使用和监督管理工作中做出突出贡献的单位和个人，按照国家有关规定给予表彰、奖励。

第二章　药品研制和注册

第十六条　国家支持以临床价值为导向、对人的疾病具有明确或者特殊疗效的药物创新，鼓励具有新的治疗机理、治疗严重危及生命的疾病或者罕见病、对人体具有多靶向系统性调节干预功能等的新药研制，推动药品技术进步。

国家鼓励运用现代科学技术和传统中药研究方法开展中药科学技术研究和药物开发，建立和完善符合中药特点的技术评价体系，促进中药传承创新。

国家采取有效措施，鼓励儿童用药品的研制和创新，支持开发符合儿童生理特征的儿童用药品新品种、剂型和规格，对儿童用药品予以优先审评审批。

第十七条　从事药品研制活动，应当遵守药物非临床研究质量管理规范、药物临床试验质量管理规范，保证药品研制全过程持续符合法定要求。

药物非临床研究质量管理规范、药物临床试验质量管理规范由国务院药品监督管理部门会同国务院有关部门制定。

第十八条　开展药物非临床研究，应当符合国家有关规定，有与研究项目相适应的人员、场地、设备、仪器和管理制度，保证有关数据、资料和样品的真实性。

第十九条　开展药物临床试验，应当按照国务院药品监督管理部门的规定如实报送研制方法、质量指标、药理及毒理试验结果等有关数据、资料和样品，经国务院药品监督管理部门批准。国务院药品监督管理部门应当自受理临床试验申请之日起六十个工作日内决定是否同意并通知临床试验申办者，逾期未通知的，视为同意。其中，开展生物等效性试验的，报国务院药品监督管理部门备案。

开展药物临床试验，应当在具备相应条件的临床试验机构进行。药物临床试验机构实行备案管理，具体办法由国务院药品监督管理部门、国务院卫生健康主管部门共同制定。

第二十条　开展药物临床试验，应当符合伦理原则，制定临床试验方案，经伦理委员会审查同意。

伦理委员会应当建立伦理审查工作制度，保证伦理审查过程独立、客观、公正，监督规范开展药物临床试验，保障受试者合法权益，维护社会公共利益。

第二十一条　实施药物临床试验，应当向受试者或者其监护人如实说明和解释临床试验的目的和风险等详细情况，取得受试者或者其监护人自愿签署的知情同意书，并采取有效措施保护受试者合法权益。

第二十二条　药物临床试验期间，发现存在安全性问题或者其他风险的，临床试验申办者应当及时调整临床试验方案、暂停或者终止临床试验，并向国务院药品监督管理部门报告。必要时，国务院药品监督管理部门可以责令调整临床试验方案、暂停或者终止临床试验。

第二十三条　对正在开展临床试验的用于治疗严重危及生命且尚无有效治疗手段的疾病的药物，经医学观察可能获益，并且符合伦理原则的，经审查、知情同意后可以在开展临床试验的机构内用于其他病情相同的患者。

第二十四条　在中国境内上市的药品，应当经国务院药品监督管理部门批准，取得药品注册证书；但是，未实施审批管理的中药材和中药饮片除外。实施审批管理的中药材、中药饮片品种目录由国务院药品监督管理部门会同国务院中医药主管部门制定。

申请药品注册，应当提供真实、充分、可靠的数据、资料和样品，证明药品的安全性、有效性和质量可控性。

第二十五条　对申请注册的药品，国务院药品监督管理部门应当组织药学、医学和其他技术人员进行审评，对药品的安全性、有效性和质量可控性以及申请人的质量管理、风险防控和责任赔偿等能力进行审查；符合条件的，颁发药品注册证书。

国务院药品监督管理部门在审批药品时，对化学原料药一并审评审批，对相关辅料、直接接触药品的包装材料和容器一并审评，对药品的质量标准、生产工艺、标签和说明书一并核准。

本法所称辅料，是指生产药品和调配处方时所用的赋形剂和附加剂。

第二十六条　对治疗严重危及生命且尚无有效治疗手段的疾病以及公共卫生方面急需的药品，药物临床试验已有数据显示疗效并能预测其临床价值的，可以附条件批准，并在药品注册证书中载明相关事项。

第二十七条　国务院药品监督管理部门应当完善药品审评审批工作制度，加强能力建设，建立健全沟通交流、专家咨询等机制，优化审评审批流程，提高审评审批效率。

批准上市药品的审评结论和依据应当依法公开，接受社会监督。对审评审批中知悉的商业秘密应当保密。

第二十八条　药品应当符合国家药品标准。经国务院药品监督管理部门核准的药品质量标准高于国家药品标准的，按照经核准的药品质量标准执行；没有国家药品标准的，应当符合经核准的药品质量标准。

国务院药品监督管理部门颁布的《中华人民共和国药典》和药品标准为国家药品标准。

国务院药品监督管理部门会同国务院卫生健康主管部门组织药典委员会，负责国家药品标准的制定和修订。

国务院药品监督管理部门设置或者指定的药品检验机构负责标定国家药品标准品、对照品。

第二十九条　列入国家药品标准的药品名称为药品通用名称。已经作为药品通用名称的，该名称不得作为药品商标使用。

第三章　药品上市许可持有人

第三十条　药品上市许可持有人是指取得药品注册证书的企业或者药品研制机构等。

药品上市许可持有人应当依照本法规定，对药品的非临床研究、临床试验、生产经营、上市后研究、不良反应监测及报告与处理等承担责任。其他从事药品研制、生产、经营、储存、运输、使用等活动的单位和个人依法承担相应责任。

药品上市许可持有人的法定代表人、主要负责人对药品质量全面负责。

第三十一条　药品上市许可持有人应当建立药品质量保证体系，配备专门人员独立负责药品质量管理。

药品上市许可持有人应当对受托药品生产企业、药品经营企业的质量管理体系进行定期审核，监督其持续具备质量保证和控制能力。

第三十二条　药品上市许可持有人可以自行生产药品，也可以委托药品生产企业生产。

药品上市许可持有人自行生产药品的，应当依照本法规定取得药品生产许可证；委托生产的，应当委托符合条件的药品生产企业。药品上市许可持有人和受托生产企业应当签订委托协议和质量协议，并严格履行协议约定的义务。

国务院药品监督管理部门制定药品委托生产质量协议指南，指导、监督药品上市许可持有人和受托生产企业履行药品质量保证义务。

血液制品、麻醉药品、精神药品、医疗用毒性药品、药品类易制毒化学品不得委托生产；但是，国务院药品监督管理部门另有规定的除外。

第三十三条　药品上市许可持有人应当建立药品上市放行规程，对药品生产企业出厂放行的药品进行审核，经质量受权人签字后方可放行。不符合国家药品标准的，不得放行。

第三十四条　药品上市许可持有人可以自行销售其取得药品注册证书的药品，也可以委托药品经营企业销售。药品上市许可持有人从事药品零售活动的，应当取得药品经营许可证。

药品上市许可持有人自行销售药品的，应当具备本法第五十二条规定的条件；委托销售的，应当委托符合条件的药品经营企业。药品上市许可持有人和受托经营企业应当签订委托协议，并严格履行协议约定的义务。

第三十五条　药品上市许可持有人、药品生产企业、药品经营企业委托储存、运输药品的，应当对受托方的质量保证能力和风险管理能力进行评估，与其签订委托协议，约定药品质量责任、操作规程等内容，并对受托方进行监督。

第三十六条　药品上市许可持有人、药品生产企业、药品经营企业和医疗机构应当建立并实施药品追溯制度，按照规定提供追溯信息，保证药品可追溯。

第三十七条　药品上市许可持有人应当建立年度报告制度，每年将药品生产销售、上市后研究、风险管理等情况按照规定向省、自治区、直辖市人民政府药品监督管理部门报告。

第三十八条　药品上市许可持有人为境外企业的，应当由其指定的在中国境内的企业法人履行药品上市许可持有人义务，与药品上市许可持有人承担连带责任。

第三十九条　中药饮片生产企业履行药品上市许可持有人的相关义务，对中药饮片生产、销售实行全过程管理，建立中药饮片追溯体系，保证中药饮片安全、有效、可追溯。

第四十条　经国务院药品监督管理部门批准，药品上市许可持有人可以转让药品上市许可。受让方应当具备保障药品安全性、有效性和质量可控性的质量管理、风险防控和责任赔偿等能力，履行药品上市许可持有人义务。

第四章　药品生产

第四十一条　从事药品生产活动，应当经所在地省、自治区、直辖市人民政府药品监督管理部门批准，取得药品生产许可证。无药品生产许可证的，不得生产药品。

药品生产许可证应当标明有效期和生产范围，到期重新审查发证。

第四十二条　从事药品生产活动，应当具备以下条件：

（一）有依法经过资格认定的药学技术人员、工程技术人员及相应的技术工人；

（二）有与药品生产相适应的厂房、设施和卫生环境；

（三）有能对所生产药品进行质量管理和质量检验的机构、人员及必要的仪器设备；

（四）有保证药品质量的规章制度，并符合国务院药品监督管理部门依据本法制定的药品生产质量管理规范要求。

第四十三条　从事药品生产活动，应当遵守药品生产质量管理规范，建立健全药品生产质量管理体系，保证药品生产全过程持续符合法定要求。

药品生产企业的法定代表人、主要负责人对本企业的药品生产活动全面负责。

第四十四条　药品应当按照国家药品标准和经药品监督管理部门核准的生产工艺进行生产。生产、检验记录应当完整准确，不得编造。

中药饮片应当按照国家药品标准炮制；国家药品标准没有规定的，应当按照省、自治区、直辖市人民政府药品监督管理部门制定的炮制规范炮制。省、自治区、直辖市人民政府药品监督管理部门制定的炮制规范应当报国务院药品监督管理部门备案。不符合国家药品标准或者不按照省、自治区、直辖市人民政府药品监督管理部门制定的炮制规范炮制的，不得出厂、销售。

第四十五条　生产药品所需的原料、辅料，应当符合药用要求、药品生产质量管理规范的有关要求。

生产药品，应当按照规定对供应原料、辅料等的供应商进行审核，保证购进、使用的原料、辅料等符合前款规定要求。

第四十六条　直接接触药品的包装材料和容器，应当符合药用要求，符合保障人体健康、安全的标准。

对不合格的直接接触药品的包装材料和容器，由药品监督管理部门责令停止使用。

第四十七条　药品生产企业应当对药品进行质量检验。不符合国家药品标准的，不得出厂。

药品生产企业应当建立药品出厂放行规程，明确出厂放行的标准、条件。符合标准、条件的，经质量受权人签字后方可放行。

第四十八条　药品包装应当适合药品质量的要求，方便储存、运输和医疗使用。

发运中药材应当有包装。在每件包装上，应当注明品名、产地、日期、供货单位，并附有质量合格的标志。

第四十九条　药品包装应当按照规定印有或者贴有标签并附有说明书。

标签或者说明书应当注明药品的通用名称、成份、规格、上市许可持有人及其地址、生产企业及其地址、批准文号、产品批号、生产日期、有效期、适应症或者功能主治、用法、用量、禁忌、不良反应和注意事项。标签、说明书中的文字应当清晰，生产日期、有效期等事项应当显著标注，容易辨识。

麻醉药品、精神药品、医疗用毒性药品、放射性药品、外用药品和非处方药的标签、说明书，应当印有规定的标志。

第五十条　药品上市许可持有人、药品生产企业、药品经营企业和医疗机构中直接接触药品的工作人员，应当每年进行健康检查。患有传染病或者其他可能污染药品的疾病的，不得从事直接接触药品的工作。

第五章 药品经营

第五十一条 从事药品批发活动，应当经所在地省、自治区、直辖市人民政府药品监督管理部门批准，取得药品经营许可证。从事药品零售活动，应当经所在地县级以上地方人民政府药品监督管理部门批准，取得药品经营许可证。无药品经营许可证的，不得经营药品。

药品经营许可证应当标明有效期和经营范围，到期重新审查发证。

药品监督管理部门实施药品经营许可，除依据本法第五十二条规定的条件外，还应当遵循方便群众购药的原则。

第五十二条 从事药品经营活动应当具备以下条件：

（一）有依法经过资格认定的药师或者其他药学技术人员；

（二）有与所经营药品相适应的营业场所、设备、仓储设施和卫生环境；

（三）有与所经营药品相适应的质量管理机构或者人员；

（四）有保证药品质量的规章制度，并符合国务院药品监督管理部门依据本法制定的药品经营质量管理规范要求。

第五十三条 从事药品经营活动，应当遵守药品经营质量管理规范，建立健全药品经营质量管理体系，保证药品经营全过程持续符合法定要求。

国家鼓励、引导药品零售连锁经营。从事药品零售连锁经营活动的企业总部，应当建立统一的质量管理制度，对所属零售企业的经营活动履行管理责任。

药品经营企业的法定代表人、主要负责人对本企业的药品经营活动全面负责。

第五十四条 国家对药品实行处方药与非处方药分类管理制度。具体办法由国务院药品监督管理部门会同国务院卫生健康主管部门制定。

第五十五条 药品上市许可持有人、药品生产企业、药品经营企业和医疗机构应当从药品上市许可持有人或者具有药品生产、经营资格的企业购进药品；但是，购进未实施审批管理的中药材除外。

第五十六条 药品经营企业购进药品，应当建立并执行进货检查验收制度，验明药品合格证明和其他标识；不符合规定要求的，不得购进和销售。

第五十七条　药品经营企业购销药品，应当有真实、完整的购销记录。购销记录应当注明药品的通用名称、剂型、规格、产品批号、有效期、上市许可持有人、生产企业、购销单位、购销数量、购销价格、购销日期及国务院药品监督管理部门规定的其他内容。

第五十八条　药品经营企业零售药品应当准确无误，并正确说明用法、用量和注意事项；调配处方应当经过核对，对处方所列药品不得擅自更改或者代用。对有配伍禁忌或者超剂量的处方，应当拒绝调配；必要时，经处方医师更正或者重新签字，方可调配。

药品经营企业销售中药材，应当标明产地。

依法经过资格认定的药师或者其他药学技术人员负责本企业的药品管理、处方审核和调配、合理用药指导等工作。

第五十九条　药品经营企业应当制定和执行药品保管制度，采取必要的冷藏、防冻、防潮、防虫、防鼠等措施，保证药品质量。

药品入库和出库应当执行检查制度。

第六十条　城乡集市贸易市场可以出售中药材，国务院另有规定的除外。

第六十一条　药品上市许可持有人、药品经营企业通过网络销售药品，应当遵守本法药品经营的有关规定。具体管理办法由国务院药品监督管理部门会同国务院卫生健康主管部门等部门制定。

疫苗、血液制品、麻醉药品、精神药品、医疗用毒性药品、放射性药品、药品类易制毒化学品等国家实行特殊管理的药品不得在网络上销售。

第六十二条　药品网络交易第三方平台提供者应当按照国务院药品监督管理部门的规定，向所在地省、自治区、直辖市人民政府药品监督管理部门备案。

第三方平台提供者应当依法对申请进入平台经营的药品上市许可持有人、药品经营企业的资质等进行审核，保证其符合法定要求，并对发生在平台的药品经营行为进行管理。

第三方平台提供者发现进入平台经营的药品上市许可持有人、药品经营企业有违反本法规定行为的，应当及时制止并立即报告所在地县级人民政府药品监督管理部门；发现严重违法行为的，应当立即停止提供网络交易平台服务。

第六十三条　新发现和从境外引种的药材，经国务院药品监督管理部门批准后，方可销售。

第六十四条　药品应当从允许药品进口的口岸进口，并由进口药品的企业向口岸所在地药品监督管理部门备案。海关凭药品监督管理部门出具的进口药品通关单办理通关手续。无进口药品通关单的，海关不得放行。

口岸所在地药品监督管理部门应当通知药品检验机构按照国务院药品监督管理部门的规定对进口药品进行抽查检验。

允许药品进口的口岸由国务院药品监督管理部门会同海关总署提出，报国务院批准。

第六十五条　医疗机构因临床急需进口少量药品的，经国务院药品监督管理部门或者国务院授权的省、自治区、直辖市人民政府批准，可以进口。进口的药品应当在指定医疗机构内用于特定医疗目的。

个人自用携带入境少量药品，按照国家有关规定办理。

第六十六条　进口、出口麻醉药品和国家规定范围内的精神药品，应当持有国务院药品监督管理部门颁发的进口准许证、出口准许证。

第六十七条　禁止进口疗效不确切、不良反应大或者因其他原因危害人体健康的药品。

第六十八条　国务院药品监督管理部门对下列药品在销售前或者进口时，应当指定药品检验机构进行检验；未经检验或者检验不合格的，不得销售或者进口：

（一）首次在中国境内销售的药品；

（二）国务院药品监督管理部门规定的生物制品；

（三）国务院规定的其他药品。

第六章　医疗机构药事管理

第六十九条　医疗机构应当配备依法经过资格认定的药师或者其他药学技术人员，负责本单位的药品管理、处方审核和调配、合理用药指导等工作。非药学技术人员不得直接从事药剂技术工作。

第七十条　医疗机构购进药品，应当建立并执行进货检查验收制度，验明药品合格证明和其他标识；不符合规定要求的，不得购进和使用。

第七十一条　医疗机构应当有与所使用药品相适应的场所、设备、仓储设施和卫生环境，制定和执行药品保管制度，采取必要的冷藏、防冻、防潮、防虫、防鼠等措施，保证药品质量。

第七十二条　医疗机构应当坚持安全有效、经济合理的用药原则，遵循药品临床应用指导原则、临床诊疗指南和药品说明书等合理用药，对医师处方、用药医嘱的适宜性进行审核。

医疗机构以外的其他药品使用单位，应当遵守本法有关医疗机构使用药品的规定。

第七十三条　依法经过资格认定的药师或者其他药学技术人员调配处方，应当进行核对，对处方所列药品不得擅自更改或者代用。对有配伍禁忌或者超剂量的处方，应当拒绝调配；必要时，经处方医师更正或者重新签字，方可调配。

第七十四条　医疗机构配制制剂，应当经所在地省、自治区、直辖市人民政府药品监督管理部门批准，取得医疗机构制剂许可证。无医疗机构制剂许可证的，不得配制制剂。

医疗机构制剂许可证应当标明有效期，到期重新审查发证。

第七十五条　医疗机构配制制剂，应当有能够保证制剂质量的设施、管理制度、检验仪器和卫生环境。

医疗机构配制制剂，应当按照经核准的工艺进行，所需的原料、辅料和包装材料等应当符合药用要求。

第七十六条　医疗机构配制的制剂，应当是本单位临床需要而市场上没有供应的品种，并应当经所在地省、自治区、直辖市人民政府药品监督管理部门批准；但是，法律对配制中药制剂另有规定的除外。

医疗机构配制的制剂应当按照规定进行质量检验；合格的，凭医师处方在本单位使用。经国务院药品监督管理部门或者省、自治区、直辖市人民政府药品监督管理部门批准，医疗机构配制的制剂可以在指定的医疗机构之间调剂使用。

医疗机构配制的制剂不得在市场上销售。

第七章　药品上市后管理

第七十七条　药品上市许可持有人应当制定药品上市后风险管理计划，主动开展药品上市后研究，对药品的安全性、有效性和质量可控性进行进一步确证，加强对已上市药品的持续管理。

第七十八条　对附条件批准的药品，药品上市许可持有人应当采取相应风险管理措施，并在规定期限内按照要求完成相关研究；逾期未按照要求完成研究或者不能证明其获益大于风险的，国务院药品监督管理部门应当依法处理，直至注销药品注册证书。

第七十九条　对药品生产过程中的变更，按照其对药品安全性、有效性和质量可控性的风险和产生影响的程度，实行分类管理。属于重大变更的，应当经国务院药品监督管理部门批准，其他变更应当按照国务院药品监督管理部门的规定备案或者报告。

药品上市许可持有人应当按照国务院药品监督管理部门的规定，全面评估、验证变更事项对药品安全性、有效性和质量可控性的影响。

第八十条　药品上市许可持有人应当开展药品上市后不良反应监测，主动收集、跟踪分析疑似药品不良反应信息，对已识别风险的药品及时采取风险控制措施。

第八十一条　药品上市许可持有人、药品生产企业、药品经营企业和医疗机构应当经常考察本单位所生产、经营、使用的药品质量、疗效和不良反应。发现疑似不良反应的，应当及时向药品监督管理部门和卫生健康主管部门报告。具体办法由国务院药品监督管理部门会同国务院卫生健康主管部门制定。

对已确认发生严重不良反应的药品，由国务院药品监督管理部门或者省、自治区、直辖市人民政府药品监督管理部门根据实际情况采取停止生产、销售、使用等紧急控制措施，并应当在五日内组织鉴定，自鉴定结论作出之日起十五日内依法作出行政处理决定。

第八十二条　药品存在质量问题或者其他安全隐患的，药品上市许可持有人应当立即停止销售，告知相关药品经营企业和医疗机构停止销售和使用，召回已销售的药品，及时公开召回信息，必要时应当立即停止生产，并将药品召回和处理情况向省、自治区、直辖市人民政府药品监督管理部门和卫生健康主管部门报告。药品生产企业、药品经营企业和医疗机构应当配合。

药品上市许可持有人依法应当召回药品而未召回的，省、自治区、直辖市人民政府药品监督管理部门应当责令其召回。

第八十三条　药品上市许可持有人应当对已上市药品的安全性、有效性和质量可控性定期开展上市后评价。必要时，国务院药品监督管理部门可以责令药品上市许可持有人开展上市后评价或者直接组织开展上市后评价。

经评价，对疗效不确切、不良反应大或者因其他原因危害人体健康的药品，应当注销药品注册证书。

已被注销药品注册证书的药品，不得生产或者进口、销售和使用。

已被注销药品注册证书、超过有效期等的药品，应当由药品监督管理部门监督销毁或者依法采取其他无害化处理等措施。

第八章　药品价格和广告

第八十四条　国家完善药品采购管理制度，对药品价格进行监测，开展成本价格调查，加强药品价格监督检查，依法查处价格垄断、哄抬价格等药品价格违法行为，维护药品价格秩序。

第八十五条　依法实行市场调节价的药品，药品上市许可持有人、药品生产企业、药品经营企业和医疗机构应当按照公平、合理和诚实信用、质价相符的原则制定价格，为用药者提供价格合理的药品。

药品上市许可持有人、药品生产企业、药品经营企业和医疗机构应当遵守国务院药品价格主管部门关于药品价格管理的规定，制定和标明药品零售价格，禁止暴利、价格垄断和价格欺诈等行为。

第八十六条　药品上市许可持有人、药品生产企业、药品经营企业和医疗机构应当依法向药品价格主管部门提供其药品的实际购销价格和购销数量等资料。

第八十七条　医疗机构应当向患者提供所用药品的价格清单，按照规定如实公布其常用药品的价格，加强合理用药管理。具体办法由国务院卫生健康主管部门制定。

第八十八条　禁止药品上市许可持有人、药品生产企业、药品经营企业和医疗机构在药品购销中给予、收受回扣或者其他不正当利益。

禁止药品上市许可持有人、药品生产企业、药品经营企业或者代理人以任何名义给予使用其药品的医疗机构的负责人、药品采购人员、医师、药师等有关人员财物或者其他不正当利益。禁止医疗机构的负责人、药品采购人员、医师、药师等有关人员以任何名义收受药品上市许可持有人、药品生产企业、药品经营企业或者代理人给予的财物或者其他不正当利益。

第八十九条　药品广告应当经广告主所在地省、自治区、直辖市人民政府确定的广告审查机关批准；未经批准的，不得发布。

第九十条　药品广告的内容应当真实、合法，以国务院药品监督管理部门核准的药品说明书为准，不得含有虚假的内容。

药品广告不得含有表示功效、安全性的断言或者保证；不得利用国家机关、科研单位、学术机构、行业协会或者专家、学者、医师、药师、患者等的名义或者形象作推荐、证明。

非药品广告不得有涉及药品的宣传。

第九十一条　药品价格和广告，本法未作规定的，适用《中华人民共和国价格法》、《中华人民共和国反垄断法》、《中华人民共和国反不正当竞争法》、《中华人民共和国广告法》等的规定。

第九章　药品储备和供应

第九十二条　国家实行药品储备制度，建立中央和地方两级药品储备。

发生重大灾情、疫情或者其他突发事件时，依照《中华人民共和国突发事件应对法》的规定，可以紧急调用药品。

第九十三条　国家实行基本药物制度，遴选适当数量的基本药物品种，加强组织生产和储备，提高基本药物的供给能力，满足疾病防治基本用药需求。

第九十四条　国家建立药品供求监测体系，及时收集和汇总分析短缺药品供求信息，对短缺药品实行预警，采取应对措施。

第九十五条　国家实行短缺药品清单管理制度。具体办法由国务院卫生健康主管部门会同国务院药品监督管理部门等部门制定。

药品上市许可持有人停止生产短缺药品的，应当按照规定向国务院药品监督管理部门或者省、自治区、直辖市人民政府药品监督管理部门报告。

第九十六条　国家鼓励短缺药品的研制和生产，对临床急需的短缺药品、防治重大传染病和罕见病等疾病的新药予以优先审评审批。

第九十七条　对短缺药品，国务院可以限制或者禁止出口。必要时，国务院有关部门可以采取组织生产、价格干预和扩大进口等措施，保障药品供应。

药品上市许可持有人、药品生产企业、药品经营企业应当按照规定保障药品的生产和供应。

第十章　监督管理

第九十八条　禁止生产（包括配制，下同）、销售、使用假药、劣药。

有下列情形之一的，为假药：

（一）药品所含成份与国家药品标准规定的成份不符；

（二）以非药品冒充药品或者以他种药品冒充此种药品；

（三）变质的药品；

（四）药品所标明的适应症或者功能主治超出规定范围。

有下列情形之一的，为劣药：

（一）药品成份的含量不符合国家药品标准；

（二）被污染的药品；

（三）未标明或者更改有效期的药品；

（四）未注明或者更改产品批号的药品；

（五）超过有效期的药品；

（六）擅自添加防腐剂、辅料的药品；

（七）其他不符合药品标准的药品。

禁止未取得药品批准证明文件生产、进口药品；禁止使用未按照规定审评、审批的原料药、包装材料和容器生产药品。

第九十九条　药品监督管理部门应当依照法律、法规的规定对药品研制、生产、经营和药品使用单位使用药品等活动进行监督检查，必要时可以对为药品研制、生产、经营、使用提供产品或者服务的单位和个人进行延伸检查，有关单位和个人应当予以配合，不得拒绝和隐瞒。

药品监督管理部门应当对高风险的药品实施重点监督检查。

对有证据证明可能存在安全隐患的，药品监督管理部门根据监督检查情况，应当采取告诫、约谈、限期整改以及暂停生产、销售、使用、进口等措施，并及时公布检查处理结果。

药品监督管理部门进行监督检查时，应当出示证明文件，对监督检查中知悉的商业秘密应当保密。

第一百条　药品监督管理部门根据监督管理的需要，可以对药品质量进行抽查检验。抽查检验应当按照规定抽样，并不得收取任何费用；抽样应当购买样品。所需费用按照国务院规定列支。

对有证据证明可能危害人体健康的药品及其有关材料，药品监督管理部门可以查封、扣押，并在七日内作出行政处理决定；药品需要检验的，应当自检验报告书发出之日起十五日内作出行政处理决定。

第一百零一条　国务院和省、自治区、直辖市人民政府的药品监督管理部门应当定期公告药品质量抽查检验结果；公告不当的，应当在原公告范围内予以更正。

第一百零二条　当事人对药品检验结果有异议的，可以自收到药品检验结果之日起七日内向原药品检验机构或者上一级药品监督管理部门设置或者指定的药品检验机构申请复验，也可以直接向国务院药品监督管理部门设置或者指定的药品检验机构申请复验。受理复验的药品检验机构应当在国务院药品监督管理部门规定的时间内作出复验结论。

第一百零三条　药品监督管理部门应当对药品上市许可持有人、药品生产企业、药品经营企业和药物非临床安全性评价研究机构、药物临床试验机构等遵守药品生产质量管理规范、药品经营质量管理规范、药物非临床研究质量管理规范、药物临床试验质量管理规范等情况进行检查，监督其持续符合法定要求。

第一百零四条　国家建立职业化、专业化药品检查员队伍。检查员应当熟悉药品法律法规，具备药品专业知识。

第一百零五条　药品监督管理部门建立药品上市许可持有人、药品生产企业、药品经营企业、药物非临床安全性评价研究机构、药物临床试验机构和医疗机构药品安全信用档案，记录许可颁发、日常监督检查结果、违法行为查处等情况，依法向社会公布并及时更新；对有不良信用记录的，增加监督检查频次，并可以按照国家规定实施联合惩戒。

第一百零六条　药品监督管理部门应当公布本部门的电子邮件地址、电话，接受咨询、投诉、举报，并依法及时答复、核实、处理。对查证属实的举报，按照有关规定给予举报人奖励。

药品监督管理部门应当对举报人的信息予以保密，保护举报人的合法权益。举报人举报所在单位的，该单位不得以解除、变更劳动合同或者其他方式对举报人进行打击报复。

第一百零七条　国家实行药品安全信息统一公布制度。国家药品安全总体情况、药品安全风险警示信息、重大药品安全事件及其调查处理信息和国务院确定需要统一公布的其他信息由国务院药品监督管理部门统一公布。药品安全风险警示信息和重大药品安全事件及其调查处理信息的影响限于特定区域的，也可以由有关省、自治区、直辖市人民政府药品监督管理部门公布。未经授权不得发布上述信息。

公布药品安全信息，应当及时、准确、全面，并进行必要的说明，避免误导。

任何单位和个人不得编造、散布虚假药品安全信息。

第一百零八条　县级以上人民政府应当制定药品安全事件应急预案。药品上市许可持有人、药品生产企业、药品经营企业和医疗机构等应当制定本单位的药品安全事件处置方案，并组织开展培训和应急演练。

发生药品安全事件，县级以上人民政府应当按照应急预案立即组织开展应对工作；有关单位应当立即采取有效措施进行处置，防止危害扩大。

第一百零九条　药品监督管理部门未及时发现药品安全系统性风险，未及时消除监督管理区域内药品安全隐患的，本级人民政府或者上级人民政府药品监督管理部门应当对其主要负责人进行约谈。

地方人民政府未履行药品安全职责，未及时消除区域性重大药品安全隐患的，上级人民政府或者上级人民政府药品监督管理部门应当对其主要负责人进行约谈。

被约谈的部门和地方人民政府应当立即采取措施，对药品监督管理工作进行整改。

约谈情况和整改情况应当纳入有关部门和地方人民政府药品监督管理工作评议、考核记录。

第一百一十条　地方人民政府及其药品监督管理部门不得以要求实施药品检验、审批等手段限制或者排斥非本地区药品上市许可持有人、药品生产企业生产的药品进入本地区。

第一百一十一条　药品监督管理部门及其设置或者指定的药品专业技术机构不得参与药品生产经营活动，不得以其名义推荐或者监制、监销药品。

药品监督管理部门及其设置或者指定的药品专业技术机构的工作人员不得参与药品生产经营活动。

第一百一十二条　国务院对麻醉药品、精神药品、医疗用毒性药品、放射性药品、药品类易制毒化学品等有其他特殊管理规定的，依照其规定。

第一百一十三条　药品监督管理部门发现药品违法行为涉嫌犯罪的，应当及时将案件移送公安机关。

对依法不需要追究刑事责任或者免予刑事处罚，但应当追究行政责任的，公安机关、人民检察院、人民法院应当及时将案件移送药品监督管理部门。

公安机关、人民检察院、人民法院商请药品监督管理部门、生态环境主管部门等部门提供检验结论、认定意见以及对涉案药品进行无害化处理等协助的，有关部门应当及时提供，予以协助。

第十一章　法律责任

第一百一十四条　违反本法规定，构成犯罪的，依法追究刑事责任。

第一百一十五条　未取得药品生产许可证、药品经营许可证或者医疗机构制剂许可证生产、销售药品的，责令关闭，没收违法生产、销售的药品和违法所得，并处违法生产、销售的药品（包括已售出和未售出的药品，下同）货值金额十五倍以上三十倍以下的罚款；货值金额不足十万元的，按十万元计算。

第一百一十六条　生产、销售假药的，没收违法生产、销售的药品和违法所得，责令停产停业整顿，吊销药品批准证明文件，并处违法生产、销售的药品货值金额十五倍以上三十倍以下的罚款；货值金额不足十万元的，按十万元计算；情节严重的，吊销药品生产许可证、药品经营许可证或者医疗机构制剂许可证，十年内不受理其相应申请；药品上市许可持有人为境外企业的，十年内禁止其药品进口。

第一百一十七条　生产、销售劣药的，没收违法生产、销售的药品和违法所得，并处违法生产、销售的药品货值金额十倍以上二十倍以下的罚款；违法生产、批发的药品货值金额不足十万元的，按十万元计算，违法零售的药品货值金额不足一万元的，按一万元计算；情节严重的，责令停产停业整顿直至吊销药品批准证明文件、药品生产许可证、药品经营许可证或者医疗机构制剂许可证。

生产、销售的中药饮片不符合药品标准，尚不影响安全性、有效性的，责令限期改正，给予警告；可以处十万元以上五十万元以下的罚款。

第一百一十八条　生产、销售假药，或者生产、销售劣药且情节严重的，对法定代表人、主要负责人、直接负责的主管人员和其他责任人员，没收违法行为发生期间自本单位所获收入，并处所获收入百分之三十以上三倍以下的罚款，终身禁止从事药品生产经营活动，并可以由公安机关处五日以上十五日以下的拘留。

对生产者专门用于生产假药、劣药的原料、辅料、包装材料、生产设备予以没收。

第一百一十九条　药品使用单位使用假药、劣药的，按照销售假药、零售劣药的规定处罚；情节严重的，法定代表人、主要负责人、直接负责的主管人员和其他责任人员有医疗卫生人员执业证书的，还应当吊销执业证书。

第一百二十条　知道或者应当知道属于假药、劣药或者本法第一百二十四条第一款第一项至第五项规定的药品，而为其提供储存、运输等便利条件的，没收全部储存、运输收入，并处违法收入一倍以上五倍以下的罚款；情节严重的，并处违法收入五倍以上十五倍以下的罚款；违法收入不足五万元的，按五万元计算。

第一百二十一条　对假药、劣药的处罚决定，应当依法载明药品检验机构的质量检验结论。

第一百二十二条　伪造、变造、出租、出借、非法买卖许可证或者药品批准证明文件的，没收违法所得，并处违法所得一倍以上五倍以下的罚款；情节严重的，并处违法所得五倍以上十五倍以下的罚款，吊销药品生产许可证、药品经营许可证、医疗机构制剂许可证或者药品批准证明文件，对法定代表人、主要负责人、直接负责的主管人员和其他责任人员，处二万元以上二十万元以下的罚款，十年内禁止从事药品生产经营活动，并可以由公安机关处五日以上十五日以下的拘留；违法所得不足十万元的，按十万元计算。

第一百二十三条　提供虚假的证明、数据、资料、样品或者采取其他手段骗取临床试验许可、药品生产许可、药品经营许可、医疗机构制剂许可或者药品注册等许可的，撤销相关许可，十年内不受理其相应申请，并处五十万元以上五百万元以下的罚款；情节严重的，对法定代表人、主要负责人、直接负责的主管人员和其他责任人员，处二万元以上二十万元以下的罚款，十年内禁止从事药品生产经营活动，并可以由公安机关处五日以上十五日以下的拘留。

第一百二十四条　违反本法规定，有下列行为之一的，没收违法生产、进口、销售的药品和违法所得以及专门用于违法生产的原料、辅料、包装材料和生产设备，责令停产停业整顿，并处违法生产、进口、销售的药品货值金额十五倍以上三十倍以下的罚款；货值金额不足十万元的，按十万元计算；情节严重的，吊销药品批准证明文件直至吊销药品生产许可证、药品经营许可证或者医疗机构制剂许可证，对法定代表人、主要负责人、直接负责的主管人员和其他责任人员，没收违法行为发生期间自本单位所获收入，并处所获收入百分之三十以上三倍以下的罚款，十年直至终身禁止从事药品生产经营活动，并可以由公安机关处五日以上十五日以下的拘留：

（一）未取得药品批准证明文件生产、进口药品；

（二）使用采取欺骗手段取得的药品批准证明文件生产、进口药品；

（三）使用未经审评审批的原料药生产药品；

（四）应当检验而未经检验即销售药品；

（五）生产、销售国务院药品监督管理部门禁止使用的药品；

（六）编造生产、检验记录；

（七）未经批准在药品生产过程中进行重大变更。

销售前款第一项至第三项规定的药品，或者药品使用单位使用前款第一项至第五项规定的药品的，依照前款规定处罚；情节严重的，药品使用单位的法定代表人、主要负责人、直接负责的主管人员和其他责任人员有医疗卫生人员执业证书的，还应当吊销执业证书。

未经批准进口少量境外已合法上市的药品，情节较轻的，可以依法减轻或者免予处罚。

第一百二十五条　违反本法规定，有下列行为之一的，没收违法生产、销售的药品和违法所得以及包装材料、容器，责令停产停业整顿，并处五十万元以上五百万元以下的罚款；情节严重的，吊销药品批准证明文件、药品生产许可证、药品经营许可证，对法定代表人、主要负责人、直接负责的主管人员和其他责任人员处二万元以上二十万元以下的罚款，十年直至终身禁止从事药品生产经营活动：

（一）未经批准开展药物临床试验；

（二）使用未经审评的直接接触药品的包装材料或者容器生产药品，或者销售该类药品；

（三）使用未经核准的标签、说明书。

第一百二十六条　除本法另有规定的情形外，药品上市许可持有人、药品生产企业、药品经营企业、药物非临床安全性评价研究机构、药物临床试验机构等未遵守药品生产质量管理规范、药品经营质量管理规范、药物非临床研究质量管理规范、药物临床试验质量管理规范等的，责令限期改正，给予警告；逾期不改正的，处十万元以上五十万元以下的罚款；情节严重的，处五十万元以上二百万元以下的罚款，责令停产停业整顿直至吊销药品批准证明文件、药品生产许可证、药品经营许可证等，药物非临床安全性评价研究机构、药物临床试验机构等五年内不得开展药物非临床安全性评价研究、药物临床试验，对法定代表人、主要负责人、直接负责的主管人员和其他责任人员，没收违法行为发生期间自本单位所获收入，并处所获收入百分之十以上百分之五十以下的罚款，十年直至终身禁止从事药品生产经营等活动。

第一百二十七条　违反本法规定，有下列行为之一的，责令限期改正，给予警告；逾期不改正的，处十万元以上五十万元以下的罚款：

（一）开展生物等效性试验未备案；

（二）药物临床试验期间，发现存在安全性问题或者其他风险，临床试验申办者未及时调整临床试验方案、暂停或者终止临床试验，或者未向国务院药品监督管理部门报告；

（三）未按照规定建立并实施药品追溯制度；

（四）未按照规定提交年度报告；

（五）未按照规定对药品生产过程中的变更进行备案或者报告；

（六）未制定药品上市后风险管理计划；

（七）未按照规定开展药品上市后研究或者上市后评价。

第一百二十八条　除依法应当按照假药、劣药处罚的外，药品包装未按照规定印有、贴有标签或者附有说明书，标签、说明书未按照规定注明相关信息或者印有规定标志的，责令改正，给予警告；情节严重的，吊销药品注册证书。

第一百二十九条　违反本法规定，药品上市许可持有人、药品生产企业、药品经营企业或者医疗机构未从药品上市许可持有人或者具有药品生产、经营资格的企业购进药品的，责令改正，没收违法购进的药品和违法所得，并处违法购进药品货值金额二倍以上十倍以下的罚款；情节严重的，并处货值金额十倍以上三十倍以下的罚款，吊销药品批准证明文件、药品生产许可证、药品经营许可证或者医疗机构执业许可证；货值金额不足五万元的，按五万元计算。

第一百三十条　违反本法规定，药品经营企业购销药品未按照规定进行记录，零售药品未正确说明用法、用量等事项，或者未按照规定调配处方的，责令改正，给予警告；情节严重的，吊销药品经营许可证。

第一百三十一条　违反本法规定，药品网络交易第三方平台提供者未履行资质审核、报告、停止提供网络交易平台服务等义务的，责令改正，没收违法所得，并处二十万元以上二百万元以下的罚款；情节严重的，责令停业整顿，并处二百万元以上五百万元以下的罚款。

第一百三十二条　进口已获得药品注册证书的药品，未按照规定向允许药品进口的口岸所在地药品监督管理部门备案的，责令限期改正，给予警告；逾期不改正的，吊销药品注册证书。

第一百三十三条　违反本法规定，医疗机构将其配制的制剂在市场上销售的，责令改正，没收违法销售的制剂和违法所得，并处违法销售制剂货值金额二倍以上五倍以下的罚款；情节严重的，并处货值金额五倍以上十五倍以下的罚款；货值金额不足五万元的，按五万元计算。

第一百三十四条　药品上市许可持有人未按照规定开展药品不良反应监测或者报告疑似药品不良反应的，责令限期改正，给予警告；逾期不改正的，责令停产停业整顿，并处十万元以上一百万元以下的罚款。

药品经营企业未按照规定报告疑似药品不良反应的，责令限期改正，给予警告；逾期不改正的，责令停产停业整顿，并处五万元以上五十万元以下的罚款。

医疗机构未按照规定报告疑似药品不良反应的，责令限期改正，给予警告；逾期不改正的，处五万元以上五十万元以下的罚款。

第一百三十五条　药品上市许可持有人在省、自治区、直辖市人民政府药品监督管理部门责令其召回后，拒不召回的，处应召回药品货值金额五倍以上十倍以下的罚款；货值金额不足十万元的，按十万元计算；情节严重的，吊销药品批准证明文件、药品生产许可证、药品经营许可证，对法定代表人、主要负责人、直接负责的主管人员和其他责任人员，处二万元以上二十万元以下的罚款。药品生产企业、药品经营企业、医疗机构拒不配合召回的，处十万元以上五十万元以下的罚款。

第一百三十六条　药品上市许可持有人为境外企业的，其指定的在中国境内的企业法人未依照本法规定履行相关义务的，适用本法有关药品上市许可持有人法律责任的规定。

第一百三十七条　有下列行为之一的，在本法规定的处罚幅度内从重处罚：

（一）以麻醉药品、精神药品、医疗用毒性药品、放射性药品、药品类易制毒化学品冒充其他药品，或者以其他药品冒充上述药品；

（二）生产、销售以孕产妇、儿童为主要使用对象的假药、劣药；

（三）生产、销售的生物制品属于假药、劣药；

（四）生产、销售假药、劣药，造成人身伤害后果；

（五）生产、销售假药、劣药，经处理后再犯；

（六）拒绝、逃避监督检查，伪造、销毁、隐匿有关证据材料，或者擅自动用查封、扣押物品。

第一百三十八条　药品检验机构出具虚假检验报告的，责令改正，给予警告，对单位并处二十万元以上一百万元以下的罚款；对直接负责的主管人员和其他直接责任人员依法给予降级、撤职、开除处分，没收违法所得，并处五万元以下的罚款；情节严重的，撤销其检验资格。药品检验机构出具的检验结果不实，造成损失的，应当承担相应的赔偿责任。

第一百三十九条　本法第一百一十五条至第一百三十八条规定的行政处罚，由县级以上人民政府药品监督管理部门按照职责分工决定；撤销许可、吊销许可证件的，由原批准、发证的部门决定。

第一百四十条　药品上市许可持有人、药品生产企业、药品经营企业或者医疗机构违反本法规定聘用人员的，由药品监督管理部门或者卫生健康主管部门责令解聘，处五万元以上二十万元以下的罚款。

第一百四十一条　药品上市许可持有人、药品生产企业、药品经营企业或者医疗机构在药品购销中给予、收受回扣或者其他不正当利益的，药品上市许可持有人、药品生产企业、药品经营企业或者代理人给予使用其药品的医疗机构的负责人、药品采购人员、医师、药师等有关人员财物或者其他不正当利益的，由市场监督管理部门没收违法所得，并处三十万元以上三百万元以下的罚款；情节严重的，吊销药品上市许可持有人、药品生产企业、药品经营企业营业执照，并由药品监督管理部门吊销药品批准证明文件、药品生产许可证、药品经营许可证。

药品上市许可持有人、药品生产企业、药品经营企业在药品研制、生产、经营中向国家工作人员行贿的，对法定代表人、主要负责人、直接负责的主管人员和其他责任人员终身禁止从事药品生产经营活动。

第一百四十二条　药品上市许可持有人、药品生产企业、药品经营企业的负责人、采购人员等有关人员在药品购销中收受其他药品上市许可持有人、药品生产企业、药品经营企业或者代理人给予的财物或者其他不正当利益的，没收违法所得，依法给予处罚；情节严重的，五年内禁止从事药品生产经营活动。

医疗机构的负责人、药品采购人员、医师、药师等有关人员收受药品上市许可持有人、药品生产企业、药品经营企业或者代理人给予的财物或者其他不正当利益的，由卫生健康主管部门或者本单位给予处分，没收违法所得；情节严重的，还应当吊销其执业证书。

第一百四十三条　违反本法规定，编造、散布虚假药品安全信息，构成违反治安管理行为的，由公安机关依法给予治安管理处罚。

第一百四十四条　药品上市许可持有人、药品生产企业、药品经营企业或者医疗机构违反本法规定，给用药者造成损害的，依法承担赔偿责任。

因药品质量问题受到损害的，受害人可以向药品上市许可持有人、药品生产企业请求赔偿损失，也可以向药品经营企业、医疗机构请求赔偿损失。接到受害人赔偿请求的，应当实行首负责任制，先行赔付；先行赔付后，可以依法追偿。

生产假药、劣药或者明知是假药、劣药仍然销售、使用的，受害人或者其近亲属除请求赔偿损失外，还可以请求支付价款十倍或者损失三倍的赔偿金；增加赔偿的金额不足一千元的，为一千元。

第一百四十五条　药品监督管理部门或者其设置、指定的药品专业技术机构参与药品生产经营活动的，由其上级主管机关责令改正，没收违法收入；情节严重的，对直接负责的主管人员和其他直接责任人员依法给予处分。

药品监督管理部门或者其设置、指定的药品专业技术机构的工作人员参与药品生产经营活动的，依法给予处分。

第一百四十六条　药品监督管理部门或者其设置、指定的药品检验机构在药品监督检验中违法收取检验费用的，由政府有关部门责令退还，对直接负责的主管人员和其他直接责任人员依法给予处分；情节严重的，撤销其检验资格。

第一百四十七条　违反本法规定，药品监督管理部门有下列行为之一的，应当撤销相关许可，对直接负责的主管人员和其他直接责任人员依法给予处分：

（一）不符合条件而批准进行药物临床试验；

（二）对不符合条件的药品颁发药品注册证书；

（三）对不符合条件的单位颁发药品生产许可证、药品经营许可证或者医疗机构制剂许可证。

第一百四十八条　违反本法规定，县级以上地方人民政府有下列行为之一的，对直接负责的主管人员和其他直接责任人员给予记过或者记大过处分；情节严重的，给予降级、撤职或者开除处分：

（一）瞒报、谎报、缓报、漏报药品安全事件；

（二）未及时消除区域性重大药品安全隐患，造成本行政区域内发生特别重大药品安全事件，或者连续发生重大药品安全事件；

（三）履行职责不力，造成严重不良影响或者重大损失。

第一百四十九条　违反本法规定，药品监督管理等部门有下列行为之一的，对直接负责的主管人员和其他直接责任人员给予记过或者记大过处分；情节较重的，给予降级或者撤职处分；情节严重的，给予开除处分：

（一）瞒报、谎报、缓报、漏报药品安全事件；

（二）对发现的药品安全违法行为未及时查处；

（三）未及时发现药品安全系统性风险，或者未及时消除监督管理区域内药品安全隐患，造成严重影响；

（四）其他不履行药品监督管理职责，造成严重不良影响或者重大损失。

第一百五十条　药品监督管理人员滥用职权、徇私舞弊、玩忽职守的，依法给予处分。

查处假药、劣药违法行为有失职、渎职行为的，对药品监督管理部门直接负责的主管人员和其他直接责任人员依法从重给予处分。

第一百五十一条　本章规定的货值金额以违法生产、销售药品的标价计算；没有标价的，按照同类药品的市场价格计算。

第十二章　附　则

第一百五十二条　中药材种植、采集和饲养的管理，依照有关法律、法规的规定执行。

第一百五十三条　地区性民间习用药材的管理办法，由国务院药品监督管理部门会同国务院中医药主管部门制定。

第一百五十四条　中国人民解放军和中国人民武装警察部队执行本法的具体办法，由国务院、中央军事委员会依据本法制定。

第一百五十五条　本法自2019年12月1日起施行。

《中华人民共和国药品管理法》简答题

问题1：制定《中华人民共和国药品管理法》的目的是什么？

答题要点：加强药品管理，保证药品质量，保障公众用药安全和合法权益，保护和促进公众健康。

问题2：国家对药品管理实行药品上市许可持有人制度。药品上市许可持有人依法对药品的哪些内容负责？

答题要点：研制、生产、经营、使用全过程中药品的安全性、有效性和质量可控性。

问题3：药品生产企业从事药品生产活动，应当具备哪些条件？

答题要点：（一）有依法经过资格认定的药学技术人员、工程技术人员及相应的技术工人；

（二）有与药品生产相适应的厂房、设施和卫生环境；

（三）有能对所生产药品进行质量管理和质量检验的机构、人员及必要的仪器设备；

（四）有保证药品质量的规章制度，并符合国务院药品监督管理部门依据本法制定的药品生产质量管理规范要求。

问题4：药品经营企业从事药品经营活动应当具备哪些条件？

答题要点：（一）有依法经过资格认定的药师或者其他药学技术人员；

（二）有与所经营药品相适应的营业场所、设备、仓储设施和卫生环境；

（三）有与所经营药品相适应的质量管理机构或者人员；

（四）有保证药品质量的规章制度，并符合国务院药品监督管理部门依据本法制定的药品经营质量管理规范要求。

问题5：药品经营企业从事药品经营活动，应当做到哪些内容？

答题要点：遵守药品经营质量管理规范，建立健全药品经营质量管理体系，保证药品经营全过程持续符合法定要求。

问题6：进口的药品应当在指定医疗机构内用于特定医疗目的。医疗机构因临床急需进口少量药品的，经哪个机构批准，可以进口？

答题要点：国务院药品监督管理部门或者国务院授权的省、自治区、直辖市人民政府。

问题7：医疗机构配制制剂，应当具备哪些条件？

答题要点：应当有能够保证制剂质量的设施、管理制度、检验仪器和卫生环境。

问题8：禁止生产（包括配制）、销售、使用假药、劣药。有哪些情形之一的，为假药？

答题要点：（一）药品所含成份与国家药品标准规定的成份不符；

（二）以非药品冒充药品或者以他种药品冒充此种药品；

（三）变质的药品；

（四）药品所标明的适应症或者功能主治超出规定范围。

中华人民共和国传染病防治法

（1989年2月21日第七届全国人民代表大会常务委员会第六次会议通过　2004年8月28日第十届全国人民代表大会常务委员会第十一次会议第一次修订　2004年8月28日中华人民共和国主席令第17号公布　根据2013年6月29日第十二届全国人民代表大会常务委员会第三次会议通过　2013年6月29日中华人民共和国主席令第5号公布　自公布之日起施行的《关于修改〈中华人民共和国文物保护法〉等十二部法律的决定》第二次修正）

目　录

第一章　总　则

第一条　为了预防、控制和消除传染病的发生与流行，保障人体健康和公共卫生，制定本法。

第二条　国家对传染病防治实行预防为主的方针，防治结合、分类管理、依靠科学、依靠群众。

第三条　本法规定的传染病分为甲类、乙类和丙类。

甲类传染病是指：鼠疫、霍乱。

乙类传染病是指：传染性非典型肺炎、艾滋病、病毒性肝炎、脊髓灰质炎、人感染高致病性禽流感、麻疹、流行性出血热、狂犬病、流行性乙型脑炎、登革热、炭疽、细菌性和阿米巴性痢疾、肺结核、伤寒和副伤寒、流行性脑脊髓膜炎、百日咳、白喉、新生儿破伤风、猩红热、布鲁氏菌病、淋病、梅毒、钩端螺旋体病、血吸虫病、疟疾。

丙类传染病是指：流行性感冒、流行性腮腺炎、风疹、急性出血性结膜炎、麻风病、流行性和地方性斑疹伤寒、黑热病、包虫病、丝虫病，除霍乱、细菌性和阿米巴性痢疾、伤寒和副伤寒以外的感染性腹泻病。

国务院卫生行政部门根据传染病暴发、流行情况和危害程度，可以决定增加、减少或者调整乙类、丙类传染病病种并予以公布。

第四条　对乙类传染病中传染性非典型肺炎、炭疽中的肺炭疽和人感染高致病性禽流感，采取本法所称甲类传染病的预防、控制措施。其他乙类传染病和突发原因不明的传染病需要采取本法所称甲类传染病的预防、控制措施的，由国务院卫生行政部门及时报经国务院批准后予以公布、实施。

需要解除依照前款规定采取的甲类传染病预防、控制措施的，由国务院卫生行政部门报经国务院批准后予以公布。

省、自治区、直辖市人民政府对本行政区域内常见、多发的其他地方性传染病，可以根据情况决定按照乙类或者丙类传染病管理并予以公布，报国务院卫生行政部门备案。

第五条　各级人民政府领导传染病防治工作。

县级以上人民政府制定传染病防治规划并组织实施，建立健全传染病防治的疾病预防控制、医疗救治和监督管理体系。

第六条　国务院卫生行政部门主管全国传染病防治及其监督管理工作。县级以上地方人民政府卫生行政部门负责本行政区域内的传染病防治及其监督管理工作。

县级以上人民政府其他部门在各自的职责范围内负责传染病防治工作。

军队的传染病防治工作，依照本法和国家有关规定办理，由中国人民解放军卫生主管部门实施监督管理。

第七条　各级疾病预防控制机构承担传染病监测、预测、流行病学调查、疫情报告以及其他预防、控制工作。

医疗机构承担与医疗救治有关的传染病防治工作和责任区域内的传染病预防工作。城市社区和农村基层医疗机构在疾病预防控制机构的指导下，承担城市社区、农村基层相应的传染病防治工作。

第八条　国家发展现代医学和中医药等传统医学，支持和鼓励开展传染病防治的科学研究，提高传染病防治的科学技术水平。

国家支持和鼓励开展传染病防治的国际合作。

第九条　国家支持和鼓励单位和个人参与传染病防治工作。各级人民政府应当完善有关制度，方便单位和个人参与防治传染病的宣传教育、疫情报告、志愿服务和捐赠活动。

居民委员会、村民委员会应当组织居民、村民参与社区、农村的传染病预防与控制活动。

第十条　国家开展预防传染病的健康教育。新闻媒体应当无偿开展传染病防治和公共卫生教育的公益宣传。

各级各类学校应当对学生进行健康知识和传染病预防知识的教育。

医学院校应当加强预防医学教育和科学研究，对在校学生以及其他与传染病防治相关人员进行预防医学教育和培训，为传染病防治工作提供技术支持。

疾病预防控制机构、医疗机构应当定期对其工作人员进行传染病防治知识、技能的培训。

第十一条　对在传染病防治工作中做出显著成绩和贡献的单位和个人，给予表彰和奖励。

对因参与传染病防治工作致病、致残、死亡的人员，按照有关规定给予补助、抚恤。

第十二条　在中华人民共和国领域内的一切单位和个人，必须接受疾病预防控制机构、医疗机构有关传染病的调查、检验、采集样本、隔离治疗等预防、控制措施，如实提供有关情况。疾病预防控制机构、医疗机构不得泄露涉及个人隐私的有关信息、资料。

卫生行政部门以及其他有关部门、疾病预防控制机构和医疗机构因违法实施行政管理或者预防、控制措施，侵犯单位和个人合法权益的，有关单位和个人可以依法申请行政复议或者提起诉讼。

第二章　传染病预防

第十三条　各级人民政府组织开展群众性卫生活动，进行预防传染病的健康教育，倡导文明健康的生活方式，提高公众对传染病的防治意识和应对能力，加强环境卫生建设，消除鼠害和蚊、蝇等病媒生物的危害。

各级人民政府农业、水利、林业行政部门按照职责分工负责指导和组织消除农田、湖区、河流、牧场、林区的鼠害与血吸虫危害，以及其他传播传染病的动物和病媒生物的危害。

铁路、交通、民用航空行政部门负责组织消除交通工具以及相关场所的鼠害和蚊、蝇等病媒生物的危害。

第十四条　地方各级人民政府应当有计划地建设和改造公共卫生设施，改善饮用水卫生条件，对污水、污物、粪便进行无害化处置。

第十五条　国家实行有计划的预防接种制度。国务院卫生行政部门和省、自治区、直辖市人民政府卫生行政部门，根据传染病预防、控制的需要，制定传染病预防接种规划并组织实施。用于预防接种的疫苗必须符合国家质量标准。

国家对儿童实行预防接种证制度。国家免疫规划项目的预防接种实行免费。医疗机构、疾病预防控制机构与儿童的监护人应当相互配合，保证儿童及时接受预防接种。具体办法由国务院制定。

第十六条　国家和社会应当关心、帮助传染病病人、病原携带者和疑似传染病病人，使其得到及时救治。任何单位和个人不得歧视传染病病人、病原携带者和疑似传染病病人。

传染病病人、病原携带者和疑似传染病病人，在治愈前或者在排除传染病嫌疑前，不得从事法律、行政法规和国务院卫生行政部门规定禁止从事的易使该传染病扩散的工作。

第十七条　国家建立传染病监测制度。

国务院卫生行政部门制定国家传染病监测规划和方案。省、自治区、直辖市人民政府卫生行政部门根据国家传染病监测规划和方案，制定本行政区域的传染病监测计划和工作方案。

各级疾病预防控制机构对传染病的发生、流行以及影响其发生、流行的因素，进行监测；对国外发生、国内尚未发生的传染病或者国内新发生的传染病，进行监测。

第十八条　各级疾病预防控制机构在传染病预防控制中履行下列职责：

（一）实施传染病预防控制规划、计划和方案；

（二）收集、分析和报告传染病监测信息，预测传染病的发生、流行趋势；

（三）开展对传染病疫情和突发公共卫生事件的流行病学调查、现场处理及其效果评价；

（四）开展传染病实验室检测、诊断、病原学鉴定；

（五）实施免疫规划，负责预防性生物制品的使用管理；

（六）开展健康教育、咨询，普及传染病防治知识；

（七）指导、培训下级疾病预防控制机构及其工作人员开展传染病监测工作；

（八）开展传染病防治应用性研究和卫生评价，提供技术咨询。

国家、省级疾病预防控制机构负责对传染病发生、流行以及分布进行监测，对重大传染病流行趋势进行预测，提出预防控制对策，参与并指导对暴发的疫情进行调查处理，开展传染病病原学鉴定，建立检测质量控制体系，开展应用性研究和卫生评价。

设区的市和县级疾病预防控制机构负责传染病预防控制规划、方案的落实，组织实施免疫、消毒、控制病媒生物的危害，普及传染病防治知识，负责本地区疫情和突发公共卫生事件监测、报告，开展流行病学调查和常见病原微生物检测。

第十九条　国家建立传染病预警制度。

国务院卫生行政部门和省、自治区、直辖市人民政府根据传染病发生、流行趋势的预测，及时发出传染病预警，根据情况予以公布。

第二十条　县级以上地方人民政府应当制定传染病预防、控制预案，报上一级人民政府备案。

传染病预防、控制预案应当包括以下主要内容：

（一）传染病预防控制指挥部的组成和相关部门的职责；

（二）传染病的监测、信息收集、分析、报告、通报制度；

（三）疾病预防控制机构、医疗机构在发生传染病疫情时的任务与职责；

（四）传染病暴发、流行情况的分级以及相应的应急工作方案；

（五）传染病预防、疫点疫区现场控制，应急设施、设备、救治药品和医疗器械以及其他物资和技术的储备与调用。

地方人民政府和疾病预防控制机构接到国务院卫生行政部门或者省、自治区、直辖市人民政府发出的传染病预警后，应当按照传染病预防、控制预案，采取相应的预防、控制措施。

第二十一条　医疗机构必须严格执行国务院卫生行政部门规定的管理制度、操作规范，防止传染病的医源性感染和医院感染。

医疗机构应当确定专门的部门或者人员，承担传染病疫情报告、本单位的传染病预防、控制以及责任区域内的传染病预防工作；承担医疗活动中与医院感染有关的危险因素监测、安全防护、消毒、隔离和医疗废物处置工作。

疾病预防控制机构应当指定专门人员负责对医疗机构内传染病预防工作进行指导、考核，开展流行病学调查。

第二十二条　疾病预防控制机构、医疗机构的实验室和从事病原微生物实验的单位，应当符合国家规定的条件和技术标准，建立严格的监督管理制度，对传染病病原体样本按照规定的措施实行严格监督管理，严防传染病病原体的实验室感染和病原微生物的扩散。

第二十三条　采供血机构、生物制品生产单位必须严格执行国家有关规定，保证血液、血液制品的质量。禁止非法采集血液或者组织他人出卖血液。

疾病预防控制机构、医疗机构使用血液和血液制品，必须遵守国家有关规定，防止因输入血液、使用血液制品引起经血液传播疾病的发生。

第二十四条　各级人民政府应当加强艾滋病的防治工作，采取预防、控制措施，防止艾滋病的传播。具体办法由国务院制定。

第二十五条　县级以上人民政府农业、林业行政部门以及其他有关部门，依据各自的职责负责与人畜共患传染病有关的动物传染病的防治管理工作。

与人畜共患传染病有关的野生动物、家畜家禽，经检疫合格后，方可出售、运输。

第二十六条　国家建立传染病菌种、毒种库。

对传染病菌种、毒种和传染病检测样本的采集、保藏、携带、运输和使用实行分类管理，建立健全严格的管理制度。

对可能导致甲类传染病传播的以及国务院卫生行政部门规定的菌种、毒种和传染病检测样本，确需采集、保藏、携带、运输和使用的，须经省级以上人民政府卫生行政部门批准。具体办法由国务院制定。

第二十七条　对被传染病病原体污染的污水、污物、场所和物品，有关单位和个人必须在疾病预防控制机构的指导下或者按照其提出的卫生要求，进行严格消毒处理；拒绝消毒处理的，由当地卫生行政部门或者疾病预防控制机构进行强制消毒处理。

第二十八条　在国家确认的自然疫源地计划兴建水利、交通、旅游、能源等大型建设项目的，应当事先由省级以上疾病预防控制机构对施工环境进行卫生调查。建设单位应当根据疾病预防控制机构的意见，采取必要的传染病预防、控制措施。施工期间，建设单位应当设专人负责工地上的卫生防疫工作。工程竣工后，疾病预防控制机构应当对可能发生的传染病进行监测。

第二十九条　用于传染病防治的消毒产品、饮用水供水单位供应的饮用水和涉及饮用水卫生安全的产品，应当符合国家卫生标准和卫生规范。

饮用水供水单位从事生产或者供应活动，应当依法取得卫生许可证。

生产用于传染病防治的消毒产品的单位和生产用于传染病防治的消毒产品，应当经省级以上人民政府卫生行政部门审批。具体办法由国务院制定。

第三章　疫情报告、通报和公布

第三十条　疾病预防控制机构、医疗机构和采供血机构及其执行职务的人员发现本法规定的传染病疫情或者发现其他传染病暴发、流行以及突发原因不明的传染病时，应当遵循疫情报告属地管理原则，按照国务院规定的或者国务院卫生行政部门规定的内容、程序、方式和时限报告。

军队医疗机构向社会公众提供医疗服务，发现前款规定的传染病疫情时，应当按照国务院卫生行政部门的规定报告。

第三十一条　任何单位和个人发现传染病病人或者疑似传染病病人时，应当及时向附近的疾病预防控制机构或者医疗机构报告。

第三十二条　港口、机场、铁路疾病预防控制机构以及国境卫生检疫机关发现甲类传染病病人、病原携带者、疑似传染病病人时，应当按照国家有关规定立即向国境口岸所在地的疾病预防控制机构或者所在地县级以上地方人民政府卫生行政部门报告并互相通报。

第三十三条　疾病预防控制机构应当主动收集、分析、调查、核实传染病疫情信息。接到甲类、乙类传染病疫情报告或者发现传染病暴发、流行时，应当立即报告当地卫生行政部门，由当地卫生行政部门立即报告当地人民政府，同时报告上级卫生行政部门和国务院卫生行政部门。

疾病预防控制机构应当设立或者指定专门的部门、人员负责传染病疫情信息管理工作，及时对疫情报告进行核实、分析。

第三十四条　县级以上地方人民政府卫生行政部门应当及时向本行政区域内的疾病预防控制机构和医疗机构通报传染病疫情以及监测、预警的相关信息。接到通报的疾病预防控制机构和医疗机构应当及时告知本单位的有关人员。

第三十五条　国务院卫生行政部门应当及时向国务院其他有关部门和各省、自治区、直辖市人民政府卫生行政部门通报全国传染病疫情以及监测、预警的相关信息。

毗邻的以及相关的地方人民政府卫生行政部门，应当及时互相通报本行政区域的传染病疫情以及监测、预警的相关信息。

县级以上人民政府有关部门发现传染病疫情时，应当及时向同级人民政府卫生行政部门通报。

中国人民解放军卫生主管部门发现传染病疫情时，应当向国务院卫生行政部门通报。

第三十六条　动物防疫机构和疾病预防控制机构，应当及时互相通报动物间和人间发生的人畜共患传染病疫情以及相关信息。

第三十七条　依照本法的规定负有传染病疫情报告职责的人民政府有关部门、疾病预防控制机构、医疗机构、采供血机构及其工作人员，不得隐瞒、谎报、缓报传染病疫情。

第三十八条　国家建立传染病疫情信息公布制度。

国务院卫生行政部门定期公布全国传染病疫情信息。省、自治区、直辖市人民政府卫生行政部门定期公布本行政区域的传染病疫情信息。

传染病暴发、流行时，国务院卫生行政部门负责向社会公布传染病疫情信息，并可以授权省、自治区、直辖市人民政府卫生行政部门向社会公布本行政区域的传染病疫情信息。

公布传染病疫情信息应当及时、准确。

第四章　疫情控制

第三十九条　医疗机构发现甲类传染病时，应当及时采取下列措施：

（一）对病人、病原携带者，予以隔离治疗，隔离期限根据医学检查结果确定；

（二）对疑似病人，确诊前在指定场所单独隔离治疗；

（三）对医疗机构内的病人、病原携带者、疑似病人的密切接触者，在指定场所进行医学观察和采取其他必要的预防措施。

拒绝隔离治疗或者隔离期未满擅自脱离隔离治疗的，可以由公安机关协助医疗机构采取强制隔离治疗措施。

医疗机构发现乙类或者丙类传染病病人，应当根据病情采取必要的治疗和控制传播措施。

医疗机构对本单位内被传染病病原体污染的场所、物品以及医疗废物，必须依照法律、法规的规定实施消毒和无害化处置。

第四十条　疾病预防控制机构发现传染病疫情或者接到传染病疫情报告时，应当及时采取下列措施：

（一）对传染病疫情进行流行病学调查，根据调查情况提出划定疫点、疫区的建议，对被污染的场所进行卫生处理，对密切接触者，在指定场所进行医学观察和采取其他必要的预防措施，并向卫生行政部门提出疫情控制方案；

（二）传染病暴发、流行时，对疫点、疫区进行卫生处理，向卫生行政部门提出疫情控制方案，并按照卫生行政部门的要求采取措施；

（三）指导下级疾病预防控制机构实施传染病预防、控制措施，组织、指导有关单位对传染病疫情的处理。

第四十一条　对已经发生甲类传染病病例的场所或者该场所内的特定区域的人员，所在地的县级以上地方人民政府可以实施隔离措施，并同时向上一级人民政府报告；接到报告的上级人民政府应当即时作出是否批准的决定。上级人民政府作出不予批准决定的，实施隔离措施的人民政府应当立即解除隔离措施。

在隔离期间，实施隔离措施的人民政府应当对被隔离人员提供生活保障；被隔离人员有工作单位的，所在单位不得停止支付其隔离期间的工作报酬。

隔离措施的解除，由原决定机关决定并宣布。

第四十二条　传染病暴发、流行时，县级以上地方人民政府应当立即组织力量，按照预防、控制预案进行防治，切断传染病的传播途径，必要时，报经上一级人民政府决定，可以采取下列紧急措施并予以公告：

（一）限制或者停止集市、影剧院演出或者其他人群聚集的活动；

（二）停工、停业、停课；

（三）封闭或者封存被传染病病原体污染的公共饮用水源、食品以及相关物品；

（四）控制或者扑杀染疫野生动物、家畜家禽；

（五）封闭可能造成传染病扩散的场所。

上级人民政府接到下级人民政府关于采取前款所列紧急措施的报告时，应当即时作出决定。

紧急措施的解除，由原决定机关决定并宣布。

第四十三条　甲类、乙类传染病暴发、流行时，县级以上地方人民政府报经上一级人民政府决定，可以宣布本行政区域部分或者全部为疫区；国务院可以决定并宣布跨省、自治区、直辖市的疫区。县级以上地方人民政府可以在疫区内采取本法第四十二条规定的紧急措施，并可以对出入疫区的人员、物资和交通工具实施卫生检疫。

省、自治区、直辖市人民政府可以决定对本行政区域内的甲类传染病疫区实施封锁；但是，封锁大、中城市的疫区或者封锁跨省、自治区、直辖市的疫区，以及封锁疫区导致中断干线交通或者封锁国境的，由国务院决定。

疫区封锁的解除，由原决定机关决定并宣布。

第四十四条　发生甲类传染病时，为了防止该传染病通过交通工具及其乘运的人员、物资传播，可以实施交通卫生检疫。具体办法由国务院制定。

第四十五条　传染病暴发、流行时，根据传染病疫情控制的需要，国务院有权在全国范围或者跨省、自治区、直辖市范围内，县级以上地方人民政府有权在本行政区域内紧急调集人员或者调用储备物资，临时征用房屋、交通工具以及相关设施、设备。

紧急调集人员的，应当按照规定给予合理报酬。临时征用房屋、交通工具以及相关设施、设备的，应当依法给予补偿；能返还的，应当及时返还。

第四十六条　患甲类传染病、炭疽死亡的，应当将尸体立即进行卫生处理，就近火化。患其他传染病死亡的，必要时，应当将尸体进行卫生处理后火化或者按照规定深埋。

为了查找传染病病因，医疗机构在必要时可以按照国务院卫生行政部门的规定，对传染病病人尸体或者疑似传染病病人尸体进行解剖查验，并应当告知死者家属。

第四十七条　疫区中被传染病病原体污染或者可能被传染病病原体污染的物品，经消毒可以使用的，应当在当地疾病预防控制机构的指导下，进行消毒处理后，方可使用、出售和运输。

第四十八条　发生传染病疫情时，疾病预防控制机构和省级以上人民政府卫生行政部门指派的其他与传染病有关的专业技术机构，可以进入传染病疫点、疫区进行调查、采集样本、技术分析和检验。

第四十九条　传染病暴发、流行时，药品和医疗器械生产、供应单位应当及时生产、供应防治传染病的药品和医疗器械。铁路、交通、民用航空经营单位必须优先运送处理传染病疫情的人员以及防治传染病的药品和医疗器械。县级以上人民政府有关部门应当做好组织协调工作。

第五章　医疗救治

第五十条　县级以上人民政府应当加强和完善传染病医疗救治服务网络的建设，指定具备传染病救治条件和能力的医疗机构承担传染病救治任务，或者根据传染病救治需要设置传染病医院。

第五十一条　医疗机构的基本标准、建筑设计和服务流程，应当符合预防传染病医院感染的要求。

医疗机构应当按照规定对使用的医疗器械进行消毒；对按照规定一次使用的医疗器具，应当在使用后予以销毁。

医疗机构应当按照国务院卫生行政部门规定的传染病诊断标准和治疗要求，采取相应措施，提高传染病医疗救治能力。

第五十二条　医疗机构应当对传染病病人或者疑似传染病病人提供医疗救护、现场救援和接诊治疗，书写病历记录以及其他有关资料，并妥善保管。

医疗机构应当实行传染病预检、分诊制度；对传染病病人、疑似传染病病人，应当引导至相对隔离的分诊点进行初诊。医疗机构不具备相应救治能力的，应当将患者及其病历记录复印件一并转至具备相应救治能力的医疗机构。具体办法由国务院卫生行政部门规定。

第六章 监督管理

第五十三条 县级以上人民政府卫生行政部门对传染病防治工作履行下列监督检查职责：

（一）对下级人民政府卫生行政部门履行本法规定的传染病防治职责进行监督检查；

（二）对疾病预防控制机构、医疗机构的传染病防治工作进行监督检查；

（三）对采供血机构的采供血活动进行监督检查；

（四）对用于传染病防治的消毒产品及其生产单位进行监督检查，并对饮用水供水单位从事生产或者供应活动以及涉及饮用水卫生安全的产品进行监督检查；

（五）对传染病菌种、毒种和传染病检测样本的采集、保藏、携带、运输、使用进行监督检查；

（六）对公共场所和有关单位的卫生条件和传染病预防、控制措施进行监督检查。

省级以上人民政府卫生行政部门负责组织对传染病防治重大事项的处理。

第五十四条 县级以上人民政府卫生行政部门在履行监督检查职责时，有权进入被检查单位和传染病疫情发生现场调查取证，查阅或者复制有关的资料和采集样本。被检查单位应当予以配合，不得拒绝、阻挠。

第五十五条 县级以上地方人民政府卫生行政部门在履行监督检查职责时，发现被传染病病原体污染的公共饮用水源、食品以及相关物品，如不及时采取控制措施可能导致传染病传播、流行的，可以采取封闭公共饮用水源、封存食品以及相关物品或者暂停销售的临时控制措施，并予以检验或者进行消毒。经检验，属于被污染的食品，应当予以销毁；对未被污染的食品或者经消毒后可以使用的物品，应当解除控制措施。

第五十六条 卫生行政部门工作人员依法执行职务时，应当不少于两人，并出示执法证件，填写卫生执法文书。

卫生执法文书经核对无误后，应当由卫生执法人员和当事人签名。当事人拒绝签名的，卫生执法人员应当注明情况。

第五十七条 卫生行政部门应当依法建立健全内部监督制度，对其工作人员依据法定职权和程序履行职责的情况进行监督。

上级卫生行政部门发现下级卫生行政部门不及时处理职责范围内的事项或者不履行职责的，应当责令纠正或者直接予以处理。

第五十八条 卫生行政部门及其工作人员履行职责，应当自觉接受社会和公民的监督。单位和个人有权向上级人民政府及其卫生行政部门举报违反本法的行为。接到举报的有关人民政府或者其卫生行政部门，应当及时调查处理。

第七章 保障措施

第五十九条 国家将传染病防治工作纳入国民经济和社会发展计划，县级以上地方人民政府将传染病防治工作纳入本行政区域的国民经济和社会发展计划。

第六十条 县级以上地方人民政府按照本级政府职责负责本行政区域内传染病预防、控制、监督工作的日常经费。

国务院卫生行政部门会同国务院有关部门，根据传染病流行趋势，确定全国传染病预防、控制、救治、监测、预测、预警、监督检查等项目。

中央财政对困难地区实施重大传染病防治项目给予补助。

省、自治区、直辖市人民政府根据本行政区域内传染病流行趋势，在国务院卫生行政部门确定的项目范围内，确定传染病预防、控制、监督等项目，并保障项目的实施经费。

第六十一条 国家加强基层传染病防治体系建设，扶持贫困地区和少数民族地区的传染病防治工作。

地方各级人民政府应当保障城市社区、农村基层传染病预防工作的经费。

第六十二条 国家对患有特定传染病的困难人群实行医疗救助，减免医疗费用。具体办法由国务院卫生行政部门会同国务院财政部门等部门制定。

第六十三条 县级以上人民政府负责储备防治传染病的药品、医疗器械和其他物资，以备调用。

第六十四条 对从事传染病预防、医疗、科研、教学、现场处理疫情的人员，以及在生产、工作中接触传染病病原体的其他人员，有关单位应当按照国家规定，采取有效的卫生防护措施和医疗保健措施，并给予适当的津贴。

第八章 法律责任

第六十五条　地方各级人民政府未依照本法的规定履行报告职责，或者隐瞒、谎报、缓报传染病疫情，或者在传染病暴发、流行时，未及时组织救治、采取控制措施的，由上级人民政府责令改正，通报批评；造成传染病传播、流行或者其他严重后果的，对负有责任的主管人员，依法给予行政处分；构成犯罪的，依法追究刑事责任。

第六十六条　县级以上人民政府卫生行政部门违反本法规定，有下列情形之一的，由本级人民政府、上级人民政府卫生行政部门责令改正，通报批评；造成传染病传播、流行或者其他严重后果的，对负有责任的主管人员和其他直接责任人员，依法给予行政处分；构成犯罪的，依法追究刑事责任：

（一）未依法履行传染病疫情通报、报告或者公布职责，或者隐瞒、谎报、缓报传染病疫情的；

（二）发生或者可能发生传染病传播时未及时采取预防、控制措施的；

（三）未依法履行监督检查职责，或者发现违法行为不及时查处的；

（四）未及时调查、处理单位和个人对下级卫生行政部门不履行传染病防治职责的举报的；

（五）违反本法的其他失职、渎职行为。

第六十七条　县级以上人民政府有关部门未依照本法的规定履行传染病防治和保障职责的，由本级人民政府或者上级人民政府有关部门责令改正，通报批评；造成传染病传播、流行或者其他严重后果的，对负有责任的主管人员和其他直接责任人员，依法给予行政处分；构成犯罪的，依法追究刑事责任。

第六十八条　疾病预防控制机构违反本法规定，有下列情形之一的，由县级以上人民政府卫生行政部门责令限期改正，通报批评，给予警告；对负有责任的主管人员和其他直接责任人员，依法给予降级、撤职、开除的处分，并可以依法吊销有关责任人员的执业证书；构成犯罪的，依法追究刑事责任：

（一）未依法履行传染病监测职责的；

（二）未依法履行传染病疫情报告、通报职责，或者隐瞒、谎报、缓报传染病疫情的；

（三）未主动收集传染病疫情信息，或者对传染病疫情信息和疫情报告未及时进行分析、调查、核实的；

（四）发现传染病疫情时，未依据职责及时采取本法规定的措施的；

（五）故意泄露传染病病人、病原携带者、疑似传染病病人、密切接触者涉及个人隐私的有关信息、资料的。

第六十九条　医疗机构违反本法规定，有下列情形之一的，由县级以上人民政府卫生行政部门责令改正，通报批评，给予警告；造成传染病传播、流行或者其他严重后果的，对负有责任的主管人员和其他直接责任人员，依法给予降级、撤职、开除的处分，并可以依法吊销有关责任人员的执业证书；构成犯罪的，依法追究刑事责任：

（一）未按照规定承担本单位的传染病预防、控制工作、医院感染控制任务和责任区域内的传染病预防工作的；

（二）未按照规定报告传染病疫情，或者隐瞒、谎报、缓报传染病疫情的；

（三）发现传染病疫情时，未按照规定对传染病病人、疑似传染病病人提供医疗救护、现场救援、接诊、转诊的，或者拒绝接受转诊的；

（四）未按照规定对本单位内被传染病病原体污染的场所、物品以及医疗废物实施消毒或者无害化处置的；

（五）未按照规定对医疗器械进行消毒，或者对按照规定一次使用的医疗器具未予销毁，再次使用的；

（六）在医疗救治过程中未按照规定保管医学记录资料的；

（七）故意泄露传染病病人、病原携带者、疑似传染病病人、密切接触者涉及个人隐私的有关信息、资料的。

第七十条　采供血机构未按照规定报告传染病疫情，或者隐瞒、谎报、缓报传染病疫情，或者未执行国家有关规定，导致因输入血液引起经血液传播疾病发生的，由县级以上人民政府卫生行政部门责令改正，通报批评，给予警告；造成传染病传播、流行或者其他严重后果的，对负有责任的主管人员和其他直接责任人员，依法给予降级、撤职、开除的处分，并可以依法吊销采供血机构的执业许可证；构成犯罪的，依法追究刑事责任。

非法采集血液或者组织他人出卖血液的，由县级以上人民政府卫生行政部门予以取缔，没收违法所得，可以并处十万元以下的罚款；构成犯罪的，依法追究刑事责任。

第七十一条　国境卫生检疫机关、动物防疫机构未依法履行传染病疫情通报职责的，由有关部门在各自职责范围内责令改正，通报批评；造成传染病传播、流行或者其他严重后果的，对负有责任的主管人员和其他直接责任人员，依法给予降级、撤职、开除的处分；构成犯罪的，依法追究刑事责任。

第七十二条　铁路、交通、民用航空经营单位未依照本法的规定优先运送处理传染病疫情的人员以及防治传染病的药品和医疗器械的，由有关部门责令限期改正，给予警告；造成严重后果的，对负有责任的主管人员和其他直接责任人员，依法给予降级、撤职、开除的处分。

第七十三条　违反本法规定，有下列情形之一，导致或者可能导致传染病传播、流行的，由县级以上人民政府卫生行政部门责令限期改正，没收违法所得，可以并处五万元以下的罚款；已取得许可证的，原发证部门可以依法暂扣或者吊销许可证；构成犯罪的，依法追究刑事责任：

（一）饮用水供水单位供应的饮用水不符合国家卫生标准和卫生规范的；

（二）涉及饮用水卫生安全的产品不符合国家卫生标准和卫生规范的；

（三）用于传染病防治的消毒产品不符合国家卫生标准和卫生规范的；

（四）出售、运输疫区中被传染病病原体污染或者可能被传染病病原体污染的物品，未进行消毒处理的；

（五）生物制品生产单位生产的血液制品不符合国家质量标准的。

第七十四条　违反本法规定，有下列情形之一的，由县级以上地方人民政府卫生行政部门责令改正，通报批评，给予警告，已取得许可证的，可以依法暂扣或者吊销许可证；造成传染病传播、流行以及其他严重后果的，对负有责任的主管人员和其他直接责任人员，依法给予降级、撤职、开除的处分，并可以依法吊销有关责任人员的执业证书；构成犯罪的，依法追究刑事责任：

（一）疾病预防控制机构、医疗机构和从事病原微生物实验的单位，不符合国家规定的条件和技术标准，对传染病病原体样本未按照规定进行严格管理，造成实验室感染和病原微生物扩散的；

（二）违反国家有关规定，采集、保藏、携带、运输和使用传染病菌种、毒种和传染病检测样本的；

（三）疾病预防控制机构、医疗机构未执行国家有关规定，导致因输入血液、使用血液制品引起经血液传播疾病发生的。

第七十五条　未经检疫出售、运输与人畜共患传染病有关的野生动物、家畜家禽的，由县级以上地方人民政府畜牧兽医行政部门责令停止违法行为，并依法给予行政处罚。

第七十六条　在国家确认的自然疫源地兴建水利、交通、旅游、能源等大型建设项目，未经卫生调查进行施工的，或者未按照疾病预防控制机构的意见采取必要的传染病预防、控制措施的，由县级以上人民政府卫生行政部门责令限期改正，给予警告，处五千元以上三万元以下的罚款；逾期不改正的，处三万元以上十万元以下的罚款，并可以提请有关人民政府依据职责权限，责令停建、关闭。

第七十七条　单位和个人违反本法规定，导致传染病传播、流行，给他人人身、财产造成损害的，应当依法承担民事责任。

第九章　附　则

第七十八条　本法中下列用语的含义：

（一）传染病病人、疑似传染病病人：指根据国务院卫生行政部门发布的《中华人民共和国传染病防治法规定管理的传染病诊断标准》，符合传染病病人和疑似传染病病人诊断标准的人。

（二）病原携带者：指感染病原体无临床症状但能排出病原体的人。

（三）流行病学调查：指对人群中疾病或者健康状况的分布及其决定因素进行调查研究，提出疾病预防控制措施及保健对策。

（四）疫点：指病原体从传染源向周围播散的范围较小或者单个疫源地。

（五）疫区：指传染病在人群中暴发、流行，其病原体向周围播散时所能波及的地区。

（六）人畜共患传染病：指人与脊椎动物共同罹患的传染病，如鼠疫、狂犬病、血吸虫病等。

（七）自然疫源地：指某些可引起人类传染病的病原体在自然界的野生动物中长期存在和循环的地区。

（八）病媒生物：指能够将病原体从人或者其他动物传播给人的生物，如蚊、蝇、蚤类等。

（九）医源性感染：指在医学服务中，因病原体传播引起的感染。

（十）医院感染：指住院病人在医院内获得的感染，包括在住院期间发生的感染和在医院内获得出院后发生的感染，但不包括入院前已开始或者入院时已处于潜伏期的感染。医院工作人员在医院内获得的感染也属医院感染。

（十一）实验室感染：指从事实验室工作时，因接触病原体所致的感染。

（十二）菌种、毒种：指可能引起本法规定的传染病发生的细菌菌种、病毒毒种。

（十三）消毒：指用化学、物理、生物的方法杀灭或者消除环境中的病原微生物。

（十四）疾病预防控制机构：指从事疾病预防控制活动的疾病预防控制中心以及与上述机构业务活动相同的单位。

（十五）医疗机构：指按照《医疗机构管理条例》取得医疗机构执业许可证，从事疾病诊断、治疗活动的机构。

第七十九条　传染病防治中有关食品、药品、血液、水、医疗废物和病原微生物的管理以及动物防疫和国境卫生检疫，本法未规定的，分别适用其他有关法律、行政法规的规定。

第八十条　本法自2004年12月1日起施行。

《中华人民共和国传染病防治法》简答题

问题1：我国制定传染病防治法的目的是什么？

答题要点：按《中华人民共和国传染病防治法》规定：为了预防、控制和消除传染病的发生与流行，保障人体健康和公共卫生，制定本法。

问题2：传染病可分为几类？多少种？

答题要点：按《中华人民共和国传染病防治法》（修订草案征求意见稿）（2020年10月2日公布）、《关于印发对新型冠状病毒感染实施“乙类乙管”总体方案的通知》（联防联控机制综发〔2022〕144号）、国家卫生健康委员会2023年第7号公告规定：

三类，41种（甲类2种，乙类包含新增的新型冠状病毒肺炎、猴痘现有28种，丙类11种）。

问题3：甲类传染病有哪些？乙类传染病有哪些？（至少说出3种以上）

答题要点：按《中华人民共和国传染病防治法》（修订草案征求意见稿）（2020年10月2日公布）、《关于印发对新型冠状病毒感染实施“乙类乙管”总体方案的通知》（联防联控机制综发〔2022〕144号）、国家卫生健康委员会

2023年第7号公告规定：

甲类传染病是指:鼠疫、霍乱；

乙类传染病是指: 传染性非典型肺炎、艾滋病、病毒性肝炎、脊髓灰质炎、人感染高致病性禽流感、麻疹、流行性出血热、狂犬病、流行性乙型脑炎、登革热、炭疽、细菌性和阿米巴性痢疾、肺结核、伤寒和副伤寒、流行性脑脊髓膜炎、百日咳、白喉、新生儿破伤风、猩红热、布鲁氏菌病、淋病、梅毒、钩端螺旋体病、血吸虫病、疟疾、人感染H7N9禽流感、新型冠状病毒肺炎、猴痘。

问题4：对乙类传染病中的哪些疾病采取甲类传染病的预防、控制措施？

答题要点：按《中华人民共和国传染病防治法》规定：传染性非典型肺炎、炭疽中的肺炭疽和人感染高致病性禽流感。

问题5：单位和个人违反传染病法规定，导致传染病传播、流行，给他人人身、财产造成损害的，应当依法承担何种责任？

答题要点：按《中华人民共和国传染病防治法》规定：承担民事责任。

问题6：哪些部门应当依法建立健全内部监督制度，对其工作人员依据法定职权和程序履行职责的情况进行监督？

答题要点：按《中华人民共和国传染病防治法》规定：卫生行政部门。

问题7：哪些部门必须严格执行国务院卫生行政部门规定的管理制度、操作规范，防止传染病的医源性感染和医院感染？

答题要点：按《中华人民共和国传染病防治法》规定：医疗机构。

问题8：传染病防治的方针与原则是什么？

答题要点：按《中华人民共和国传染病防治法》规定："预防为主"的方针，贯彻"防治结合、分类管理、依靠科学、依靠群众"的原则。

问题9：非法采集血液或者组织他人出卖血液的，由哪个部门予以取缔，没收违法所得，可以并处十万元以下的罚款；构成犯罪的，依法追究刑事责任？

答题要点：按《中华人民共和国传染病防治法》规定：县级以上人民政府卫生行政部门。

问题10：甲类、乙类传染病暴发、流行时，哪个部门可以决定对本行政区域内的甲类传染病疫区实施封锁？

答题要点：按《中华人民共和国传染病防治法》规定：省、自治区、直辖市人民政府。

中华人民共和国母婴保健法

（1994年10月27日第八届全国人民代表大会常务委员会第十次会议通过　根据2009年8月27日第十一届全国人民代表大会常务委员会第十次会议《关于修改部分法律的决定》第一次修正　根据2017年11月4日第十二届全国人民代表大会常务委员会第三十次会议《关于修改〈中华人民共和国会计法〉等十一部法律的决定》第二次修正）

目　录

第一章　总　则

第一条　为了保障母亲和婴儿健康，提高出生人口素质，根据宪法，制定本法。

第二条　国家发展母婴保健事业，提供必要条件和物质帮助，使母亲和婴儿获得医疗保健服务。

国家对边远贫困地区的母婴保健事业给予扶持。

第三条　各级人民政府领导母婴保健工作。

母婴保健事业应当纳入国民经济和社会发展计划。

第四条　国务院卫生行政部门主管全国母婴保健工作，根据不同地区情况提出分级分类指导原则，并对全国母婴保健工作实施监督管理。

国务院其他有关部门在各自职责范围内，配合卫生行政部门做好母婴保健工作。

第五条　国家鼓励、支持母婴保健领域的教育和科学研究，推广先进、实用的母婴保健技术，普及母婴保健科学知识。

第六条　对在母婴保健工作中做出显著成绩和在母婴保健科学研究中取得显著成果的组织和个人，应当给予奖励。

第二章　婚前保健

第七条　医疗保健机构应当为公民提供婚前保健服务。

婚前保健服务包括下列内容：

（一）婚前卫生指导：关于性卫生知识、生育知识和遗传病知识的教育；

（二）婚前卫生咨询：对有关婚配、生育保健等问题提供医学意见；

（三）婚前医学检查：对准备结婚的男女双方可能患影响结婚和生育的疾病进行医学检查。

第八条　婚前医学检查包括对下列疾病的检查：

（一）严重遗传性疾病；

（二）指定传染病；

（三）有关精神病。

经婚前医学检查，医疗保健机构应当出具婚前医学检查证明。

第九条　经婚前医学检查，对患指定传染病在传染期内或者有关精神病在发病期内的，医师应当提出医学意见；准备结婚的男女双方应当暂缓结婚。

第十条　经婚前医学检查，对诊断患医学上认为不宜生育的严重遗传性疾病的，医师应当向男女双方说明情况，提出医学意见；经男女双方同意，采取长效避孕措施或者施行结扎手术后不生育的，可以结婚。但《中华人民共和国婚姻法》规定禁止结婚的除外。

第十一条　接受婚前医学检查的人员对检查结果持有异议的，可以申请医学技术鉴定，取得医学鉴定证明。

第十二条　男女双方在结婚登记时，应当持有婚前医学检查证明或者医学鉴定证明。

第十三条　省、自治区、直辖市人民政府根据本地区的实际情况，制定婚前医学检查制度实施办法。

省、自治区、直辖市人民政府对婚前医学检查应当规定合理的收费标准，对边远贫困地区或者交费确有困难的人员应当给予减免。

第三章　孕产期保健

第十四条　医疗保健机构应当为育龄妇女和孕产妇提供孕产期保健服务。

孕产期保健服务包括下列内容：

（一）母婴保健指导：对孕育健康后代以及严重遗传性疾病和碘缺乏病等地方病的发病原因、治疗和预防方法提供医学意见；

（二）孕妇、产妇保健：为孕妇、产妇提供卫生、营养、心理等方面的咨询和指导以及产前定期检查等医疗保健服务；

（三）胎儿保健：为胎儿生长发育进行监护，提供咨询和医学指导；

（四）新生儿保健：为新生儿生长发育、哺乳和护理提供的医疗保健服务。

第十五条　对患严重疾病或者接触致畸物质，妊娠可能危及孕妇生命安全或者可能严重影响孕妇健康和胎儿正常发育的，医疗保健机构应当予以医学指导。

第十六条　医师发现或者怀疑患严重遗传性疾病的育龄夫妻，应当提出医学意见。育龄夫妻应当根据医师的医学意见采取相应的措施。

第十七条　经产前检查，医师发现或者怀疑胎儿异常的，应当对孕妇进行产前诊断。

第十八条　经产前诊断，有下列情形之一的，医师应当向夫妻双方说明情况，并提出终止妊娠的医学意见：

（一）胎儿患严重遗传性疾病的；

（二）胎儿有严重缺陷的；

（三）因患严重疾病，继续妊娠可能危及孕妇生命安全或者严重危害孕妇健康的。

第十九条　依照本法规定施行终止妊娠或者结扎手术，应当经本人同意，并签署意见。本人无行为能力的，应当经其监护人同意，并签署意见。

依照本法规定施行终止妊娠或者结扎手术的，接受免费服务。

第二十条　生育过严重缺陷患儿的妇女再次妊娠前，夫妻双方应当到县级以上医疗保健机构接受医学检查。

第二十一条　医师和助产人员应当严格遵守有关操作规程，提高助产技术和服务质量，预防和减少产伤。

第二十二条　不能住院分娩的孕妇应当由经过培训、具备相应接生能力的接生人员实行消毒接生。

第二十三条　医疗保健机构和从事家庭接生的人员按照国务院卫生行政部门的规定，出具统一制发的新生儿出生医学证明；有产妇和婴儿死亡以及新生儿出生缺陷情况的，应当向卫生行政部门报告。

第二十四条　医疗保健机构为产妇提供科学育儿、合理营养和母乳喂养的指导。

医疗保健机构对婴儿进行体格检查和预防接种，逐步开展新生儿疾病筛查、婴儿多发病和常见病防治等医疗保健服务。

第四章　技术鉴定

第二十五条　县级以上地方人民政府可以设立医学技术鉴定组织，负责对婚前医学检查、遗传病诊断和产前诊断结果有异议的进行医学技术鉴定。

第二十六条　从事医学技术鉴定的人员，必须具有临床经验和医学遗传学知识，并具有主治医师以上的专业技术职务。

医学技术鉴定组织的组成人员，由卫生行政部门提名，同级人民政府聘任。

第二十七条　医学技术鉴定实行回避制度。凡与当事人有利害关系，可能影响公正鉴定的人员，应当回避。

第五章　行政管理

第二十八条　各级人民政府应当采取措施，加强母婴保健工作，提高医疗保健服务水平，积极防治由环境因素所致严重危害母亲和婴儿健康的地方性高发性疾病，促进母婴保健事业的发展。

第二十九条　县级以上地方人民政府卫生行政部门管理本行政区域内的母婴保健工作。

第三十条　省、自治区、直辖市人民政府卫生行政部门指定的医疗保健机构负责本行政区域内的母婴保健监测和技术指导。

第三十一条　医疗保健机构按照国务院卫生行政部门的规定，负责其职责范围内的母婴保健工作，建立医疗保健工作规范，提高医学技术水平，采取各种措施方便人民群众，做好母婴保健服务工作。

第三十二条　医疗保健机构依照本法规定开展婚前医学检查、遗传病诊断、产前诊断以及施行结扎手术和终止妊娠手术的，必须符合国务院卫生行政部门规定的条件和技术标准，并经县级以上地方人民政府卫生行政部门许可。

严禁采用技术手段对胎儿进行性别鉴定，但医学上确有需要的除外。

第三十三条　从事本法规定的遗传病诊断、产前诊断的人员，必须经过省、自治区、直辖市人民政府卫生行政部门的考核，并取得相应的合格证书。

从事本法规定的婚前医学检查、施行结扎手术和终止妊娠手术的人员，必须经过县级以上地方人民政府卫生行政部门的考核，并取得相应的合格证书。

第三十四条　从事母婴保健工作的人员应当严格遵守职业道德，为当事人保守秘密。

第六章　法律责任

第三十五条　未取得国家颁发的有关合格证书的，有下列行为之一，县级以上地方人民政府卫生行政部门应当予以制止，并可以根据情节给予警告或者处以罚款：

（一）从事婚前医学检查、遗传病诊断、产前诊断或者医学技术鉴定的；

（二）施行终止妊娠手术的；

（三）出具本法规定的有关医学证明的。

上款第（三）项出具的有关医学证明无效。

第三十六条　未取得国家颁发的有关合格证书，施行终止妊娠手术或者采取其他方法终止妊娠，致人死亡、残疾、丧失或者基本丧失劳动能力的，依照刑法有关规定追究刑事责任。

第三十七条　从事母婴保健工作的人员违反本法规定，出具有关虚假医学证明或者进行胎儿性别鉴定的，由医疗保健机构或者卫生行政部门根据情节给予行政处分；情节严重的，依法取消执业资格。

第七章　附　则

第三十八条　本法下列用语的含义：

指定传染病，是指《中华人民共和国传染病防治法》中规定的艾滋病、淋病、梅毒、麻风病以及医学上认为影响结婚和生育的其他传染病。

严重遗传性疾病，是指由于遗传因素先天形成，患者全部或者部分丧失自主生活能力，后代再现风险高，医学上认为不宜生育的遗传性疾病。

有关精神病，是指精神分裂症、躁狂抑郁型精神病以及其他重型精神病。

产前诊断，是指对胎儿进行先天性缺陷和遗传性疾病的诊断。

第三十九条　本法自1995年6月1日起施行。

《中华人民共和国母婴保健法》简答题

问题1：《中华人民共和国母婴保健法》施行时间具体是哪一天？

答题要点：《中华人民共和国母婴保健法》施行时间是1995年6月1日。

问题2：全国母婴保健工作是哪个部门主管的？

答题要点：国务院卫生行政部门主管全国母婴保健工作。

问题3：婚前保健服务包括哪几方面内容？

答题要点：婚前保健服务包括婚前卫生指导、婚前卫生咨询、婚前医学检查。

问题4：婚前医学检查包括哪些内容？

答题要点：婚前医学检查包括对准备结婚的男女双方可能患影响结婚和生育的疾病进行医学检查。

问题5：婚前医学检查是针对哪些疾病的检查？

答题要点：婚前医学检查主要针对严重遗传性疾病、指定传染病、有关精神病进行检查。

问题6：经婚前医学检查，对患指定传染病在传染期内或者有关精神病在发病期内的，应该如何处理？

答题要点：经婚前医学检查，对患指定传染病在传染期内或者有关精神病在发病期内的，医师应当提出医学意见；准备结婚的男女双方应当暂缓结婚。

问题7：经婚前医学检查，对诊断患医学上认为不宜生育的严重遗传性疾病的，应当如何处理？

答题要点：经婚前医学检查，对诊断患医学上认为不宜生育的严重遗传性疾病的，医师应当向男女双方说明情况，提出医学意见；经男女双方同意，采取长效避孕措施或者施行结扎手术后不生育的，可以结婚。

问题8：孕产期保健服务包括哪几方面内容？

答题要点：孕产期保健服务包括母婴保健指导，孕妇、产妇保健，胎儿保健，新生儿保健。

问题9：孕产期保健服务中，孕妇、产妇保健包括哪些内容？

答题要点：孕产期保健服务中，孕妇、产妇保健包括为孕妇、产妇提供卫生、营养、心理等方面的咨询和指导以及产前定期检查等医疗保健服务。

问题10：孕产期保健服务中，胎儿保健包括哪些内容？

答题要点：孕产期保健服务中，胎儿保健包括为胎儿生长发育进行监护，提供咨询和医学指导。

问题11：经产前诊断，有哪些情形医师应当向夫妻双方说明情况，并提出终止妊娠的医学意见？

答题要点：胎儿患严重遗传性疾病的；胎儿有严重缺陷的；因患严重疾病，继续妊娠可能危及孕妇生命安全或者严重危害孕妇健康的。

问题12：生育过严重缺陷患儿的妇女再次妊娠前，夫妻双方应当到哪个级别医疗保健机构接受医学检查？

答题要点：生育过严重缺陷患儿的妇女再次妊娠前，夫妻双方应当到县级以上医疗保健机构接受医学检查。

问题13：县级以上地方人民政府可以设立医学技术鉴定组织，负责对婚前医学检查、遗传病诊断和产前诊断结果有异议的进行医学技术鉴定。从事医学技术鉴定的人员的资质是什么？

答题要点：必须具有临床经验和医学遗传学知识，并具有主治医师以上的专业技术职务。

问题14：根据《中华人民共和国母婴保健法》规定，从事遗传病诊断、产前诊断的人员，必须满足什么条件？

答题要点：必须经过省、自治区、直辖市人民政府卫生行政部门的考核，并取得相应的合格证书。

问题15：根据《中华人民共和国母婴保健法》规定，从事婚前医学检查、施行结扎手术和终止妊娠手术的人员，必须满足什么条件？

答题要点：必须经过县级以上地方人民政府卫生行政部门的考核，并取得相应的合格证书。

问题16：根据《中华人民共和国母婴保健法》规定，未取得国家颁发的有关合格证书，施行终止妊娠手术或者采取其他方法终止妊娠，造成哪些严重后果，将会依照刑法有关规定追究当事人刑事责任？

答题要点：未取得国家颁发的有关合格证书，施行终止妊娠手术或者采取其他方法终止妊娠，致人死亡、残疾、丧失或者基本丧失劳动能力的，依照刑法有关规定追究刑事责任。

问题17：从事母婴保健工作的人员违反《中华人民共和国母婴保健法》规定，出具有关虚假医学证明或者进行胎儿性别鉴定的，需要承担哪些法律责任？

答题要点：从事母婴保健工作的人员违反《中华人民共和国母婴保健法》规定，出具有关虚假医学证明或者进行胎儿性别鉴定的，由医疗保健机构或者卫生行政部门根据情节给予行政处分；情节严重的，依法取消执业资格。

问题18：《中华人民共和国母婴保健法》中的指定传染病，包括哪些疾病？

答题要点：《中华人民共和国母婴保健法》中的指定传染病，是指《中华人民共和国传染病防治法》中规定的艾滋病、淋病、梅毒、麻风病以及医学上认为影响结婚和生育的其他传染病。

问题19：《中华人民共和国母婴保健法》中的严重遗传性疾病指什么？

答题要点：《中华人民共和国母婴保健法》中的严重遗传性疾病，是指由于遗传因素先天形成，患者全部或者部分丧失自主生活能力，后代再现风险高，医学上认为不宜生育的遗传性疾病。

问题20：《中华人民共和国母婴保健法》中的有关精神病指什么？

答题要点：《中华人民共和国母婴保健法》中的严重遗传性疾病，是指精神分裂症、躁狂抑郁型精神病以及其他重型精神病。

中华人民共和国母婴保健法实施办法（节选）

（2001年6月20日中华人民共和国国务院令第308号公布　根据2017年11月17日《国务院关于修改部分行政法规的决定》第一次修订　根据2022年3月29日《国务院关于修改和废止部分行政法规的决定》第二次修订　根据2023年7月20日《国务院关于修改和废止部分行政法规的决定》第三次修订）

第一章　总　则

第一条　根据《中华人民共和国母婴保健法》（以下简称母婴保健法），制定本办法。

第二条　在中华人民共和国境内从事母婴保健服务活动的机构及其人员应当遵守母婴保健法和本办法。

第三条　母婴保健技术服务主要包括下列事项：

（一）有关母婴保健的科普宣传、教育和咨询；

（二）婚前医学检查；

（三）产前诊断和遗传病诊断；

（四）助产技术；

（五）实施医学上需要的节育手术；

（六）新生儿疾病筛查

（七）有关生育、节育、不育的其他生殖保健服务。

第四条　公民享有母婴保健的知情选择权。国家保障公民获得适宜的母婴保健服务的权利。

第五条　母婴保健工作以保健为中心，以保障生殖健康为目的，实行保健和临床相结合，面向群体、面向基层和预防为主的方针。

第六条　各级人民政府应当将母婴保健工作纳入本级国民经济和社会发展计划，为母婴保健事业的发展提供必要的经济、技术和物质条件，并对少数民族地区、贫困地区的母婴保健事业给予特殊支持。

县级以上地方人民政府根据本地区的实际情况和需要，可以设立母婴保健事业发展专项资金。

第七条　国务院卫生行政部门主管全国母婴保健工作，履行下列职责：

（一）制定母婴保健法及本办法的配套规章和技术规范；

（二）按照分级分类指导的原则，制定全国母婴保健工作发展规划和实施步骤；

（三）组织推广母婴保健及其他生殖健康的适宜技术；

（四）对母婴保健工作实施监督。

第八条　县级以上各级人民政府财政、公安、民政、教育、人力资源社会保障等部门应当在各自职责范围内，配合同级卫生行政部门做好母婴保健工作。

第四章　婴儿保健

第二十五条　医疗、保健机构应当按照国家有关规定开展新生儿先天性、遗传性代谢病筛查、诊断、治疗和监测。

第二十六条　医疗、保健机构应当按照规定进行新生儿访视，建立儿童保健手册（卡），定期对其进行健康检查，提供有关预防疾病、合理膳食、促进智力发育等科学知识，做好婴儿多发病、常见病防治等医疗保健服务。

第二十七条　医疗、保健机构应当按照规定的程序和项目对婴儿进行预防接种。

婴儿的监护人应当保证婴儿及时接受预防接种。

第二十八条　国家推行母乳喂养。医疗、保健机构应当为实施母乳喂养提供技术指导，为住院分娩的产妇提供必要的母乳喂养条件。

医疗、保健机构不得向孕产妇和婴儿家庭宣传、推荐母乳代用品。

第二十九条　母乳代用品产品包装标签应当在显著位置标明母乳喂养的优越性。

母乳代用品生产者、销售者不得向医疗、保健机构赠送产品样品或者以推销为目的有条件地提供设备、资金和资料。

第三十条　妇女享有国家规定的产假。有不满1周岁婴儿的妇女，所在单位应当在劳动时间内为其安排一定的哺乳时间。

第五章　技术鉴定

第三十一条　母婴保健医学技术鉴定委员会分为省、市、县三级。

母婴保健医学技术鉴定委员会成员应当符合下列任职条件：

（一）县级母婴保健医学技术鉴定委员会成员应当具有主治医师以上专业技术职务；

（二）设区的市级和省级母婴保健医学技术鉴定委员会成员应当具有副主任医师以上专业技术职务。

第三十二条　当事人对婚前医学检查、遗传病诊断、产前诊断结果有异议，需要进一步确诊的，可以自接到检查或者诊断结果之日起15日内向所在地县级或者设区的市级母婴保健医学技术鉴定委员会提出书面鉴定申请。

母婴保健医学技术鉴定委员会应当自接到鉴定申请之日起30日内作出医学技术鉴定意见，并及时通知当事人。

当事人对鉴定意见有异议的，可以自接到鉴定意见通知书之日起15日内向上一级母婴保健医学技术鉴定委员会申请再鉴定。

第三十三条　母婴保健医学技术鉴定委员会进行医学鉴定时须有5名以上相关专业医学技术鉴定委员会成员参加。

鉴定委员会成员应当在鉴定结论上署名；不同意见应当如实记录。鉴定委员会根据鉴定结论向当事人出具鉴定意见书。

母婴保健医学技术鉴定管理办法由国务院卫生行政部门制定。

第六章　监督管理

第三十四条　县级以上地方人民政府卫生行政部门负责本行政区域内的母婴保健监督管理工作，履行下列监督管理职责：

（一）依照母婴保健法和本办法以及国务院卫生行政部门规定的条件和技术标准，对从事母婴保健工作的机构和人员实施许可，并核发相应的许可证书；

（二）对母婴保健法和本办法的执行情况进行监督检查；

（三）对违反母婴保健法和本办法的行为，依法给予行政处罚；

（四）负责母婴保健工作监督管理的其他事项。

第三十五条　从事遗传病诊断、产前诊断的医疗、保健机构和人员，须经省、自治区、直辖市人民政府卫生行政部门许可；但是，从事产前诊断中产前筛查的医疗、保健机构，须经县级人民政府卫生行政部门许可。

从事婚前医学检查的医疗、保健机构和人员，须经县级人民政府卫生行政部门许可。

从事助产技术服务、结扎手术和终止妊娠手术的医疗、保健机构和人员，须经县级人民政府卫生行政部门许可，并取得相应的合格证书。

第三十六条　卫生监督人员在执行职务时，应当出示证件。

卫生监督人员可以向医疗、保健机构了解情况，索取必要的资料，对母婴保健工作进行监督、检查，医疗、保健机构不得拒绝和隐瞒。

卫生监督人员对医疗、保健机构提供的技术资料负有保密的义务。

第三十七条　医疗、保健机构应当根据其从事的业务，配备相应的人员和医疗设备，对从事母婴保健工作的人员加强岗位业务培训和职业道德教育，并定期对其进行检查、考核。

医师和助产人员（包括家庭接生人员）应当严格遵守有关技术操作规范，认真填写各项记录，提高助产技术和服务质量。

助产人员的管理，按照国务院卫生行政部门的规定执行。

从事母婴保健工作的执业医师应当依照母婴保健法的规定取得相应的资格。

第三十八条　医疗、保健机构应当按照国务院卫生行政部门的规定，对托幼园、所卫生保健工作进行业务指导。

第三十九条　国家建立孕产妇死亡、婴儿死亡和新生儿出生缺陷监测、报告制度。

第七章　罚　则

第四十条　医疗、保健机构或者人员未取得母婴保健技术许可，擅自从事婚前医学检查、遗传病诊断、产前诊断、终止妊娠手术和医学技术鉴定或者出具有关医学证明的，由卫生行政部门给予警告，责令停止违法行为，没收违法所得；违法所得5000元以上的，并处违法所得3倍以上5倍以下的罚款；没有违法所得或者违法所得不足5000元的，并处5000元以上2万元以下的罚款。

第四十一条　从事母婴保健技术服务的人员出具虚假医学证明文件的，依法给予行政处分；有下列情形之一的，由原发证部门撤销相应的母婴保健技术执业资格或者医师执业证书：

（一）因延误诊治，造成严重后果的；

（二）给当事人身心健康造成严重后果的；

（三）造成其他严重后果的。

第四十二条　违反本办法规定进行胎儿性别鉴定的，由卫生行政部门给予警告，责令停止违法行为；对医疗、保健机构直接负责的主管人员和其他直接责任人员，依法给予行政处分。进行胎儿性别鉴定两次以上的或者以营利为目的进行胎儿性别鉴定的，并由原发证机关撤销相应的母婴保健技术执业资格或者医师执业证书。

《中华人民共和国母婴保健法实施办法》简答题

问题1：在中华人民共和国境内，从事母婴保健服务活动的机构及其人员应当遵守哪些法律法规？

答题要点：应当遵守《中华人民共和国母婴保健法》和《中华人民共和国母婴保健法实施办法》。

问题2：《中华人民共和国母婴保健法实施办法》第五条规定，母婴保健工作实行什么方针？

答题要点：母婴保健工作以保健为中心，以保障生殖健康为目的，实行保健和临床相结合，面向群体、面向基层和预防为主的方针。

问题3：各级人民政府应当将母婴保健工作纳入本级国民经济和社会发展计划，为母婴保健事业的发展提供什么条件？

答题要点：按《中华人民共和国母婴保健法实施办法》规定，应提供必要的经济、技术和物质条件，并对少数民族地区、贫困地区的母婴保健事业给予特殊支持。

问题4：国务院卫生行政部门主管全国母婴保健工作，履行哪些职责？

答题要点：（一）制定《中华人民共和国母婴保健法》及《中华人民共和国母婴保健法实施办法》的配套规章和技术规范；

（二）按照分级分类指导的原则，制定全国母婴保健工作发展规划和实施步骤；

（三）组织推广母婴保健及其他生殖健康的适宜技术；

（四）对母婴保健工作实施监督。

问题5：《中华人民共和国母婴保健法实施办法》第二十六条规定，婴儿保健中，医疗、保健机构应当做哪些工作？

答题要点：医疗、保健机构应当按照规定进行新生儿访视，建立儿童保健手册（卡），定期对其进行健康检查，提供有关预防疾病、合理膳食、促进智力发育等科学知识，做好婴儿多发病、常见病防治等医疗保健服务。

问题6：国家推行母乳喂养，医疗、保健机构不得向孕产妇和婴儿家庭宣传、推荐什么？

答题要点：按《中华人民共和国母婴保健法实施办法》规定，医疗、保健机构不得向孕产妇和婴儿家庭宣传、推荐母乳代用品。

问题7：母婴保健医学技术鉴定委员会成员应当符合哪些任职条件？

答题要点：（一）县级母婴保健医学技术鉴定委员会成员应当具有主治医师以上专业技术职务；

（二）设区的市级和省级母婴保健医学技术鉴定委员会成员应当具有副主任医师以上专业技术职务。

问题8：县级以上地方人民政府卫生行政部门负责本行政区域内的母婴保健监督管理工作，应履行哪些监督管理职责？

答题要点：

（一）依照《中华人民共和国母婴保健法》和《中华人民共和国母婴保健法实施办法》以及国务院卫生行政部门规定的条件和技术标准，对从事母婴保健工作的机构和人员实施许可，并核发相应的许可证书；

（二）对《中华人民共和国母婴保健法》和《中华人民共和国母婴保健法实施办法》的执行情况进行监督检查；

（三）对违反《中华人民共和国母婴保健法》和《中华人民共和国母婴保健法实施办法》的行为，依法给予行政处罚；

（四）负责母婴保健工作监督管理的其他事项。

问题9：卫生监督人员在执行职务时，对医疗、保健机构提供的技术资料负有什么义务？

答题要点：按《中华人民共和国母婴保健法实施办法》规定，负有保密的义务。

问题10：从事母婴保健技术服务的人员出具虚假医学证明文件的，依法给予行政处分；有哪些情形之一的，由原发证部门撤销相应的母婴保健技术执业资格或者医师执业证书？

答题要点：（一）因延误诊治，造成严重后果的；

（二）给当事人身心健康造成严重后果的；

（三）造成其他严重后果的。

医院感染管理办法

（2006年7月6日卫生部令第48号公布　自2006年9月1日起施行）

第一章　总　则

第一条　为加强医院感染管理，有效预防和控制医院感染，提高医疗质量，保证医疗安全，根据《传染病防治法》、《医疗机构管理条例》和《突发公共卫生事件应急条例》等法律、行政法规的规定，制定本办法。

第二条　医院感染管理是各级卫生行政部门、医疗机构及医务人员针对诊疗活动中存在的医院感染、医源性感染及相关的危险因素进行的预防、诊断和控制活动。

第三条　各级各类医疗机构应当严格按照本办法的规定实施医院感染管理工作。

医务人员的职业卫生防护，按照《职业病防治法》及其配套规章和标准的有关规定执行。

第四条　卫生部负责全国医院感染管理的监督管理工作。

县级以上地方人民政府卫生行政部门负责本行政区域内医院感染管理的监督管理工作。

第二章　组织管理

第五条　各级各类医疗机构应当建立医院感染管理责任制，制定并落实医院感染管理的规章制度和工作规范，严格执行有关技术操作规范和工作标准，有效预防和控制医院感染，防止传染病病原体、耐药菌、条件致病菌及其他病原微生物的传播。

第六条　住院床位总数在100张以上的医院应当设立医院感染管理委员会和

独立的医院感染管理部门。

住院床位总数在100张以下的医院应当指定分管医院感染管理工作的部门。

其他医疗机构应当有医院感染管理专（兼）职人员。

第七条 医院感染管理委员会由医院感染管理部门、医务部门、护理部门、临床科室、消毒供应室、手术室、临床检验部门、药事管理部门、设备管理部门、后勤管理部门及其他有关部门的主要负责人组成，主任委员由医院院长或者主管医疗工作的副院长担任。

医院感染管理委员会的职责是：

（一）认真贯彻医院感染管理方面的法律法规及技术规范、标准，制定本医院预防和控制医院感染的规章制度、医院感染诊断标准并监督实施；

（二）根据预防医院感染和卫生学要求，对本医院的建筑设计、重点科室建设的基本标准、基本设施和工作流程进行审查并提出意见；

（三）研究并确定本医院的医院感染管理工作计划，并对计划的实施进行考核和评价；

（四）研究并确定本医院的医院感染重点部门、重点环节、重点流程、危险因素以及采取的干预措施，明确各有关部门、人员在预防和控制医院感染工作中的责任；

（五）研究并制定本医院发生医院感染暴发及出现不明原因传染性疾病或者特殊病原体感染病例等事件时的控制预案；

（六）建立会议制度，定期研究、协调和解决有关医院感染管理方面的问题；

（七）根据本医院病原体特点和耐药现状，配合药事管理委员会提出合理使用抗菌药物的指导意见；

（八）其他有关医院感染管理的重要事宜。

第八条 医院感染管理部门、分管部门及医院感染管理专（兼）职人员具体负责医院感染预防与控制方面的管理和业务工作。主要职责是：

（一）对有关预防和控制医院感染管理规章制度的落实情况进行检查和指导；

（二）对医院感染及其相关危险因素进行监测、分析和反馈，针对问题提出控制措施并指导实施；

（三）对医院感染发生状况进行调查、统计分析，并向医院感染管理委员会或者医疗机构负责人报告；

（四）对医院的清洁、消毒灭菌与隔离、无菌操作技术、医疗废物管理等工作提供指导；

（五）对传染病的医院感染控制工作提供指导；

（六）对医务人员有关预防医院感染的职业卫生安全防护工作提供指导；

（七）对医院感染暴发事件进行报告和调查分析，提出控制措施并协调、组织有关部门进行处理；

（八）对医务人员进行预防和控制医院感染的培训工作；

（九）参与抗菌药物临床应用的管理工作；

（十）对消毒药械和一次性使用医疗器械、器具的相关证明进行审核；

（十一）组织开展医院感染预防与控制方面的科研工作；

（十二）完成医院感染管理委员会或者医疗机构负责人交办的其他工作。

第九条　卫生部成立医院感染预防与控制专家组，成员由医院感染管理、疾病控制、传染病学、临床检验、流行病学、消毒学、临床药学、护理学等专业的专家组成。主要职责是：

（一）研究起草有关医院感染预防与控制、医院感染诊断的技术性标准和规范；

（二）对全国医院感染预防与控制工作进行业务指导；

（三）对全国医院感染发生状况及危险因素进行调查、分析；

（四）对全国重大医院感染事件进行调查和业务指导；

（五）完成卫生部交办的其他工作。

第十条　省级人民政府卫生行政部门成立医院感染预防与控制专家组，负责指导本地区医院感染预防与控制的技术性工作。

第三章　预防与控制

第十一条　医疗机构应当按照有关医院感染管理的规章制度和技术规范，加强医院感染的预防与控制工作。

第十二条　医疗机构应当按照《消毒管理办法》，严格执行医疗器械、器具的消毒工作技术规范，并达到以下要求：

（一）进入人体组织、无菌器官的医疗器械、器具和物品必须达到灭菌水平；

（二）接触皮肤、黏膜的医疗器械、器具和物品必须达到消毒水平；

（三）各种用于注射、穿刺、采血等有创操作的医疗器具必须一用一灭菌。

医疗机构使用的消毒药械、一次性医疗器械和器具应当符合国家有关规定。一次性使用的医疗器械、器具不得重复使用。

第十三条　医疗机构应当制定具体措施，保证医务人员的手卫生、诊疗环境条件、无菌操作技术和职业卫生防护工作符合规定要求，对医院感染的危险因素进行控制。

第十四条　医疗机构应当严格执行隔离技术规范，根据病原体传播途径，采取相应的隔离措施。

第十五条　医疗机构应当制定医务人员职业卫生防护工作的具体措施，提供必要的防护物品，保障医务人员的职业健康。

第十六条　医疗机构应当严格按照《抗菌药物临床应用指导原则》，加强抗菌药物临床使用和耐药菌监测管理。

第十七条　医疗机构应当按照医院感染诊断标准及时诊断医院感染病例，建立有效的医院感染监测制度，分析医院感染的危险因素，并针对导致医院感染的危险因素，实施预防与控制措施。

医疗机构应当及时发现医院感染病例和医院感染的暴发，分析感染源、感染途径，采取有效的处理和控制措施，积极救治患者。

第十八条　医疗机构经调查证实发生以下情形时，应当于12小时内向所在地的县级地方人民政府卫生行政部门报告，并同时向所在地疾病预防控制机构报告。所在地的县级地方人民政府卫生行政部门确认后，应当于24小时内逐级上报至省级人民政府卫生行政部门。省级人民政府卫生行政部门审核后，应当在24小时内上报至卫生部：

（一）5例以上医院感染暴发；

（二）由于医院感染暴发直接导致患者死亡；

（三）由于医院感染暴发导致3人以上人身损害后果。

第十九条　医疗机构发生以下情形时，应当按照《国家突发公共卫生事件相关信息报告管理工作规范（试行）》的要求进行报告：

（一）10例以上的医院感染暴发事件；

（二）发生特殊病原体或者新发病原体的医院感染；

（三）可能造成重大公共影响或者严重后果的医院感染。

第二十条　医疗机构发生的医院感染属于法定传染病的，应当按照《中华人民共和国传染病防治法》和《国家突发公共卫生事件应急预案》的规定进行报告和处理。

第二十一条　医疗机构发生医院感染暴发时，所在地的疾病预防控制机构应当及时进行流行病学调查，查找感染源、感染途径、感染因素，采取控制措施，防止感染源的传播和感染范围的扩大。

第二十二条　卫生行政部门接到报告，应当根据情况指导医疗机构进行医院感染的调查和控制工作，并可以组织提供相应的技术支持。

第四章　人员培训

第二十三条　各级卫生行政部门和医疗机构应当重视医院感染管理的学科建设，建立专业人才培养制度，充分发挥医院感染专业技术人员在预防和控制医院感染工作中的作用。

第二十四条　省级人民政府卫生行政部门应当建立医院感染专业人员岗位规范化培训和考核制度，加强继续教育，提高医院感染专业人员的业务技术水平。

第二十五条　医疗机构应当制定对本机构工作人员的培训计划，对全体工作人员进行医院感染相关法律法规、医院感染管理相关工作规范和标准、专业技术知识的培训。

第二十六条　医院感染专业人员应当具备医院感染预防与控制工作的专业知识，并能够承担医院感染管理和业务技术工作。

第二十七条　医务人员应当掌握与本职工作相关的医院感染预防与控制方面的知识，落实医院感染管理规章制度、工作规范和要求。工勤人员应当掌握有关预防和控制医院感染的基础卫生学和消毒隔离知识，并在工作中正确运用。

第五章　监督管理

第二十八条　县级以上地方人民政府卫生行政部门应当按照有关法律法规和本办法的规定，对所辖区域的医疗机构进行监督检查。

第二十九条　对医疗机构监督检查的主要内容是：

（一）医院感染管理的规章制度及落实情况；

（二）针对医院感染危险因素的各项工作和控制措施；

（三）消毒灭菌与隔离、医疗废物管理及医务人员职业卫生防护工作状况；

（四）医院感染病例和医院感染暴发的监测工作情况；

（五）现场检查。

第三十条　卫生行政部门在检查中发现医疗机构存在医院感染隐患时，应当责令限期整改或者暂时关闭相关科室或者暂停相关诊疗科目。

第三十一条　医疗机构对卫生行政部门的检查、调查取证等工作，应当予以配合，不得拒绝和阻碍，不得提供虚假材料。

第六章　罚　则

第三十二条　县级以上地方人民政府卫生行政部门未按照本办法的规定履行监督管理和对医院感染暴发事件的报告、调查处理职责，造成严重后果的，对卫生行政主管部门主要负责人、直接责任人和相关责任人予以降级或者撤职的行政处分。

第三十三条　医疗机构违反本办法，有下列行为之一的，由县级以上地方人民政府卫生行政部门责令改正，逾期不改的，给予警告并通报批评；情节严重的，对主要负责人和直接责任人给予降级或者撤职的行政处分：

（一）未建立或者未落实医院感染管理的规章制度、工作规范；

（二）未设立医院感染管理部门、分管部门以及指定专（兼）职人员负责医院感染预防与控制工作；

（三）违反对医疗器械、器具的消毒工作技术规范；

（四）违反无菌操作技术规范和隔离技术规范；

（五）未对消毒药械和一次性医疗器械、器具的相关证明进行审核；

（六）未对医务人员职业暴露提供职业卫生防护。

第三十四条　医疗机构违反本办法规定，未采取预防和控制措施或者发生医院感染未及时采取控制措施，造成医院感染暴发、传染病传播或者其他严重后果的，对负有责任的主管人员和直接责任人员给予降级、撤职、开除的行政处分；情节严重的，依照《传染病防治法》第六十九条规定，可以依法吊销有关责任人员的执业证书；构成犯罪的，依法追究刑事责任。

第三十五条　医疗机构发生医院感染暴发事件未按本办法规定报告的，由县级以上地方人民政府卫生行政部门通报批评；造成严重后果的，对负有责任的主管人员和其他直接责任人员给予降级、撤职、开除的处分。

第七章　附　则

第三十六条　本办法中下列用语的含义：

（一）医院感染：指住院病人在医院内获得的感染，包括在住院期间发生的感染和在医院内获得出院后发生的感染，但不包括入院前已开始或者入院时已处于潜伏期的感染。医院工作人员在医院内获得的感染也属医院感染。

（二）医源性感染：指在医学服务中，因病原体传播引起的感染。

（三）医院感染暴发：是指在医疗机构或其科室的患者中，短时间内发生3例以上同种同源感染病例的现象。

（四）消毒：指用化学、物理、生物的方法杀灭或者消除环境中的病原微生物。

（五）灭菌：杀灭或者消除传播媒介上的一切微生物，包括致病微生物和非致病微生物，也包括细菌芽胞和真菌孢子。

第三十七条　中国人民解放军医疗机构的医院感染管理工作，由中国人民解放军卫生部门归口管理。

第三十八条　采供血机构与疾病预防控制机构的医源性感染预防与控制管理参照本办法。

第三十九条　本办法自2006年9月1日起施行，原2000年11月30日颁布的《医院感染管理规范（试行）》同时废止。

《医院感染管理办法》简答题

问题1：医院感染管理是各级卫生行政部门、医疗机构及医务人员针对诊疗活动中的哪些行为进行的预防、诊断和控制活动？

答题要点：医院感染、医源性感染及相关的危险因素。

问题2：医务人员的职业卫生防护，按照哪些规定的标准执行？

答题要点：《职业病防治法》及其配套规章和标准的有关规定。

问题3：医疗机构应当按照《消毒管理办法》，严格执行医疗器械、器具的消毒工作技术规范，其中进入人体组织、无菌器官的医疗器械、器具和物品必须达到哪种消毒标准？

答题要点：灭菌水平。

问题4：医疗机构应当按照《消毒管理办法》，严格执行医疗器械、器具的消毒工作技术规范，其中接触皮肤、黏膜的医疗器械、器具和物品必须达到哪种消毒标准？

答题要点：消毒水平。

问题5：医疗机构应当按照《消毒管理办法》，严格执行医疗器械、器具的消毒工作技术规范，各种用于注射、穿刺、采血等有创操作的医疗器具必须达到哪种消毒标准？

答题要点：必须一用一灭菌。

问题6：医疗机构发生的医院感染属于法定传染病的，应当按照哪些法律法规的规定进行报告和处理？

答题要点：《中华人民共和国传染病防治法》和《国家突发公共卫生事件应急预案》。

问题7：医疗机构违反规定，未采取预防和控制措施或者发生医院感染未及时采取控制措施，造成医院感染暴发、传染病传播或者其他严重后果的，对负有责任的主管人员和直接责任人员给予哪些行政处分？

答题要点：给予降级、撤职、开除的行政处分。

问题8：什么是医院感染？

答题要点：指住院病人在医院内获得的感染，包括在住院期间发生的感染和在医院内获得出院后发生的感染，但不包括入院前已开始或者入院时已处于潜伏期的感染。医院工作人员在医院内获得的感染也属医院感染。

问题9：什么是医源性感染？

答题要点：指在医学服务中，因病原体传播引起的感染。

问题10：什么是医院感染暴发？

答题要点：是指在医疗机构或其科室的患者中，短时间内发生3例以上同种同源感染病例的现象。

问题11：什么是消毒？

答题要点：指用化学、物理、生物的方法杀灭或者消除环境中的病原微生物。

问题12：什么是灭菌？

答题要点：杀灭或者消除传播媒介上的一切微生物，包括致病微生物和非致病微生物，也包括细菌芽胞和真菌孢子。

中华人民共和国献血法

（1997年12月29日第八届全国人民代表大会常务委员会第二十九次会议通过）

第一条　为保证医疗临床用血需要和安全，保障献血者和用血者身体健康，发扬人道主义精神，促进社会主义物质文明和精神文明建设，制定本法。

第二条　国家实行无偿献血制度。

国家提倡十八周岁至五十五周岁的健康公民自愿献血。

第三条　地方各级人民政府领导本行政区域内的献血工作，统一规划并负责组织、协调有关部门共同做好献血工作。

第四条　县级以上各级人民政府卫生行政部门监督管理献血工作。

各级红十字会依法参与、推动献血工作。

第五条　各级人民政府采取措施广泛宣传献血的意义，普及献血的科学知识，开展预防和控制经血液途径传播的疾病的教育。

新闻媒介应当开展献血的社会公益性宣传。

第六条　国家机关、军队、社会团体、企业事业组织、居民委员会、村民委员会，应当动员和组织本单位和本居民区的适龄公民参加献血。

现役军人献血的动员和组织办法，由中国人民解放军卫生主管部门制定。

对献血者，发给国务院卫生行政部门制作的无偿献血证书，有关单位可以给予适当补贴。

第七条　国家鼓励国家工作人员、现役军人和高等学校在校学生率先献血，为树立社会新风尚作表率。

第八条　血站是采集、提供临床用血的机构，是不以营利为目的的公益性组织。设立血站向公民采集血液，必须经国务院卫生行政部门或者省、自治区、直辖市人民政府卫生行政部门批准。血站应当为献血者提供各种安全、卫生、便利的条件。血站的设立条件和管理办法由国务院卫生行政部门制定。

第九条　血站对献血者必须免费进行必要的健康检查；身体状况不符合献血条件的，血站应当向其说明情况，不得采集血液。献血者的身体健康条件由国务院卫生行政部门规定。

血站对献血者每次采集血液量一般为二百毫升，最多不得超过四百毫升，两次采集间隔不少于六个月。

严格禁止血站违反前款规定对献血者超量、频繁采集血液。

第十条 血站采集血液必须严格遵守有关操作规程和制度，采血必须由具有采血资格的医务人员进行，一次性采血器材用后必须销毁，确保献血者的身体健康。

血站应当根据国务院卫生行政部门制定的标准，保证血液质量。

血站对采集的血液必须进行检测，未经检测或者检测不合格的血液，不得向医疗机构提供。

第十一条 无偿献血的血液必须用于临床，不得买卖。血站、医疗机构不得将无偿献血的血液出售给采血浆站或者血液制品生产单位。

第十二条 临床用血的包装、储存、运输，必须符合国家规定的卫生标准和要求。

第十三条 医疗机构对临床用血必须进行核查，不得将不符合国家规定标准的血液用于临床。

第十四条 公民临床用血时只交付用于血液的采集、储存、分离、检验等费用；具体收费标准由国务院卫生行政部门会同国务院价格主管部门制定。

无偿献血者临床需要用血时，免交前款规定的费用；无偿献血者的配偶和直系亲属临床需要用血时，可以按照省、市、自治区、直辖市人民政府的规定免交或者减交前款规定的费用。

第十五条 为保障公民临床急救用血的需要，国家提倡并指导择期手术的患者自身储血，动员家庭、亲友、所在单位以及社会互助献血。

为保证应急用血，医疗机构可以临时采集血液，但应当依照本法规定，确保采血用血安全。

第十六条 医疗机构临床用血应当制定用血计划，遵循合理、科学的原则，不得浪费和滥用血液。

医疗机构应当积极推行按血液成份针对医疗实际需要输血，具体管理办法由国务院卫生行政部门制定。

国家鼓励临床用血新技术的研究和推广。

第十七条 各级人民政府和红十字会对积极参加献血和在献血工作中做出显著成绩的单位和个人，给予奖励。

第十八条　有下列行为之一的，由县级以上地方人民政府卫生行政部门予以取缔，没收违法所得，可以并处十万元以下的罚款；构成犯罪的，依法追究刑事责任：

（一）非法采集血液的；

（二）血站、医疗机构出售无偿献血的血液的；

（三）非法组织他人出卖血液的。

第十九条　血站违反有关操作规程和制度采集血液，由县级以上地方人民政府卫生行政部门责令改正；给献血者健康造成损害的，应当依法赔偿，对直接负责的主管人员和其他直接责任人员，依法给予行政处分；构成犯罪的，依法追究刑事责任。

第二十条　临床用血的包装、储存、运输，不符合国家规定的卫生标准和要求的，由县级以上地方人民政府卫生行政部门责令改正，给予警告，可以并处一万元以下的罚款。

第二十一条　血站违反本法的规定，向医疗机构提供不符合国家规定标准的血液的，由县级以上地方人民政府卫生行政部门责令改正；情节严重，造成经血液途径传播或者有传播严重危险的，限期整顿，对直接负责的主管人员和其他直接责任人员，依法给予行政处分；构成犯罪的，依法追究刑事责任。

第二十二条　医疗机构的医务人员违反本法规定，将不符合国家规定标准的血液用于患者的，由县级以上地方人民政府卫生行政部门责令改正；给患者健康造成损害的，应当依法赔偿，对直接负责的主管人员和其他直接责任人员，依法给予行政处分。构成犯罪的，依法追究刑事责任。

第二十三条　卫生行政部门及其工作人员在献血、用血的监督管理工作中，玩忽职守，造成严重后果，构成犯罪的，依法追究刑事责任；尚不构成犯罪的，依法给予行政处分。

第二十四条　本法自1998年10月1日起施行。

《中华人民共和国献血法》简答题

问题1：《中华人民共和国献血法》通过和施行的时间具体是哪一天？

答题要点：《中华人民共和国献血法》由第八届全国人民代表大会常务委员

会第二十九次会议于1997年12月29日通过，自1998年10月1日起执行。

问题2：《中华人民共和国献血法》立法目的是什么？

答题要点：为保证医疗临床用血需要和安全，保障献血者和用血者身体健康，发扬人道主义精神，促进社会主义物质文明和精神文明建设，制定本法。

问题3：国家实行何种献血制度？

答题要点：国家提倡十八周岁至五十五周岁的健康公民（符合标准的献血人群）自愿献血。

问题4：红十字会在献血工作中的作用是什么？

答题要点：各级红十字会依法参与、推动献血工作。

问题5：对于献血者有哪些鼓励？

答题要点：对献血者，发给国务院卫生行政部门制作的无偿献血证书，有关单位可以给予适当补贴。

问题6：血站是什么性质的机构？

答题要点：血站是采集、提供临床用血的机构，是不以营利为目的的公益性组织。

问题7：无偿献血的血液如何使用？

答题要点：无偿献血的血液必须用于临床，不得买卖。血站、医疗机构不得将无偿献血者的血液出售给单采血浆站或者血液制品生产单位。

问题8：对于公民临床用血时应该如何收费？

答题要点：公民临床用血时，只交付用于血液采集、储存、分离、检验等费用；具体收费标准由国务院卫生行政部门会同国务院价格主管部门制定。

问题9：国家鼓励那些人率先献血？

答题要点：国家鼓励国家工作人员、现役军人和高等学校在校学生率先献血，为树立社会新风尚作表率。

问题10：《中华人民共和国献血法》对献血的数量和时间有哪些要求？

答题要点：血站对献血者每次采集血液量一般为二百毫升，最多不得超过四百毫升，两次采集间隔期不少于六个月。

问题11：哪些行为采供血行为属于违法行为？如何处罚？

答题要点：有下列哪些行为之一的，由县级以上地方人民政府卫生行政部门予以取缔，没收违法所得，可以并处十万元以下的罚款；构成犯罪的，依法追究刑事责任？

（一）非法采集血液的；

（二）血站、医疗机构出售无偿献血的血液的；

（三）非法组织他人出卖血液的。

问题12：临床用血的包装、储运、运输，不符合国家规定的如何处罚？

答题要点：临床用血的包装、储运、运输，不符合国家规定的卫生标准和要求的，由县级以上地方人民政府卫生行政部门责令改正，给予警告，可以并处一万元以下的罚款。

医疗机构临床用血管理办法

（2012年6月7日原卫生部令第58号公布，根据2019年2月28日公布的《国家卫生健康委关于修改〈职业健康检查管理办法〉等4件部门规章的决定》第一次修订）

第一章　总　则

第一条　为加强医疗机构临床用血管理，推进临床科学合理用血，保护血液资源，保障临床用血安全和医疗质量，根据《中华人民共和国献血法》，制定本办法。

第二条　卫生部负责全国医疗机构临床用血的监督管理。县级以上地方人民政府卫生行政部门负责本行政区域医疗机构临床用血的监督管理。

第三条　医疗机构应当加强临床用血管理，将其作为医疗质量管理的重要内容，完善组织建设，建立健全岗位责任制，制定并落实相关规章制度和技术操作规程。

第四条　本办法适用于各级各类医疗机构的临床用血管理工作。

第二章　组织与职责

第五条　卫生部成立临床用血专家委员会，其主要职责是：

（一）协助制订国家临床用血相关制度、技术规范和标准；

（二）协助指导全国临床用血管理和质量评价工作，促进提高临床合理用血水平；

（三）协助临床用血重大安全事件的调查分析，提出处理意见；

（四）承担卫生部交办的有关临床用血管理的其他任务。

卫生部建立协调机制，做好临床用血管理工作，提高临床合理用血水平，保证输血治疗质量。

第六条　各省、自治区、直辖市人民政府卫生行政部门成立省级临床用血质量控制中心，负责辖区内医疗机构临床用血管理的指导、评价和培训等工作。

第七条 医疗机构应当加强组织管理，明确岗位职责，健全管理制度。

医疗机构法定代表人为临床用血管理第一责任人。

第八条　二级以上医院和妇幼保健院应当设立临床用血管理委员会，负责本机构临床合理用血管理工作。主任委员由院长或者分管医疗的副院长担任，成员由医务部门、输血科、麻醉科、开展输血治疗的主要临床科室、护理部门、手术室等部门负责人组成。医务、输血部门共同负责临床合理用血日常管理工作。

其他医疗机构应当设立临床用血管理工作组，并指定专（兼）职人员负责日常管理工作。

第九条　临床用血管理委员会或者临床用血管理工作组应当履行以下职责：

（一）认真贯彻临床用血管理相关法律、法规、规章、技术规范和标准，制订本机构临床用血管理的规章制度并监督实施；（二）评估确定临床用血的重点科室、关键环节和流程；

（三）定期监测、分析和评估临床用血情况，开展临床用血质量评价工作，提高临床合理用血水平；

（四）分析临床用血不良事件，提出处理和改进措施；

（五）指导并推动开展自体输血等血液保护及输血新技术；

（六）承担医疗机构交办的有关临床用血的其他任务。

第十条　医疗机构应当根据有关规定和临床用血需求设置输血科或者血库，并根据自身功能、任务、规模，配备与输血工作相适应的专业技术人员、设施、设备。

不具备条件设置输血科或者血库的医疗机构，应当安排专（兼）职人员负责临床用血工作。

第十一条　输血科及血库的主要职责是：

（一）建立临床用血质量管理体系，推动临床合理用血；

（二）负责制订临床用血储备计划，根据血站供血的预警信息和医院的血液库存情况协调临床用血；

（三）负责血液预订、入库、储存、发放工作；

（四）负责输血相关免疫血液学检测；

（五）参与推动自体输血等血液保护及输血新技术；

（六）参与特殊输血治疗病例的会诊，为临床合理用血提供咨询；

（七）参与临床用血不良事件的调查；

（八）根据临床治疗需要，参与开展血液治疗相关技术；

（九）承担医疗机构交办的有关临床用血的其他任务。

第三章　临床用血管理

第十二条　医疗机构应当加强临床用血管理，建立并完善管理制度和工作规范，并保证落实。

第十三条　医疗机构应当使用卫生行政部门指定血站提供的血液。

医疗机构科研用血由所在地省级卫生行政部门负责核准。

医疗机构应当配合血站建立血液库存动态预警机制，保障临床用血需求和正常医疗秩序。

第十四条　医疗机构应当科学制订临床用血计划，建立临床合理用血的评价制度，提高临床合理用血水平。

第十五条　医疗机构应当对血液预订、接收、入库、储存、出库及库存预警等进行管理，保证血液储存、运送符合国家有关标准和要求。

第十六条　医疗机构接收血站发送的血液后，应当对血袋标签进行核对。符合国家有关标准和要求的血液入库，做好登记；并按不同品种、血型和采血日期（或有效期），分别有序存放于专用储藏设施内。

血袋标签核对的主要内容是：

（一）血站的名称；

（二）献血编号或者条形码、血型；

（三）血液品种；

（四）采血日期及时间或者制备日期及时间；

（五）有效期及时间；

（六）储存条件。

禁止将血袋标签不合格的血液入库。

第十七条　医疗机构应当在血液发放和输血时进行核对，并指定医务人员负责血液的收领、发放工作。

第十八条　医疗机构的储血设施应当保证运行有效，全血、红细胞的储藏温度应当控制在2～6℃，血小板的储藏温度应当控制在20～24℃。储血保管人员应当做好血液储藏温度的24小时监测记录。储血环境应当符合卫生标准和要求。

第十九条　医务人员应当认真执行临床输血技术规范，严格掌握临床输血适应证，根据患者病情和实验室检测指标，对输血指证进行综合评估，制订输血治疗方案。

第二十条　医疗机构应当建立临床用血申请管理制度。

同一患者一天申请备血量少于800毫升的，由具有中级以上专业技术职务任职资格的医师提出申请，上级医师核准签发后，方可备血。

同一患者一天申请备血量在800毫升至1600毫升的，由具有中级以上专业技术职务任职资格的医师提出申请，经上级医师审核，科室主任核准签发后，方可备血。

同一患者一天申请备血量达到或超过1600毫升的，由具有中级以上专业技术职务任职资格的医师提出申请，科室主任核准签发后，报医务部门批准，方可备血。

以上第二款、第三款和第四款规定不适用于急救用血。

第二十一条　在输血治疗前，医师应当向患者或者其近亲属说明输血目的、方式和风险，并签署临床输血治疗知情同意书。

因抢救生命垂危的患者需要紧急输血，且不能取得患者或者其近亲属意见的，经医疗机构负责人或者授权的负责人批准后，可以立即实施输血治疗。

第二十二条　医疗机构应当积极推行节约用血的新型医疗技术。

三级医院、有条件的二级医院和妇幼保健院应当开展自体输血技术，建立并完善管理制度和技术规范，提高合理用血水平，保证医疗质量和安全。

医疗机构应当动员符合条件的患者接受自体输血技术，提高输血治疗效果和安全性。

第二十三条　医疗机构应当积极推行成分输血，保证医疗质量和安全。

第二十四条　医疗机构应当将无偿献血纳入健康教育内容，积极主动向患者、家属及社会广泛宣传，鼓励健康适龄公民自愿参加无偿献血，提升群众对无偿献血的知晓度和参与度。

第二十五条　医疗机构应当根据国家有关法律法规和规范建立临床用血不良事件监测报告制度。临床发现输血不良反应后，应当积极救治患者，及时向有关部门报告，并做好观察和记录。

第二十六条　各省、自治区、直辖市人民政府卫生行政部门应当制订临床用血保障措施和应急预案，保证自然灾害、突发事件等大量伤员和特殊病例、稀缺血型等应急用血的供应和安全。

因应急用血或者避免血液浪费，在保证血液安全的前提下，经省、自治区、直辖市人民政府卫生行政部门核准，医疗机构之间可以调剂血液。具体方案由省级卫生行政部门制订。

第二十七条　省、自治区、直辖市人民政府卫生行政部门应当加强边远地区医疗机构临床用血保障工作，科学规划和建设中心血库与储血点。

医疗机构应当制订应急用血工作预案。为保证应急用血，医疗机构可以临时采集血液，但必须同时符合以下条件：

（一）危及患者生命，急需输血；

（二）所在地血站无法及时提供血液，且无法及时从其他医疗机构调剂血液，而其他医疗措施不能替代输血治疗；

（三）具备开展交叉配血及乙型肝炎病毒表面抗原、丙型肝炎病毒抗体、艾滋病病毒抗体和梅毒螺旋体抗体的检测能力；

（四）遵守采供血相关操作规程和技术标准。

医疗机构应当在临时采集血液后10日内将情况报告县级以上人民政府卫生行政部门。

第二十八条　医疗机构应当建立临床用血医学文书管理制度，确保临床用血信息客观真实、完整、可追溯。医师应当将患者输血适应证的评估、输血过程和输血后疗效评价情况记入病历；临床输血治疗知情同意书、输血记录单等随病历保存。

第二十九条　医疗机构应当建立培训制度，加强对医务人员临床用血和无偿献血知识的培训，将临床用血相关知识培训纳入继续教育内容。新上岗医务人员应当接受岗前临床用血相关知识培训及考核。

第三十条　医疗机构应当建立科室和医师临床用血评价及公示制度。将临床用血情况纳入科室和医务人员工作考核指标体系。

禁止将用血量和经济收入作为输血科或者血库工作的考核指标。

第四章　监督管理

第三十一条　县级以上地方人民政府卫生行政部门应当加强对本行政区域内医疗机构临床用血情况的督导检查。

第三十二条　县级以上地方人民政府卫生行政部门应当建立医疗机构临床用血评价制度，定期对医疗机构临床用血工作进行评价。

第三十三条　县级以上地方人民政府卫生行政部门应当建立临床合理用血情况排名、公布制度。对本行政区域内医疗机构临床用血量和不合理使用等情况进行排名，将排名情况向本行政区域内的医疗机构公布，并报上级卫生行政部门。

第三十四条　县级以上地方人民政府卫生行政部门应当将医疗机构临床用血情况纳入医疗机构考核指标体系；将临床用血情况作为医疗机构评审、评价重要指标。

第五章　法律责任

第三十五条　医疗机构有下列情形之一的，由县级以上人民政府卫生行政部门责令限期改正；逾期不改的，进行通报批评，并予以警告；情节严重或者造成严重后果的，可处3万元以下的罚款，对负有责任的主管人员和其他直接责任人员依法给予处分：

（一）未设立临床用血管理委员会或者工作组的；

（二）未拟定临床用血计划或者一年内未对计划实施情况进行评估和考核的；

（三）未建立血液发放和输血核对制度的；

（四）未建立临床用血申请管理制度的；

（五）未建立医务人员临床用血和无偿献血知识培训制度的；

（六）未建立科室和医师临床用血评价及公示制度的；

（七）将经济收入作为对输血科或者血库工作的考核指标的；

（八）违反本办法的其他行为。

第三十六条　医疗机构使用未经卫生行政部门指定的血站供应的血液的，由县级以上地方人民政府卫生行政部门给予警告，并处3万元以下罚款；情节严重或者造成严重后果的，对负有责任的主管人员和其他直接责任人员依法给予处分。

第三十七条　医疗机构违反本办法关于应急用血采血规定的，由县级以上人民政府卫生行政部门责令限期改正，给予警告；情节严重或者造成严重后果的，处3万元以下罚款，对负有责任的主管人员和其他直接责任人员依法给予处分。

第三十八条　医疗机构及其医务人员违反本法规定，将不符合国家规定标准的血液用于患者的，由县级以上地方人民政府卫生行政部门责令改正；给患者健康造成损害的，应当依据国家有关法律法规进行处理，并对负有责任的主管人员和其他直接责任人员依法给予处分。

第三十九条　县级以上地方卫生行政部门未按照本办法规定履行监管职责，造成严重后果的，对直接负责的主管人员和其他直接责任人员依法给予记大过、降级、撤职、开除等行政处分。

第四十条　医疗机构及其医务人员违反临床用血管理规定，构成犯罪的，依法追究刑事责任。

第六章　附　则

第四十一条　本办法自2012年8月1日起施行。卫生部于1999年1月5日公布的《医疗机构临床用血管理办法（试行）》同时废止。

《医疗机构临床用血管理办法》简答题

问题1：制定《医疗机构临床用血管理办法》的目的？

答题要点：为加强医疗机构临床用血管理，推进临床科学合理用血，保护血液资源，保障临床用血安全和医疗质量，根据《中华人民共和国献血法》，制定本办法。

问题2：哪些部门负责医疗机构临床用血的监督管理？

答题要点：卫健委负责全国医疗机构临床用血的监督管理。县级以上地方人民政府卫生行政部门负责本行政区域医疗机构临床用血的监督管理。

问题3：临床用血管理第一责任人？

答题要点：医疗机构法定代表人为临床用血管理第一责任人。

问题4：医疗机构接收血站发送的血液后，应当对血袋标签进行核对。血袋标签核对的主要内容是？

答题要点：（一）血站的名称；

（二）献血编号或者条形码、血型；

（三）血液品种；

（四）采血日期及时间或者制备日期及时间；

（五）有效期及时间；

（六）储存条件。

问题5：医疗机构的储血设施应当保证运行有效，全血、红细胞的储藏温度应当控制在________℃，血小板的储藏温度应当控制在________℃。储血保管人员应当做好血液储藏温度的________小时监测记录。储血环境应当符合卫生标准和要求。

答题要点：2～6；20～24；24

问题6：同一患者一天申请备血量________的，由________，方可备血。

同一患者一天申请备血量________的，由________，方可备血。

同一患者一天申请备血量达到或________的，由________，方可备血。

答题要点：少于800毫升；具有中级以上专业技术职务任职资格的医师提出申请，上级医师核准签发后；800毫升至1600毫升；具有中级以上专业技术职务任职资格的医师提出申请，经上级医师审核，科室主任核准签发后；超过1600毫升；具有中级以上专业技术职务任职资格的医师提出申请，科室主任核准签发后，报医务部门批准

问题7：在输血治疗前，医师应当向患者或者其近亲属说明________，并签署临床________。

因抢救生命垂危的患者需要紧急输血，且不能取得患者或者其近亲属意见的，________，可以立即实施输血治疗。

答题要点：输血目的、方式和风险；输血治疗知情同意书；经医疗机构负责人或者授权的负责人批准后

问题8：为保证应急用血，医疗机构可以临时采集血液，但必须同时符合哪些条件？

答题要点：（一）危及患者生命，急需输血；

（二）所在地血站无法及时提供血液，且无法及时从其他医疗机构调剂血液，而其他医疗措施不能替代输血治疗；

（三）具备开展交叉配血及乙型肝炎病毒表面抗原、丙型肝炎病毒抗体、艾滋病病毒抗体和梅毒螺旋体抗体的检测能力；

（四）遵守采供血相关操作规程和技术标准。

问题9：医疗机构应当建立________，确保临床用血信息客观真实、完整、可追溯。

答题要点：临床用血医学文书管理制度

问题10：医疗机构应当使用卫生行政部门________提供的血液。

答题要点：指定血站

艾滋病防治条例

（2006年1月29日中华人民共和国国务院令第457号公布　根据2019年3月2日《国务院关于修改部分行政法规的决定》修订）

第一章　总　则

第一条　为了预防、控制艾滋病的发生与流行，保障人体健康和公共卫生，根据传染病防治法，制定本条例。

第二条　艾滋病防治工作坚持预防为主、防治结合的方针，建立政府组织领导、部门各负其责、全社会共同参与的机制，加强宣传教育，采取行为干预和关怀救助等措施，实行综合防治。

第三条　任何单位和个人不得歧视艾滋病病毒感染者、艾滋病病人及其家属。艾滋病病毒感染者、艾滋病病人及其家属享有的婚姻、就业、就医、入学等合法权益受法律保护。

第四条　县级以上人民政府统一领导艾滋病防治工作，建立健全艾滋病防治工作协调机制和工作责任制，对有关部门承担的艾滋病防治工作进行考核、监督。

县级以上人民政府有关部门按照职责分工负责艾滋病防治及其监督管理工作。

第五条　国务院卫生主管部门会同国务院其他有关部门制定国家艾滋病防治规划；县级以上地方人民政府依照本条例规定和国家艾滋病防治规划，制定并组织实施本行政区域的艾滋病防治行动计划。

第六条　国家鼓励和支持工会、共产主义青年团、妇女联合会、红十字会等团体协助各级人民政府开展艾滋病防治工作。

居民委员会和村民委员会应当协助地方各级人民政府和政府有关部门开展有关艾滋病防治的法律、法规、政策和知识的宣传教育，发展有关艾滋病防治的公益事业，做好艾滋病防治工作。

第七条　各级人民政府和政府有关部门应当采取措施，鼓励和支持有关组织和个人依照本条例规定以及国家艾滋病防治规划和艾滋病防治行动计划的要求，参与艾滋病防治工作，对艾滋病防治工作提供捐赠，对有易感染艾滋病病毒危险行为的人群进行行为干预，对艾滋病病毒感染者、艾滋病病人及其家属提供关怀和救助。

第八条　国家鼓励和支持开展与艾滋病预防、诊断、治疗等有关的科学研究，提高艾滋病防治的科学技术水平；鼓励和支持开展传统医药以及传统医药与现代医药相结合防治艾滋病的临床治疗与研究。

国家鼓励和支持开展艾滋病防治工作的国际合作与交流。

第九条　县级以上人民政府和政府有关部门对在艾滋病防治工作中做出显著成绩和贡献的单位和个人，给予表彰和奖励。

对因参与艾滋病防治工作或者因执行公务感染艾滋病病毒，以及因此致病、丧失劳动能力或者死亡的人员，按照有关规定给予补助、抚恤。

第二章　宣传教育

第十条　地方各级人民政府和政府有关部门应当组织开展艾滋病防治以及关怀和不歧视艾滋病病毒感染者、艾滋病病人及其家属的宣传教育，提倡健康文明的生活方式，营造良好的艾滋病防治的社会环境。

第十一条　地方各级人民政府和政府有关部门应当在车站、码头、机场、公园等公共场所以及旅客列车和从事旅客运输的船舶等公共交通工具显著位置，设置固定的艾滋病防治广告牌或者张贴艾滋病防治公益广告，组织发放艾滋病防治宣传材料。

第十二条　县级以上人民政府卫生主管部门应当加强艾滋病防治的宣传教育工作，对有关部门、组织和个人开展艾滋病防治的宣传教育工作提供技术支持。

医疗卫生机构应当组织工作人员学习有关艾滋病防治的法律、法规、政策和知识；医务人员在开展艾滋病、性病等相关疾病咨询、诊断和治疗过程中，应当对就诊者进行艾滋病防治的宣传教育。

第十三条　县级以上人民政府教育主管部门应当指导、督促高等院校、中等职业学校和普通中学将艾滋病防治知识纳入有关课程，开展有关课外教育活动。

高等院校、中等职业学校和普通中学应当组织学生学习艾滋病防治知识。

第十四条　县级以上人民政府卫生主管部门应当利用计划生育宣传和技术服务网络，组织开展艾滋病防治的宣传教育。

计划生育技术服务机构向育龄人群提供计划生育技术服务和生殖健康服务时，应当开展艾滋病防治的宣传教育。

第十五条　县级以上人民政府有关部门和从事劳务中介服务的机构，应当对进城务工人员加强艾滋病防治的宣传教育。

第十六条　出入境检验检疫机构应当在出入境口岸加强艾滋病防治的宣传教育工作，对出入境人员有针对性地提供艾滋病防治咨询和指导。

第十七条　国家鼓励和支持妇女联合会、红十字会开展艾滋病防治的宣传教育，将艾滋病防治的宣传教育纳入妇女儿童工作内容，提高妇女预防艾滋病的意识和能力，组织红十字会会员和红十字会志愿者开展艾滋病防治的宣传教育。

第十八条　地方各级人民政府和政府有关部门应当采取措施，鼓励和支持有关组织和个人对有易感染艾滋病病毒危险行为的人群开展艾滋病防治的咨询、指导和宣传教育。

第十九条　广播、电视、报刊、互联网等新闻媒体应当开展艾滋病防治的公益宣传。

第二十条　机关、团体、企业事业单位、个体经济组织应当组织本单位从业人员学习有关艾滋病防治的法律、法规、政策和知识，支持本单位从业人员参与艾滋病防治的宣传教育活动。

第二十一条　县级以上地方人民政府应当在医疗卫生机构开通艾滋病防治咨询服务电话，向公众提供艾滋病防治咨询服务和指导。

第三章　预防与控制

第二十二条　国家建立健全艾滋病监测网络。

国务院卫生主管部门制定国家艾滋病监测规划和方案。省、自治区、直辖市人民政府卫生主管部门根据国家艾滋病监测规划和方案，制定本行政区域的艾滋病监测计划和工作方案，组织开展艾滋病监测和专题调查，掌握艾滋病疫情变化情况和流行趋势。

疾病预防控制机构负责对艾滋病发生、流行以及影响其发生、流行的因素开展监测活动。

出入境检验检疫机构负责对出入境人员进行艾滋病监测，并将监测结果及时向卫生主管部门报告。

第二十三条　国家实行艾滋病自愿咨询和自愿检测制度。

县级以上地方人民政府卫生主管部门指定的医疗卫生机构，应当按照国务院卫生主管部门会同国务院其他有关部门制定的艾滋病自愿咨询和检测办法，为自愿接受艾滋病咨询、检测的人员免费提供咨询和初筛检测。

第二十四条　国务院卫生主管部门会同国务院其他有关部门根据预防、控制艾滋病的需要，可以规定应当进行艾滋病检测的情形。

第二十五条　省级以上人民政府卫生主管部门根据医疗卫生机构布局和艾滋病流行情况，按照国家有关规定确定承担艾滋病检测工作的实验室。

国家出入境检验检疫机构按照国务院卫生主管部门规定的标准和规范，确定承担出入境人员艾滋病检测工作的实验室。

第二十六条　县级以上地方人民政府和政府有关部门应当依照本条例规定，根据本行政区域艾滋病的流行情况，制定措施，鼓励和支持居民委员会、村民委员会以及其他有关组织和个人推广预防艾滋病的行为干预措施，帮助有易感染艾滋病病毒危险行为的人群改变行为。

有关组织和个人对有易感染艾滋病病毒危险行为的人群实施行为干预措施，应当符合本条例的规定以及国家艾滋病防治规划和艾滋病防治行动计划的要求。

第二十七条　县级以上人民政府应当建立艾滋病防治工作与禁毒工作的协调机制，组织有关部门落实针对吸毒人群的艾滋病防治措施。

省、自治区、直辖市人民政府卫生、公安和药品监督管理部门应当互相配合，根据本行政区域艾滋病流行和吸毒者的情况，积极稳妥地开展对吸毒成瘾者的药物维持治疗工作，并有计划地实施其他干预措施。

第二十八条　县级以上人民政府卫生、市场监督管理、药品监督管理、广播电视等部门应当组织推广使用安全套，建立和完善安全套供应网络。

第二十九条　省、自治区、直辖市人民政府确定的公共场所的经营者应当在公共场所内放置安全套或者设置安全套发售设施。

第三十条　公共场所的服务人员应当依照《公共场所卫生管理条例》的规定，定期进行相关健康检查，取得健康合格证明；经营者应当查验其健康合格证明，不得允许未取得健康合格证明的人员从事服务工作。

第三十一条　公安、司法行政机关对被依法逮捕、拘留和在监狱中执行刑罚以及被依法收容教育、强制戒毒和劳动教养的艾滋病病毒感染者和艾滋病病人，应当采取相应的防治措施，防止艾滋病传播。

对公安、司法行政机关依照前款规定采取的防治措施，县级以上地方人民政府应当给予经费保障，疾病预防控制机构应当予以技术指导和配合。

第三十二条　对卫生技术人员和在执行公务中可能感染艾滋病病毒的人员，县级以上人民政府卫生主管部门和其他有关部门应当组织开展艾滋病防治知识和专业技能的培训，有关单位应当采取有效的卫生防护措施和医疗保健措施。

第三十三条　医疗卫生机构和出入境检验检疫机构应当按照国务院卫生主管部门的规定，遵守标准防护原则，严格执行操作规程和消毒管理制度，防止发生艾滋病医院感染和医源性感染。

第三十四条　疾病预防控制机构应当按照属地管理的原则，对艾滋病病毒感染者和艾滋病病人进行医学随访。

第三十五条　血站、单采血浆站应当对采集的人体血液、血浆进行艾滋病检测；不得向医疗机构和血液制品生产单位供应未经艾滋病检测或者艾滋病检测阳性的人体血液、血浆。

血液制品生产单位应当在原料血浆投料生产前对每一份血浆进行艾滋病检测；未经艾滋病检测或者艾滋病检测阳性的血浆，不得作为原料血浆投料生产。

医疗机构应当对因应急用血而临时采集的血液进行艾滋病检测，对临床用血艾滋病检测结果进行核查；对未经艾滋病检测、核查或者艾滋病检测阳性的血液，不得采集或者使用。

第三十六条　采集或者使用人体组织、器官、细胞、骨髓等的，应当进行艾滋病检测；未经艾滋病检测或者艾滋病检测阳性的，不得采集或者使用。但是，用于艾滋病防治科研、教学的除外。

第三十七条　进口人体血液制品，应当依照药品管理法的规定，经国务院药品监督管理部门批准，取得进口药品注册证书。

禁止进出口用于临床医疗的人体血液、血浆、组织、器官、细胞、骨髓等。但是，出于人道主义、救死扶伤目的，可以进出口临床急需、捐献配型的特殊血型血液、骨髓造血干细胞、外周血造血干细胞、脐带血造血干细胞，由中国红十字会总会办理出入境手续；具体办法由国务院卫生主管部门会同国家出入境检验检疫机构制定。

依照前款规定进出口的特殊血型血液、骨髓造血干细胞、外周血造血干细胞、脐带血造血干细胞，应当依照国境卫生检疫法律、行政法规的有关规定，接受出入境检验检疫机构的检疫。未经检疫或者检疫不合格的，不得进出口。

第三十八条　艾滋病病毒感染者和艾滋病病人应当履行下列义务：

（一）接受疾病预防控制机构或者出入境检验检疫机构的流行病学调查和指导；

（二）将感染或者发病的事实及时告知与其有性关系者；

（三）就医时，将感染或者发病的事实如实告知接诊医生；

（四）采取必要的防护措施，防止感染他人。

艾滋病病毒感染者和艾滋病病人不得以任何方式故意传播艾滋病。

第三十九条　疾病预防控制机构和出入境检验检疫机构进行艾滋病流行病学调查时，被调查单位和个人应当如实提供有关情况。

未经本人或者其监护人同意，任何单位或者个人不得公开艾滋病病毒感染者、艾滋病病人及其家属的姓名、住址、工作单位、肖像、病史资料以及其他可能推断出其具体身份的信息。

第四十条　县级以上人民政府卫生主管部门和出入境检验检疫机构可以封存有证据证明可能被艾滋病病毒污染的物品，并予以检验或者进行消毒。经检验，属于被艾滋病病毒污染的物品，应当进行卫生处理或者予以销毁；对未被艾滋病病毒污染的物品或者经消毒后可以使用的物品，应当及时解除封存。

第四章　治疗与救助

第四十一条　医疗机构应当为艾滋病病毒感染者和艾滋病病人提供艾滋病防治咨询、诊断和治疗服务。

医疗机构不得因就诊的病人是艾滋病病毒感染者或者艾滋病病人，推诿或者拒绝对其其他疾病进行治疗。

第四十二条　对确诊的艾滋病病毒感染者和艾滋病病人，医疗卫生机构的工作人员应当将其感染或者发病的事实告知本人；本人为无行为能力人或者限制行为能力人的，应当告知其监护人。

第四十三条　医疗卫生机构应当按照国务院卫生主管部门制定的预防艾滋病母婴传播技术指导方案的规定，对孕产妇提供艾滋病防治咨询和检测，对感染艾滋病病毒的孕产妇及其婴儿，提供预防艾滋病母婴传播的咨询、产前指导、阻断、治疗、产后访视、婴儿随访和检测等服务。

第四十四条　县级以上人民政府应当采取下列艾滋病防治关怀、救助措施：

（一）向农村艾滋病病人和城镇经济困难的艾滋病病人免费提供抗艾滋病病毒治疗药品；

（二）对农村和城镇经济困难的艾滋病病毒感染者、艾滋病病人适当减免抗机会性感染治疗药品的费用；

（三）向接受艾滋病咨询、检测的人员免费提供咨询和初筛检测；

（四）向感染艾滋病病毒的孕产妇免费提供预防艾滋病母婴传播的治疗和咨询。

第四十五条　生活困难的艾滋病病人遗留的孤儿和感染艾滋病病毒的未成年人接受义务教育的，应当免收杂费、书本费；接受学前教育和高中阶段教育的，应当减免学费等相关费用。

第四十六条　县级以上地方人民政府应当对生活困难并符合社会救助条件的艾滋病病毒感染者、艾滋病病人及其家属给予生活救助。

第四十七条　县级以上地方人民政府有关部门应当创造条件，扶持有劳动能力的艾滋病病毒感染者和艾滋病病人，从事力所能及的生产和工作。

第五章　保障措施

第四十八条　县级以上人民政府应当将艾滋病防治工作纳入国民经济和社会发展规划，加强和完善艾滋病预防、检测、控制、治疗和救助服务网络的建设，建立健全艾滋病防治专业队伍。

各级人民政府应当根据艾滋病防治工作需要，将艾滋病防治经费列入本级财政预算。

第四十九条　县级以上地方人民政府按照本级政府的职责，负责艾滋病预防、控制、监督工作所需经费。

国务院卫生主管部门会同国务院其他有关部门，根据艾滋病流行趋势，确定全国与艾滋病防治相关的宣传、培训、监测、检测、流行病学调查、医疗救治、应急处置以及监督检查等项目。中央财政对在艾滋病流行严重地区和贫困地区实施的艾滋病防治重大项目给予补助。

省、自治区、直辖市人民政府根据本行政区域的艾滋病防治工作需要和艾滋病流行趋势，确定与艾滋病防治相关的项目，并保障项目的实施经费。

第五十条　县级以上人民政府应当根据艾滋病防治工作需要和艾滋病流行趋势，储备抗艾滋病病毒治疗药品、检测试剂和其他物资。

第五十一条　地方各级人民政府应当制定扶持措施，对有关组织和个人开展艾滋病防治活动提供必要的资金支持和便利条件。有关组织和个人参与艾滋病防治公益事业，依法享受税收优惠。

第六章　法律责任

第五十二条　地方各级人民政府未依照本条例规定履行组织、领导、保障艾滋病防治工作职责，或者未采取艾滋病防治和救助措施的，由上级人民政府责令改正，通报批评；造成艾滋病传播、流行或者其他严重后果的，对负有责任的主管人员依法给予行政处分；构成犯罪的，依法追究刑事责任。

第五十三条　县级以上人民政府卫生主管部门违反本条例规定，有下列情形之一的，由本级人民政府或者上级人民政府卫生主管部门责令改正，通报批评；造成艾滋病传播、流行或者其他严重后果的，对负有责任的主管人员和其他直接责任人员依法给予行政处分；构成犯罪的，依法追究刑事责任：

（一）未履行艾滋病防治宣传教育职责的；

（二）对有证据证明可能被艾滋病病毒污染的物品，未采取控制措施的；

（三）其他有关失职、渎职行为。

出入境检验检疫机构有前款规定情形的，由其上级主管部门依照本条规定予以处罚。

第五十四条　县级以上人民政府有关部门未依照本条例规定履行宣传教育、预防控制职责的，由本级人民政府或者上级人民政府有关部门责令改正，通报批评；造成艾滋病传播、流行或者其他严重后果的，对负有责任的主管人员和其他直接责任人员依法给予行政处分；构成犯罪的，依法追究刑事责任。

第五十五条　医疗卫生机构未依照本条例规定履行职责，有下列情形之一的，由县级以上人民政府卫生主管部门责令限期改正，通报批评，给予警告；造成艾滋病传播、流行或者其他严重后果的，对负有责任的主管人员和其他直接责任人员依法给予降级、撤职、开除的处分，并可以依法吊销有关机构或者责任人员的执业许可证件；构成犯罪的，依法追究刑事责任：

（一）未履行艾滋病监测职责的；

（二）未按照规定免费提供咨询和初筛检测的；

（三）对临时应急采集的血液未进行艾滋病检测，对临床用血艾滋病检测结果未进行核查，或者将艾滋病检测阳性的血液用于临床的；

（四）未遵守标准防护原则，或者未执行操作规程和消毒管理制度，发生艾滋病医院感染或者医源性感染的；

（五）未采取有效的卫生防护措施和医疗保健措施的；

（六）推诿、拒绝治疗艾滋病病毒感染者或者艾滋病病人的其他疾病，或者对艾滋病病毒感染者、艾滋病病人未提供咨询、诊断和治疗服务的；

（七）未对艾滋病病毒感染者或者艾滋病病人进行医学随访的；

（八）未按照规定对感染艾滋病病毒的孕产妇及其婴儿提供预防艾滋病母婴传播技术指导的。

出入境检验检疫机构有前款第（一）项、第（四）项、第（五）项规定情形的，由其上级主管部门依照前款规定予以处罚。

第五十六条　医疗卫生机构违反本条例第三十九条第二款规定，公开艾滋病病毒感染者、艾滋病病人或者其家属的信息的，依照传染病防治法的规定予以处罚。

出入境检验检疫机构、计划生育技术服务机构或者其他单位、个人违反本条例第三十九条第二款规定，公开艾滋病病毒感染者、艾滋病病人或者其家属的信息的，由其上级主管部门责令改正，通报批评，给予警告，对负有责任的主管人员和其他直接责任人员依法给予处分；情节严重的，由原发证部门吊销有关机构或者责任人员的执业许可证件。

第五十七条　血站、单采血浆站违反本条例规定，有下列情形之一，构成犯罪的，依法追究刑事责任；尚不构成犯罪的，由县级以上人民政府卫生主管部门依照献血法和《血液制品管理条例》的规定予以处罚；造成艾滋病传播、流行或者其他严重后果的，对负有责任的主管人员和其他直接责任人员依法给予降级、撤职、开除的处分，并可以依法吊销血站、单采血浆站的执业许可证：

（一）对采集的人体血液、血浆未进行艾滋病检测，或者发现艾滋病检测阳性的人体血液、血浆仍然采集的；

（二）将未经艾滋病检测的人体血液、血浆，或者艾滋病检测阳性的人体血液、血浆供应给医疗机构和血液制品生产单位的。

第五十八条　违反本条例第三十六条规定采集或者使用人体组织、器官、细胞、骨髓等的，由县级人民政府卫生主管部门责令改正，通报批评，给予警告；情节严重的，责令停业整顿，有执业许可证件的，由原发证部门暂扣或者吊销其执业许可证件。

第五十九条　对不符合本条例第三十七条第二款规定进出口的人体血液、血浆、组织、器官、细胞、骨髓等，进出口口岸出入境检验检疫机构应当禁止出入境或者监督销毁。提供、使用未经出入境检验检疫机构检疫的进口人体血液、血浆、组织、器官、细胞、骨髓等的，由县级以上人民政府卫生主管部门没收违法物品以及违法所得，并处违法物品货值金额3倍以上5倍以下的罚款；对负有责任的主管人员和其他直接责任人员由其所在单位或者上级主管部门依法给予处分。

未经国务院药品监督管理部门批准，进口血液制品的，依照药品管理法的规定予以处罚。

第六十条　血站、单采血浆站、医疗卫生机构和血液制品生产单位违反法律、行政法规的规定，造成他人感染艾滋病病毒的，应当依法承担民事赔偿责任。

第六十一条　公共场所的经营者未查验服务人员的健康合格证明或者允许未取得健康合格证明的人员从事服务工作，省、自治区、直辖市人民政府确定的公共场所的经营者未在公共场所内放置安全套或者设置安全套发售设施的，由县级以上人民政府卫生主管部门责令限期改正，给予警告，可以并处500元以上5000元以下的罚款；逾期不改正的，责令停业整顿；情节严重的，由原发证部门依法吊销其执业许可证件。

第六十二条　艾滋病病毒感染者或者艾滋病病人故意传播艾滋病的，依法承担民事赔偿责任；构成犯罪的，依法追究刑事责任。

第七章　附　则

第六十三条　本条例下列用语的含义：

艾滋病，是指人类免疫缺陷病毒（艾滋病病毒）引起的获得性免疫缺陷综合征。

对吸毒成瘾者的药物维持治疗，是指在批准开办戒毒治疗业务的医疗卫生机构中，选用合适的药物，对吸毒成瘾者进行维持治疗，以减轻对毒品的依赖，减少注射吸毒引起艾滋病病毒的感染和扩散，减少毒品成瘾引起的疾病、死亡和引发的犯罪。

标准防护原则，是指医务人员将所有病人的血液、其他体液以及被血液、其他体液污染的物品均视为具有传染性的病原物质，医务人员在接触这些物质时，必须采取防护措施。

有易感染艾滋病病毒危险行为的人群，是指有卖淫、嫖娼、多性伴、男性同性性行为、注射吸毒等危险行为的人群。

艾滋病监测，是指连续、系统地收集各类人群中艾滋病（或者艾滋病病毒感染）及其相关因素的分布资料，对这些资料综合分析，为有关部门制定预防控制策略和措施提供及时可靠的信息和依据，并对预防控制措施进行效果评价。

艾滋病检测，是指采用实验室方法对人体血液、其他体液、组织器官、血液衍生物等进行艾滋病病毒、艾滋病病毒抗体及相关免疫指标检测，包括监测、检验检疫、自愿咨询检测、临床诊断、血液及血液制品筛查工作中的艾滋病检测。

行为干预措施，是指能够有效减少艾滋病传播的各种措施，包括：针对经注射吸毒传播艾滋病的美沙酮维持治疗等措施；针对经性传播艾滋病的安全套推广使用措施，以及规范、方便的性病诊疗措施；针对母婴传播艾滋病的抗病毒药物预防和人工代乳品喂养等措施；早期发现感染者和有助于危险行为改变的自愿咨询检测措施；健康教育措施；提高个人规范意识以及减少危险行为的针对性同伴教育措施。

第六十四条　本条例自2006年3月1日起施行。1987年12月26日经国务院批准，1988年1月14日由卫生部、外交部、公安部、原国家教育委员会、国家旅游局、原中国民用航空局、国家外国专家局发布的《艾滋病监测管理的若干规定》同时废止。

《艾滋病防治条例》简答题

问题1：国家制定《艾滋病防治条例》目的是什么？

答题要点：国家制定《艾滋病防治条例》是为了预防、控制艾滋病的发生与流行，保障人体健康和公共卫生，根据传染病防治法，制定本条例。

问题2：《艾滋病防治条例》是哪年施行的？

答题要点：《艾滋病防治条例》是2006年3月1日起施行的。

问题3：对确诊的艾滋病病毒感染者和艾滋病病人，医疗卫生机构的工作人员应当将其感染或者发病的事实告知哪些人？

答题要点：告知本人；本人为无行为能力人或者限制行为能力人的，应当告知其监护人。

问题4：艾滋病病毒感染者或者艾滋病病人故意传播艾滋病的应该追究责任，具体有哪些？

答题要点：依法承担民事赔偿责任；构成犯罪的，依法追究刑事责任。

问题5：艾滋病标准防护原则是什么？

答题要点：指医务人员将所有病人的血液、其他体液以及被血液、其他体液污染的物品均视为具有传染性的病原物质，医务人员在接触这些物质时，必须采取防护措施。

问题6：易感染艾滋病病毒危险行为的人群有哪些？

答题要点：指有卖淫、嫖娼、多性伴、男性同性性行为、注射吸毒等危险行为的人群。

问题7：艾滋病防治原则是什么？

答题要点：坚持预防为主、防治结合的方针，建立政府组织领导、部门各负其责、全社会共同参与的机制，加强宣传教育，采取行为干预和关怀救助等措施，实行综合防治。

问题8：哪些机构应当组织工作人员学习有关艾滋病防治的法律、法规、政策和知识？

答题要点：医疗卫生机构。

问题9：国家鼓励哪些团体协助各级人民政府开展艾滋病防治工作？

答题要点：工会、共产主义青年团、妇女联合会、红十字会。

问题10：地方各级人民政府未依照《艾滋病防治条例》规定履行组织、领导、保障艾滋病防治工作职责，或者未采取艾滋病防治和救助措施的，由上级人民政府责令改正，通报批评；造成艾滋病传播、流行或者其他严重后果的，对负有责任的主管人员依法给予哪些处分？

答题要点：行政处分；构成犯罪的，依法追究刑事责任。

吉林省医疗机构麻醉药品、第一类精神药品管理指南（2023年版）（节选）

（吉卫医质控发〔2023〕202号）

二、麻精药品的管理机构和人员

（四）医疗机构是麻精药品临床应用管理的责任主体。医疗机构主要负责人应当履行本机构麻精药品管理第一责任人的职责。

（七）人员管理及培训

1. 医疗机构麻精药品管理人员应当掌握与麻醉、精神药品相关的法律、法规、规定，熟悉麻醉药品、第一类精神药品使用和安全管理工作。

2. 医疗机构应当配备工作责任心强、业务熟悉的药学专业技术人员负责麻精药品的采购、储存保管、调配使用及管理工作，人员应当保持相对稳定。

3. 医疗机构的药学部门，联合医务、护理、后勤等部门，对参与麻精药品管理的护理、保卫、后勤等部门人员进行有针对性的培训，每年至少一次，留存培训记录。

4. 医疗机构应当按照有关规定，对本机构执业医师和药师进行麻醉药品和精神药品使用知识和规范化管理的培训。二级及以上医疗机构可自行组织麻醉药品和第一类精神药品相关知识培训与考核，其他医疗机构由县（区）级及以上卫生健康行政部门统一组织。执业医师经考核合格后取得麻精药品的处方权，药师经考核合格后取得麻精药品调剂资格。被授权的执业医师和药学专业技术人员应在医务部门和药学部门完成签名、签章备案后，方可在本医疗机构内开具/调剂处方。

五、使用麻精药品的临床科室管理

（十六）备有麻醉药品和第一类精神药品的临床科室应指定专人负责麻醉药品和第一类精神药品管理。管理人员变更时，应及时上报临床科室负责人，并向药房或医院指定的部门备案。管理职责包括：基数管理，药品请领，药品保管，使用登记管理，回收及废液管理，相关登记和交接工作等。

（十七）药品请领：住院患者使用麻醉药品和第一类精神药品需逐日领取，需由与本医疗机构有劳动合同关系的医务人员领取药品。领取时除需提供相应数量的处方外，应同时提供相应数量的注射剂（贴剂）的空安瓿（废贴），并由各药房核对批号和数量并记录。

（十八）药品保管：备有麻醉药品和第一类精神药品基数的临床科室，应设有麻醉药品和第一类精神药品保险柜或智能调配柜，实行双人双锁管理，配置防盗和监控报警设施。

（十九）使用过程管理：护理人员应依据处方和医嘱核对患者信息，麻精药品按批号管理，按药品效期由近及远的原则使用，并在专用账册进行登记。交接班时，应填写麻醉药品和第一类精神药品使用交接记录并签名（附件8）。管理人员在值班次日对值班人员登记的麻醉药品和第一类精神药品账册进行审核，确认账物相符，发现问题及时报告。病区配备和使用麻醉精神药品除按照本指南规定的管理要求执行之外，应有麻精药品使用登记记录（附件9）。

（二十）对于麻醉科、手术室等麻精药品使用量大、使用管理环节较多的科室，要重点加强管理，成立以科室负责人为第一责任人的专门工作小组，强化麻精药品日常管理。麻醉科/手术室应建立麻精药品每日领取记录册，可以采用自动生成电子表单或手工填写的方式记录，记录内容包括：领取医师信息，领取时间，领取的药品名称、规格、批号、数量，当日交还药品的时间、空安瓿数量，处方数量，未使用药品数量、还药医师及麻精药品专管员双人签字。麻醉医师应在每日临床工作结束后如数交还剩余药品、处方、空安瓿，保证账物相符。结束当日医疗后，由麻醉科专人填写当日麻精药品使用登记表。

六、特殊患者管理

（二十一）需长期使用麻醉药品和第一类精神药品的门（急）诊癌痛患者和中、重度慢性疼痛患者原则上应在户口所在地的医疗机构申办《麻醉药品、第一类精神药品专用病历》（附件10）。《麻醉药品、第一类精神药品专用病历》在医疗机构存放并由专人负责管理。医疗机构对其建档编号，只限本医疗机构使用。

（二十二）建立《麻醉药品、第一类精神药品专用病历》，患者应提供以下材料：

1. 患者户籍簿、身份证或者其他相关有效身份证明文件。

2. 由患者亲属或监护人代办的，还应提供代办人的身份证明原件、复印件、患者委托书（附件11），委托书必须为患者签名或按手印。

3. 二级及以上医疗机构开具的诊断证明原件。

4. 异地诊治的癌症患者，应提供诊断证明书、本人身份证、户口簿、居住证，不能提供居住证的需提供暂住证明（暂住街道办事处或派出所证明信或癌症患者亲友工作单位出示的暂住证明亦可）。

（二十三）申办《麻醉药品、第一类精神药品专用病历》时，患者或代办“专用病历”的亲属或监护人应签署“麻醉药品、第一类精神药品使用知情同意书”（附件12），并保证严格遵守有关条款。

（二十四）首诊医师应当亲自诊查，为患者建立本机构《麻醉药品、第一类精神药品专用病历》，详细记录每次取药的病情于疼痛评估和处方情况。麻醉药品注射剂型仅限于医疗机构内使用或者由医务人员出诊至患者家中使用。

（二十五）医疗机构应当为使用麻醉药品非注射剂型和精神药品的患者建立随诊或者复诊制度，至少每3个月复诊或随诊一次，并将随诊或者复诊情况记入病历。

（二十六）对于需要转诊到其他医疗机构的患者，由医师开具转诊证明，医疗机构根据证明注销《麻醉药品、第一类精神药品专用病历》，并收回归档。

（二十七）患者不再使用麻精药品时，患者/代办人持最后一次使用的空安瓿/废贴、剩余药品交回建册的医疗机构门诊药房，药学专业技术人员收回剩余药品、空安瓿/废贴，在医疗机构注销《麻醉药品、第一类精神药品专用病历》。

（二十八）《麻醉药品、第一类精神药品专用病历》保存期不得少于十五年。

七、麻精药品的处方管理

（二十九）麻醉药品、精神药品处方格式（附件13）由三部分组成：

1. 前记：包括医疗机构名称、处方编号、费别、患者姓名、性别、年龄、身份证明编号、门诊或住院病历号、代办人姓名、性别、年龄、代办人身份证明编号、科别或病区和床位号、临床诊断、开具日期等。可添列特殊要求的项目。

2. 正文：以Rp或 R（拉丁文Recipe“请取”的缩写）标示，分列药品名称、剂型、规格、数量、用法用量。

3. 后记：医师签名或者加盖专用签章，药品金额以及审核、调配，核对、发药药师签名或者加盖专用签章。

（三十）麻醉药品和第一类精神药品处方印刷用纸为淡红色，右上角标注“麻、精一”。

（三十一）处方登记管理：处方的调配人、核对人应当仔细核对麻醉药品、第一类精神药品处方，签名并进行专册登记（附件14）；专用登记册可以采用医院信息系统自动生成表单或者手工填写的方式，但不能缺项。登记内容包括患者（代办人）姓名、性别、年龄、身份证明编号、病历号、疾病名称、药品名称、规格、数量、处方医师、处方编号、处方日期、发药人、复核人。专册保存应当在药品有效期满后不少于2年。

（三十二）处方开具管理

1. 医师应当按照国家卫生健康委制定的麻醉药品和精神药品临床应用指导原则，开具麻醉药品、第一类精神药品处方。医师不得为他人开具不符合规定的处方或者为自己开具麻醉药品、第一类精神药品处方。

2. 为门诊患者开具的麻醉药品注射剂，每张处方为一次常用量；控缓释制剂，每张处方不得超过7日常用量；其他剂型，每张处方不得超过3日常用量。第一类精神药品注射剂，每张处方为一次常用量；控缓释制剂，每张处方不得超过7日常用量；其他剂型，每张处方不得超过3日常用量。哌醋甲酯用于治疗儿童多动症时，每张处方不得超过15日常用量。

3. 为门诊癌症疼痛患者和中、重度慢性疼痛患者开具的麻醉药品、第一类精神药品注射剂，每张处方不得超过3日常用量；控缓释制剂，每张处方不得超过15日常用量；其他剂型，每张处方不得超过7日常用量。

4. 为急诊患者开具麻精药品，限1次常用量，限院内使用。为院外使用麻醉药品非注射剂型、精神药品患者开具的处方不得在急诊药房配药。

5. 为住院患者开具的麻醉药品和第一类精神药品处方应当逐日开具，每张处方为1日常用量。住院患者出院带药量不超过1次门诊处方用量。镇痛泵给药，处方为患者所需1次装量，用法应注明用量和持续时间；术后患者使用的镇痛泵不能带出医疗机构，只限院内使用。住院患者出院带药量不超过1次门诊处方用量。

6. 对于需要特别加强管制的麻醉药品，盐酸二氢埃托啡处方为一次常用量，仅限于二级及以上医院内使用；盐酸哌替啶处方为一次常用量，仅限于医疗机构内使用。

7. 处方注射剂用量不足整支剂量时，医师应在处方用法中注明弃药剂量。

（三十三）处方保存及销毁：处方由药库妥善保存。麻醉药品和第一类精神药品处方保存期限为3年。处方保存期满后，经医院主要负责人批准、登记备案（附件15），方可销毁。

（三十四）处方编号：门诊、急诊、住院药房对麻醉药品与第一类精神药品处方，按年月日逐日编制顺序号；顺序号保证纸质版处方与处方登记记录相一致。

八、麻精药品合理使用

（三十五）麻精药品使用应遵循安全、有效、经济的原则，用药应有依据。

（三十六）医师开具麻精药品处方前应对癌痛或中重度疼痛患者进行疼痛评估。

1. 疼痛评估应当遵循“常规、量化、全面、动态”的原则。

2. 评估方法：数字等级评分（numerical rating scale，NRS）、面部表情疼痛评分量表法、主诉疼痛程度分级法 （verba1 rating scale，VRS）、视觉模拟评分（visual analogue scales，VAS）。

3. 评估内容：包括疼痛部位及范围、疼痛性质、疼痛发作时间及频率、疼痛程度、疼痛发作的因素及对生活质量的影响、疼痛治疗史等（附件16）。

（三十七）癌痛患者治疗药物选择与使用

1. 根据疼痛评估结果，遵循三阶梯镇痛治疗原则选择镇痛药物，应满足：

（1）首选口服给药。

（2）按阶梯给药。

（3）按时给药。

（4）个体化给药。

（5）注意具体细节。

2. 癌痛患者在使用阿片类镇痛药时应进行剂量滴定，包括初始剂量滴定、个体剂量滴定，维持、减量或停用在病历中应有记录。

3. 规范处理爆发痛：建议选择阿片类即释片剂或针剂。

（三十八）处方专项点评

医疗机构要组织对麻精药品处方和住院医嘱进行专项点评，并根据点评结果及时有效干预。药学部门要对本机构麻精药品使用情况进行监测，对于使用量异常增高的，要立即报告本机构的麻精药品管理机构，分析原因并提出管理建议。

《吉林省医疗机构麻醉药品、第一类精神药品管理指南（2023年版）》简答题

问题1：麻精药品临床应用管理的责任主体是？谁应当履行本机构麻精药品管理第一责任人的职责？

答题要点：医疗机构是麻精药品临床应用管理的责任主体。医疗机构主要负责人应当履行本机构麻精药品管理第一责任人的职责。

问题2：哪些患者原则上应在户口所在地的医疗机构申办《麻醉药品、第一类精神药品专用病历》？

答题要点：需长期使用麻醉药品和第一类精神药品的门（急）诊癌痛患者和中、重度慢性疼痛患者原则上应在户口所在地的医疗机构申办《麻醉药品、第一类精神药品专用病历》。

问题3：麻醉药品和第一类精神药品处方印刷用纸为什么颜色，右上角标注的内容是什么？

答题要点：麻醉药品和第一类精神药品处方印刷用纸为淡红色，右上角标注“麻、精一”。

问题4：为门诊患者开具第一类精神药品注射剂、控缓释制剂、其他剂型，每张处方的处方量要求分别是？

答题要点：为门诊患者开具第一类精神药品注射剂，每张处方为一次常用量；控缓释制剂，每张处方不得超过7日常用量；其他剂型，每张处方不得超过3日常用量。

问题5：为门诊患者开具的麻醉药品注射剂、控缓释制剂、其他剂型，每张处方的处方量要求分别是？

答题要点：为门诊患者开具的麻醉药品注射剂，每张处方为一次常用量；控缓释制剂，每张处方不得超过7日常用量；其他剂型，每张处方不得超过3日常

用量。

问题6：为门诊癌症疼痛患者和中、重度慢性疼痛患者开具的麻醉药品、第一类精神药品注射剂、控缓释制剂、其他剂型，每张处方的处方量要求分别是?

答题要点：为门诊癌症疼痛患者和中、重度慢性疼痛患者开具的麻醉药品、第一类精神药品注射剂，每张处方不得超过3日常用量；控缓释制剂，每张处方不得超过15日常用量；其他剂型，每张处方不得超过7日常用量。

问题7：为住院患者开具的麻醉药品和第一类精神药品处方的处方量要求及住院患者出院带药量要求分别是?

答题要点：为住院患者开具的麻醉药品和第一类精神药品处方应当逐日开具，每张处方为1日常用量。住院患者出院带药量不超过1次门诊处方用量。

问题8：开具麻精药品注射剂处方时，何种情况下医师应在处方用法中注明弃药剂量?

答题要点：处方注射剂用量不足整支剂量时，医师应在处方用法中注明弃药剂量。

问题9：麻精药品合理使用应遵循哪些原则?

答题要点：麻精药品使用应遵循安全、有效、经济的原则，用药应有依据。

问题10：根据疼痛评估结果，遵循三阶梯镇痛治疗原则选择镇痛药物，应满足哪些要求?

答题要点：（1）首选口服给药。（2）按阶梯给药。（3）按时给药。（4）个体化给药。（5）注意具体细节。

医疗事故处理条例

（2002年4月4日国务院第351号令公布，自2002年9月1日起施行）

第一章　总　则

第一条　为了正确处理医疗事故，保护患者和医疗机构及其医务人员的合法权益，维护医疗秩序，保障医疗安全，促进医学科学的发展，制定本条例。

第二条　本条例所称医疗事故，是指医疗机构及其医务人员在医疗活动中，违反医疗卫生管理法律、行政法规、部门规章和诊疗护理规范、常规，过失造成患者人身损害的事故。

第三条　处理医疗事故，应当遵循公开、公平、公正、及时、便民的原则，坚持实事求是的科学态度，做到事实清楚、定性准确、责任明确、处理恰当。

第四条　根据对患者人身造成的损害程度，医疗事故分为四级：

一级医疗事故：造成患者死亡、重度残疾的；

二级医疗事故：造成患者中度残疾、器官组织损伤导致严重功能障碍的；

三级医疗事故：造成患者轻度残疾、器官组织损伤导致一般功能障碍的；

四级医疗事故：造成患者明显人身损害的其他后果的。

具体分级标准由国务院卫生行政部门制定。

第二章　医疗事故的预防与处置

第五条　医疗机构及其医务人员在医疗活动中，必须严格遵守医疗卫生管理法律、行政法规、部门规章和诊疗护理规范、常规，恪守医疗服务职业道德。

第六条　医疗机构应当对其医务人员进行医疗卫生管理法律、行政法规、部门规章和诊疗护理规范、常规的培训和医疗服务职业道德教育。

第七条　医疗机构应当设置医疗服务质量监控部门或者配备专（兼）职人员，具体负责监督本医疗机构的医务人员的医疗服务工作，检查医务人员执业情况，接受患者对医疗服务的投诉，向其提供咨询服务。

第八条　医疗机构应当按照国务院卫生行政部门规定的要求，书写并妥善保管病历资料。

因抢救急危患者，未能及时书写病历的，有关医务人员应当在抢救结束后6小时内据实补记，并加以注明。

第九条　严禁涂改、伪造、隐匿、销毁或者抢夺病历资料。

第十条　患者有权复印或者复制其门诊病历、住院志、体温单、医嘱单、化验单（检验报告）、医学影像检查资料、特殊检查同意书、手术同意书、手术及麻醉记录单、病理资料、护理记录以及国务院卫生行政部门规定的其他病历资料。

患者依照前款规定要求复印或者复制病历资料的，医疗机构应当提供复印或者复制服务并在复印或者复制的病历资料上加盖证明印记。复印或者复制病历资料时，应当有患者在场。

医疗机构应患者的要求，为其复印或者复制病历资料，可以按照规定收取工本费。具体收费标准由省、自治区、直辖市人民政府价格主管部门会同同级卫生行政部门规定。

第十一条　在医疗活动中，医疗机构及其医务人员应当将患者的病情、医疗措施、医疗风险等如实告知患者，及时解答其咨询；但是，应当避免对患者产生不利后果。

第十二条　医疗机构应当制定防范、处理医疗事故的预案，预防医疗事故的发生，减轻医疗事故的损害。

第十三条　医务人员在医疗活动中发生或者发现医疗事故、可能引起医疗事故的医疗过失行为或者发生医疗事故争议的，应当立即向所在科室负责人报告，科室负责人应当及时向本医疗机构负责医疗服务质量监控的部门或者专（兼）职人员报告；负责医疗服务质量监控的部门或者专（兼）职人员接到报告后，应当立即进行调查、核实，将有关情况如实向本医疗机构的负责人报告，并向患者通报、解释。

第十四条　发生医疗事故的，医疗机构应当按照规定向所在地卫生行政部门报告。

发生下列重大医疗过失行为的，医疗机构应当在12小时内向所在地卫生行政部门报告：

（一）导致患者死亡或者可能为二级以上的医疗事故；

（二）导致3人以上人身损害后果；

（三）国务院卫生行政部门和省、自治区、直辖市人民政府卫生行政部门规定的其他情形。

第十五条　发生或者发现医疗过失行为，医疗机构及其医务人员应当立即采取有效措施，避免或者减轻对患者身体健康的损害，防止损害扩大。

第十六条　发生医疗事故争议时，死亡病例讨论记录、疑难病例讨论记录、上级医师查房记录、会诊意见、病程记录应当在医患双方在场的情况下封存和启封。封存的病历资料可以是复印件，由医疗机构保管。

第十七条　疑似输液、输血、注射、药物等引起不良后果的，医患双方应当共同对现场实物进行封存和启封，封存的现场实物由医疗机构保管；需要检验的，应当由双方共同指定的、依法具有检验资格的检验机构进行检验；双方无法共同指定时，由卫生行政部门指定。

疑似输血引起不良后果，需要对血液进行封存保留的，医疗机构应当通知提供该血液的采供血机构派员到场。

第十八条　患者死亡，医患双方当事人不能确定死因或者对死因有异议的，应当在患者死亡后48小时内进行尸检；具备尸体冻存条件的，可以延长至7日。尸检应当经死者近亲属同意并签字。

尸检应当由按照国家有关规定取得相应资格的机构和病理解剖专业技术人员进行。承担尸检任务的机构和病理解剖专业技术人员有进行尸检的义务。

医疗事故争议双方当事人可以请法医病理学人员参加尸检，也可以委派代表观察尸检过程。拒绝或者拖延尸检，超过规定时间，影响对死因判定的，由拒绝或者拖延的一方承担责任。

第十九条　患者在医疗机构内死亡的，尸体应当立即移放太平间。死者尸体存放时间一般不得超过2周。逾期不处理的尸体，经医疗机构所在地卫生行政部门批准，并报经同级公安部门备案后，由医疗机构按照规定进行处理。

第三章　医疗事故的技术鉴定

第二十条　卫生行政部门接到医疗机构关于重大医疗过失行为的报告或者医疗事故争议当事人要求处理医疗事故争议的申请后，对需要进行医疗事故技术鉴定的，应当交由负责医疗事故技术鉴定工作的医学会组织鉴定；医患双方协商解决医疗事故争议，需要进行医疗事故技术鉴定的，由双方当事人共同委托负责医疗事故技术鉴定工作的医学会组织鉴定。

第二十一条　设区的市级地方医学会和省、自治区、直辖市直接管辖的县（市）地方医学会负责组织首次医疗事故技术鉴定工作。省、自治区、直辖市地方医学会负责组织再次鉴定工作。

必要时，中华医学会可以组织疑难、复杂并在全国有重大影响的医疗事故争议的技术鉴定工作。

第二十二条　当事人对首次医疗事故技术鉴定结论不服的，可以自收到首次鉴定结论之日起15日内向医疗机构所在地卫生行政部门提出再次鉴定的申请。

第二十三条　负责组织医疗事故技术鉴定工作的医学会应当建立专家库。

专家库由具备下列条件的医疗卫生专业技术人员组成：

（一）有良好的业务素质和执业品德；

（二）受聘于医疗卫生机构或者医学教学、科研机构并担任相应专业高级技术职务 3 年以上。

符合前款第（一）项规定条件并具备高级技术任职资格的法医可以受聘进入专家库。

负责组织医疗事故技术鉴定工作的医学会依照本条例规定聘请医疗卫生专业技术人员和法医进入专家库，可以不受行政区域的限制。

第二十四条　医疗事故技术鉴定，由负责组织医疗事故技术鉴定工作的医学会组织专家鉴定组进行。

参加医疗事故技术鉴定的相关专业的专家，由医患双方在医学会主持下从专家库中随机抽取。在特殊情况下，医学会根据医疗事故技术鉴定工作的需要，可以组织医患双方在其他医学会建立的专家库中随机抽取相关专业的专家参加鉴定或者函件咨询。

符合本条例第二十三条规定条件的医疗卫生专业技术人员和法医有义务受聘进入专家库，并承担医疗事故技术鉴定工作。

第二十五条　专家鉴定组进行医疗事故技术鉴定，实行合议制。专家鉴定组人数为单数，涉及的主要学科的专家一般不得少于鉴定组成员的二分之一；涉及死因、伤残等级鉴定的，并应当从专家库中随机抽取法医参加专家鉴定组。

第二十六条　专家鉴定组成员有下列情形之一的，应当回避，当事人也可以以口头或者书面的方式申请其回避：

（一）是医疗事故争议当事人或者当事人的近亲属的；

（二）与医疗事故争议有利害关系的；

（三）与医疗事故争议当事人有其他关系，可能影响公正鉴定的。

第二十七条　专家鉴定组依照医疗卫生管理法律、行政法规、部门规章和诊疗护理规范、常规，运用医学科学原理和专业知识，独立进行医疗事故技术鉴定，对医疗事故进行鉴别和判定，为处理医疗事故争议提供医学依据。

任何单位或者个人不得干扰医疗事故技术鉴定工作，不得威胁、利诱、辱骂、殴打专家鉴定组成员。

专家鉴定组成员不得接受双方当事人的财物或者其他利益。

第二十八条　负责组织医疗事故技术鉴定工作的医学会应当自受理医疗事故技术鉴定之日起 5 日内通知医疗事故争议双方当事人提交进行医疗事故技术鉴定所需的材料。

当事人应当自收到医学会的通知之日起10日内提交有关医疗事故技术鉴定的材料、书面陈述及答辩。医疗机构提交的有关医疗事故技术鉴定的材料应当包括下列内容：

（一）住院患者的病程记录、死亡病例讨论记录、疑难病例讨论记录、会诊意见、上级医师查房记录等病历资料原件；

（二）住院患者的住院志、体温单、医嘱单、化验单（检验报告）、医学影像检查资料、特殊检查同意书、手术同意书、手术及麻醉记录单、病理资料、护理记录等病历资料原件；

（三）抢救急危患者，在规定时间内补记的病历资料原件；

（四）封存保留的输液、注射用物品和血液、药物等实物，或者依法具有检验资格的检验机构对这些物品、实物作出的检验报告；

（五）与医疗事故技术鉴定有关的其他材料。

在医疗机构建有病历档案的门诊、急诊患者，其病历资料由医疗机构提供；没有在医疗机构建立病历档案的，由患者提供。

医患双方应当依照本条例的规定提交相关材料。医疗机构无正当理由未依照本条例的规定如实提供相关材料，导致医疗事故技术鉴定不能进行的，应当承担责任。

第二十九条　负责组织医疗事故技术鉴定工作的医学会应当自接到当事人提

交的有关医疗事故技术鉴定的材料、书面陈述及答辩之日起45日内组织鉴定并出具医疗事故技术鉴定书。

负责组织医疗事故技术鉴定工作的医学会可以向双方当事人调查取证。

第三十条　专家鉴定组应当认真审查双方当事人提交的材料，听取双方当事人的陈述及答辩并进行核实。

双方当事人应当按照本条例的规定如实提交进行医疗事故技术鉴定所需要的材料，并积极配合调查。当事人任何一方不予配合，影响医疗事故技术鉴定的，由不予配合的一方承担责任。

第三十一条　专家鉴定组应当在事实清楚、证据确凿的基础上，综合分析患者的病情和个体差异，作出鉴定结论，并制作医疗事故技术鉴定书。鉴定结论以专家鉴定组成员的过半数通过。鉴定过程应当如实记载。

医疗事故技术鉴定书应当包括下列主要内容：

（一）双方当事人的基本情况及要求；

（二）当事人提交的材料和负责组织医疗事故技术鉴定工作的医学会的调查材料；

（三）对鉴定过程的说明；

（四）医疗行为是否违反医疗卫生管理法律、行政法规、部门规章和诊疗护理规范、常规；

（五）医疗过失行为与人身损害后果之间是否存在因果关系；

（六）医疗过失行为在医疗事故损害后果中的责任程度；

（七）医疗事故等级；

（八）对医疗事故患者的医疗护理医学建议。

第三十二条　医疗事故技术鉴定办法由国务院卫生行政部门制定。

第三十三条　有下列情形之一的，不属于医疗事故：

（一）在紧急情况下为抢救垂危患者生命而采取紧急医学措施造成不良后果的；

（二）在医疗活动中由于患者病情异常或者患者体质特殊而发生医疗意外的；

（三）在现有医学科学技术条件下，发生无法预料或者不能防范的不良后果的；

（四）无过错输血感染造成不良后果的；

（五）因患方原因延误诊疗导致不良后果的；

（六）因不可抗力造成不良后果的。

第三十四条　医疗事故技术鉴定，可以收取鉴定费用。经鉴定，属于医疗事故的，鉴定费用由医疗机构支付；不属于医疗事故的，鉴定费用由提出医疗事故处理申请的一方支付。鉴定费用标准由省、自治区、直辖市人民政府价格主管部门会同同级财政部门、卫生行政部门规定。

第四章　医疗事故的行政处理与监督

第三十五条　卫生行政部门应当依照本条例和有关法律、行政法规、部门规章的规定，对发生医疗事故的医疗机构和医务人员作出行政处理。

第三十六条　卫生行政部门接到医疗机构关于重大医疗过失行为的报告后，除责令医疗机构及时采取必要的医疗救治措施，防止损害后果扩大外，应当组织调查，判定是否属于医疗事故；对不能判定是否属于医疗事故的，应当依照本条例的有关规定交由负责医疗事故技术鉴定工作的医学会组织鉴定。

第三十七条　发生医疗事故争议，当事人申请卫生行政部门处理的，应当提出书面申请。申请书应当载明申请人的基本情况、有关事实、具体请求及理由等。

当事人自知道或者应当知道其身体健康受到损害之日起 1 年内，可以向卫生行政部门提出医疗事故争议处理申请。

第三十八条　发生医疗事故争议，当事人申请卫生行政部门处理的，由医疗机构所在地的县级人民政府卫生行政部门受理。医疗机构所在地是直辖市的，由医疗机构所在地的区、县人民政府卫生行政部门受理。

有下列情形之一的，县级人民政府卫生行政部门应当自接到医疗机构的报告或者当事人提出医疗事故争议处理申请之日起 7 日内移送上一级人民政府卫生行政部门处理：

（一）患者死亡；

（二）可能为二级以上的医疗事故；

（三）国务院卫生行政部门和省、自治区、直辖市人民政府卫生行政部门规定的其他情形。

第三十九条　卫生行政部门应当自收到医疗事故争议处理申请之日起10日内

进行审查，作出是否受理的决定。对符合本条例规定，予以受理，需要进行医疗事故技术鉴定的，应当自作出受理决定之日起 5 日内将有关材料交由负责医疗事故技术鉴定工作的医学会组织鉴定并书面通知申请人；对不符合本条例规定，不予受理的，应当书面通知申请人并说明理由。

当事人对首次医疗事故技术鉴定结论有异议，申请再次鉴定的，卫生行政部门应当自收到申请之日起 7 日内交由省、自治区、直辖市地方医学会组织再次鉴定。

第四十条　当事人既向卫生行政部门提出医疗事故争议处理申请，又向人民法院提起诉讼的，卫生行政部门不予受理；卫生行政部门已经受理的，应当终止处理。

第四十一条　卫生行政部门收到负责组织医疗事故技术鉴定工作的医学会出具的医疗事故技术鉴定书后，应当对参加鉴定的人员资格和专业类别、鉴定程序进行审核；必要时，可以组织调查，听取医疗事故争议双方当事人的意见。

第四十二条　卫生行政部门经审核，对符合本条例规定作出的医疗事故技术鉴定结论，应当作为对发生医疗事故的医疗机构和医务人员作出行政处理以及进行医疗事故赔偿调解的依据；经审核，发现医疗事故技术鉴定不符合本条例规定的，应当要求重新鉴定。

第四十三条　医疗事故争议由双方当事人自行协商解决的，医疗机构应当自协商解决之日起 7 日内向所在地卫生行政部门作出书面报告，并附具协议书。

第四十四条　医疗事故争议经人民法院调解或者判决解决的，医疗机构应当自收到生效的人民法院的调解书或者判决书之日起 7 日内向所在地卫生行政部门作出书面报告，并附具调解书或者判决书。

第四十五条　县级以上地方人民政府卫生行政部门应当按照规定逐级将当地发生的医疗事故以及依法对发生医疗事故的医疗机构和医务人员作出行政处理的情况，上报国务院卫生行政部门。

第五章　医疗事故的赔偿

第四十六条　发生医疗事故的赔偿等民事责任争议，医患双方可以协商解决；不愿意协商或者协商不成的，当事人可以向卫生行政部门提出调解申请，也可以直接向人民法院提起民事诉讼。

第四十七条　双方当事人协商解决医疗事故的赔偿等民事责任争议的，应当制作协议书。协议书应当载明双方当事人的基本情况和医疗事故的原因、双方当事人共同认定的医疗事故等级以及协商确定的赔偿数额等，并由双方当事人在协议书上签名。

第四十八条　已确定为医疗事故的，卫生行政部门应医疗事故争议双方当事人请求，可以进行医疗事故赔偿调解。调解时，应当遵循当事人双方自愿原则，并应当依据本条例的规定计算赔偿数额。

经调解，双方当事人就赔偿数额达成协议的，制作调解书，双方当事人应当履行；调解不成或者经调解达成协议后一方反悔的，卫生行政部门不再调解。

第四十九条　医疗事故赔偿，应当考虑下列因素，确定具体赔偿数额：

（一）医疗事故等级；

（二）医疗过失行为在医疗事故损害后果中的责任程度；

（三）医疗事故损害后果与患者原有疾病状况之间的关系。

不属于医疗事故的，医疗机构不承担赔偿责任。

第五十条　医疗事故赔偿，按照下列项目和标准计算：

（一）医疗费：按照医疗事故对患者造成的人身损害进行治疗所发生的医疗费用计算，凭据支付，但不包括原发病医疗费用。结案后确实需要继续治疗的，按照基本医疗费用支付。

（二）误工费：患者有固定收入的，按照本人因误工减少的固定收入计算，对收入高于医疗事故发生地上一年度职工年平均工资3倍以上的，按照3倍计算；无固定收入的，按照医疗事故发生地上一年度职工年平均工资计算。

（三）住院伙食补助费：按照医疗事故发生地国家机关一般工作人员的出差伙食补助标准计算。

（四）陪护费：患者住院期间需要专人陪护的，按照医疗事故发生地上一年度职工年平均工资计算。

（五）残疾生活补助费：根据伤残等级，按照医疗事故发生地居民年平均生活费计算，自定残之月起最长赔偿30年；但是，60周岁以上的，不超过15年；70周岁以上的，不超过5年。

（六）残疾用具费：因残疾需要配置补偿功能器具的，凭医疗机构证明，按照普及型器具的费用计算。

（七）丧葬费：按照医疗事故发生地规定的丧葬费补助标准计算。

（八）被扶养人生活费：以死者生前或者残疾者丧失劳动能力前实际扶养且没有劳动能力的人为限，按照其户籍所在地或者居所地居民最低生活保障标准计算。对不满16周岁的，扶养到16周岁。对年满16周岁但无劳动能力的，扶养20年；但是，60周岁以上的，不超过15年；70周岁以上的，不超过5年。

（九）交通费：按照患者实际必需的交通费用计算，凭据支付。

（十）住宿费：按照医疗事故发生地国家机关一般工作人员的出差住宿补助标准计算，凭据支付。

（十一）精神损害抚慰金：按照医疗事故发生地居民年平均生活费计算。造成患者死亡的，赔偿年限最长不超过 6 年；造成患者残疾的，赔偿年限最长不超过 3 年。

第五十一条　参加医疗事故处理的患者近亲属所需交通费、误工费、住宿费，参照本条例第五十条的有关规定计算，计算费用的人数不超过 2 人。

医疗事故造成患者死亡的，参加丧葬活动的患者的配偶和直系亲属所需交通费、误工费、住宿费，参照本条例第五十条的有关规定计算，计算费用的人数不超过 2 人。

第五十二条　医疗事故赔偿费用，实行一次性结算，由承担医疗事故责任的医疗机构支付。

第六章　罚　则

第五十三条　卫生行政部门的工作人员在处理医疗事故过程中违反本条例的规定，利用职务上的便利收受他人财物或者其他利益，滥用职权，玩忽职守，或者发现违法行为不予查处，造成严重后果的，依照刑法关于受贿罪、滥用职权罪、玩忽职守罪或者其他有关罪的规定，依法追究刑事责任；尚不够刑事处罚的，依法给予降级或者撤职的行政处分。

第五十四条　卫生行政部门违反本条例的规定，有下列情形之一的，由上级卫生行政部门给予警告并责令限期改正；情节严重的，对负有责任的主管人员和其他直接责任人员依法给予行政处分：

（一）接到医疗机构关于重大医疗过失行为的报告后，未及时组织调查的；

（二）接到医疗事故争议处理申请后，未在规定时间内审查或者移送上一级人民政府卫生行政部门处理的；

（三）未将应当进行医疗事故技术鉴定的重大医疗过失行为或者医疗事故争议移交医学会组织鉴定的；

（四）未按照规定逐级将当地发生的医疗事故以及依法对发生医疗事故的医疗机构和医务人员的行政处理情况上报的；

（五）未依照本条例规定审核医疗事故技术鉴定书的。

第五十五条　医疗机构发生医疗事故的，由卫生行政部门根据医疗事故等级和情节，给予警告；情节严重的，责令限期停业整顿直至由原发证部门吊销执业许可证，对负有责任的医务人员依照刑法关于医疗事故罪的规定，依法追究刑事责任；尚不够刑事处罚的，依法给予行政处分或者纪律处分。

对发生医疗事故的有关医务人员，除依照前款处罚外，卫生行政部门并可以责令暂停6个月以上1年以下执业活动；情节严重的，吊销其执业证书。

第五十六条　医疗机构违反本条例的规定，有下列情形之一的，由卫生行政部门责令改正；情节严重的，对负有责任的主管人员和其他直接责任人员依法给予行政处分或者纪律处分：

（一）未如实告知患者病情、医疗措施和医疗风险的；

（二）没有正当理由，拒绝为患者提供复印或者复制病历资料服务的；

（三）未按照国务院卫生行政部门规定的要求书写和妥善保管病历资料的；

（四）未在规定时间内补记抢救工作病历内容的；

（五）未按照本条例的规定封存、保管和启封病历资料和实物的；

（六）未设置医疗服务质量监控部门或者配备专（兼）职人员的；

（七）未制定有关医疗事故防范和处理预案的；

（八）未在规定时间内向卫生行政部门报告重大医疗过失行为的；

（九）未按照本条例的规定向卫生行政部门报告医疗事故的；

（十）未按照规定进行尸检和保存、处理尸体的。

第五十七条　参加医疗事故技术鉴定工作的人员违反本条例的规定，接受申请鉴定双方或者一方当事人的财物或者其他利益，出具虚假医疗事故技术鉴定书，造成严重后果的，依照刑法关于受贿罪的规定，依法追究刑事责任；尚不够刑事处罚的，由原发证部门吊销其执业证书或者资格证书。

第五十八条　医疗机构或者其他有关机构违反本条例的规定，有下列情形之一的，由卫生行政部门责令改正，给予警告；对负有责任的主管人员和其他直接责任人员依法给予行政处分或者纪律处分；情节严重的，由原发证部门吊销其执业证书或者资格证书：

（一）承担尸检任务的机构没有正当理由，拒绝进行尸检的；

（二）涂改、伪造、隐匿、销毁病历资料的。

第五十九条　以医疗事故为由，寻衅滋事、抢夺病历资料，扰乱医疗机构正常医疗秩序和医疗事故技术鉴定工作，依照刑法关于扰乱社会秩序罪的规定，依法追究刑事责任；尚不够刑事处罚的，依法给予治安管理处罚。

第七章　附　则

第六十条　本条例所称医疗机构，是指依照《医疗机构管理条例》的规定取得《医疗机构执业许可证》的机构。

县级以上城市从事计划生育技术服务的机构依照《计划生育技术服务管理条例》的规定开展与计划生育有关的临床医疗服务，发生的计划生育技术服务事故，依照本条例的有关规定处理；但是，其中不属于医疗机构的县级以上城市从事计划生育技术服务的机构发生的计划生育技术服务事故，由计划生育行政部门行使依照本条例有关规定由卫生行政部门承担的受理、交由负责医疗事故技术鉴定工作的医学会组织鉴定和赔偿调解的职能；对发生计划生育技术服务事故的该机构及其有关责任人员，依法进行处理。

第六十一条　非法行医，造成患者人身损害，不属于医疗事故，触犯刑律的，依法追究刑事责任；有关赔偿，由受害人直接向人民法院提起诉讼。

第六十二条　军队医疗机构的医疗事故处理办法，由中国人民解放军卫生主管部门会同国务院卫生行政部门依据本条例制定。

第六十三条　本条例自2002年9月1日起施行。1987年6月29日国务院发布的《医疗事故处理办法》同时废止。本条例施行前已经处理结案的医疗事故争议，不再重新处理。

医学会医疗损害鉴定规则（试行）

第一章　总　则

第一条　为规范医学会医疗损害鉴定工作，保证鉴定工作有序进行，提高鉴定质量，维护医患双方合法权益，根据《中华人民共和国民法典》《医疗纠纷预防和处理条例》和《国家卫生健康委关于加强医疗损害鉴定管理工作的通知》等有关法律、法规、规范性文件的规定，制定本规则。

第二条　本规则所称医疗损害鉴定，是指对医疗机构或者其医务人员的诊疗行为有无过错、过错行为与患者损害后果之间是否存在因果关系、损害后果及程度、过错行为在损害后果中的责任程度（原因力大小），以及因医疗损害发生的护理期、休息期、营养期等专门性问题进行专业技术鉴别和判断并提供鉴定意见的活动。

第三条　医学会开展医疗损害鉴定工作应当按照程序进行，坚持科学、公正的原则，实行同行评议，对出具的医疗损害鉴定意见负责。

第二章　专家库

第四条　医学会应当结合医疗损害鉴定工作需要建立专家库。

卫生专业技术人员成为专家库候选人应具备下列条件：

（一）有良好的业务素质和执业品德；

（二）受聘于医疗卫生机构或者医学教学、科研机构，并担任相应高级专业技术职务3年以上；

（三）健康状况能够胜任医疗损害鉴定工作。

法医和其他专业人员成为专家库候选人应符合前款第（一）、（三）项规定条件，并具备高级技术职务任职资格，或者具备中级技术任职资格后有5年以上相关工作经历。

聘请专家进入专家库，可以不受行政区域的限制。

受聘进入专家库的专家，医学会应颁发中华医学会统一格式的聘书。在本规则实施前医学会组建专家库颁发的聘书，可以沿用至届满。

第五条　专家库成员聘用期一般4年。在聘用期间发现下列情形之一的，医学会应根据实际情况及时进行调整：

（一）因健康原因不能胜任鉴定工作的；

（二）变更受聘单位或者被解聘的；

（三）不具备完全民事行为能力的；

（四）因严重医疗过错受到行政处罚的；

（五）受刑事处罚的；

（六）医学会认为需要调整的其他情形。

聘用期满需继续聘用的，由医学会重新审核、聘用。

第六条　医学会根据当地实际情况，对应医疗损害鉴定学科专业组名录设置专家库中的学科专业组。

中华医学会负责医疗损害鉴定学科专业组名录的制定和维护。

第三章　委托与受理

第七条　省级医学会、设区的市级和直辖市直接管辖的区（县）医学会可以接受医患双方共同委托以及医疗纠纷人民调解委员会、人民法院等单位的委托，开展医疗损害鉴定。

医学会一般接受本省、自治区、直辖市区域内的鉴定委托。

第八条　医学会收到医疗损害鉴定委托，应当要求委托人出具医疗损害鉴定委托书，并提供与委托鉴定事项相关的合法、真实、完整、充分的鉴定材料。

第九条　医疗损害鉴定材料包括：

（一）医患双方的陈述材料；

（二）门（急）诊病历、住院病历；

（三）依法作出的有关检查、检验、鉴定、调查等报告；

（四）与医疗损害鉴定有关的其他材料。

第十条　医学会收到医疗损害鉴定委托书和鉴定材料后，应当在7个工作日内对委托鉴定事项和鉴定材料进行审查。符合受理条件的，医学会应当在决定受理后3个工作日内发出受理通知书。

遇有委托鉴定事项不明确、鉴定材料明显不能满足鉴定需要等情形，医学会应当书面通知委托人进一步确认、补充。

对鉴定事项、时间、程序、标准等方面有合理要求，不违反鉴定基本原则的，医学会可与委托人协商约定。

第十一条　有下列情形之一的，医学会不予受理医疗损害鉴定：

（一）医方或者患方单方委托医疗损害鉴定的；

（二）委托事项不明确，或者超出医疗损害鉴定范围的；

（三）委托人未按要求提供或者补充鉴定材料的；

（四）医患双方对鉴定材料的真实性、完整性等有争议，不能达成一致意见的；

（五）委托人对医学会鉴定工作的时间、程序、标准等不认可，不能达成一致意见的；

（六）鉴定要求超出医学会技术条件和鉴定能力的；

（七）委托人就同一鉴定事项同时委托其他机构进行医疗损害鉴定，尚未出具鉴定意见的；

（八）当事人就同一争议提起诉讼且人民法院已经受理的（司法机关委托的除外）；

（九）其他不符合法律、法规、规章规定情形的。

已经出具医疗损害鉴定意见的，原医学会一般不再受理医疗损害的重新鉴定。

不予受理的，医学会应当书面通知委托人，并说明理由，退还鉴定材料。

第十二条　各省、自治区、直辖市对医学会开展医疗损害鉴定工作的收费管理方式和标准有规定的，医学会应当执行；尚无规定的，可以参照相关鉴定项目收费标准收取。

鉴定费预先向医患双方收取。医患双方共同委托的，由医患双方协商各自缴费数额；单位委托鉴定的，由委托单位组织缴纳。

第十三条　医学会受理鉴定后认为需要补充鉴定材料的，应当通知委托人按照要求提供。

医患双方提交的材料，经委托人确认后可以作为鉴定材料。

第四章　鉴定实施

第十四条　医学会应当组织具备相应鉴定能力、符合鉴定要求的专家组成的鉴定专家组进行医疗损害鉴定，并根据鉴定事项所涉及的学科专业和具体情况，确定鉴定专家组的构成。

医学会组织医患双方在专家库中抽取产生鉴定专家组，同时可以抽取一定数量的候补专家。

专家库中专家不足的，可以从本地设区的市级以上人民政府卫生健康、司法行政部门共同设立的医疗损害鉴定专家库中抽取补充。

第十五条　医疗损害鉴定专家组应当具备下列条件：

（一）鉴定专家组人数为3人以上单数；

（二）主要争议问题所涉学科专业的鉴定专家不少于鉴定专家组成员的二分之一；

（三）涉及死亡原因、伤残等级等鉴定的，应当有相应的法医学专家参加。

第十六条　鉴定专家和鉴定工作人员有下列情形之一的，应当回避：

（一）是医疗纠纷当事人或者当事人的近亲属的；

（二）与医疗纠纷有利害关系的；

（三）参加过本医疗纠纷相关鉴定的；

（四）与医疗纠纷当事人有其他关系，可能影响公正鉴定的。

鉴定专家或者鉴定工作人员自行提出回避，委托人或者医患双方要求回避的，应当向医学会提出，由医学会决定。委托人对医学会是否实行回避的决定有异议，不能达成一致意见的，医学会可以中止鉴定或者终止鉴定。

第十七条　医学会应当在受理鉴定之日起30个工作日内完成鉴定并出具鉴定意见书。鉴定事项涉及复杂、疑难或者其他特殊问题的，完成鉴定的时间可以延长，延长时间一般不超过30个工作日。延长鉴定时间应当书面告知委托人。

鉴定过程中补充鉴定材料所需时间，不计入鉴定时间。

第十八条　鉴定专家及鉴定工作人员不得违规接受医患双方和委托人的财物或者其他利益。

第十九条　医学会应当妥善保管委托人提供的鉴定材料。鉴定工作可能导致鉴定材料灭失或者损毁的，医学会应当提前向委托人说明，并征得当事人明确同意。

医学会及鉴定专家应当保守鉴定工作有关秘密，不得泄露个人隐私。

第二十条　医疗损害鉴定应当召开鉴定会。医学会应当在医疗损害鉴定会3个工作日前，将会议的时间、地点和要求等书面通知委托人和鉴定专家组，并将鉴定材料送达鉴定专家。

第二十一条　鉴定专家组成员接到医学会通知后认为自己应当回避，或者有其他原因无法参加鉴定的，应当及时通知医学会，并说明理由。

鉴定专家组成员无法参加鉴定的，可以在专家库中补充抽取相应学科专业的专家。

鉴定专家组成员因不可抗力等因素未能及时向医学会说明不能参加鉴定会，或者虽说明但医学会无法按规定组成鉴定专家组的，鉴定会可以延期进行；也可以经委托人和医患双方同意，由不能到场的专家以书面、视频等形式参加现场调查及合议，以保证鉴定会如期进行。

第二十二条　鉴定会由医学会组织，分为现场调查阶段和鉴定专家组合议阶段。

医患双方应当参加鉴定会的现场调查阶段，每一方人数不超过3人。委托单位可以指派1–2名人员旁听鉴定会现场调查阶段。

鉴定会一般按照以下程序进行：

（一）医学会工作人员宣布会场纪律，核实参会人员身份，介绍鉴定过程和鉴定专家组基本情况；

（二）患方、医方在规定的时间内依次陈述意见和理由；

（三）鉴定专家组成员根据需要进行提问；

（四）必要时，可以对患者进行现场医学检查；

（五）医患双方、委托单位人员退场；

（六）鉴定专家组合议。

当事人无故缺席、自行退席或者拒绝参加鉴定会的，不影响鉴定会继续进行。

组织鉴定的工作人员，应当如实记录鉴定会过程和专家的意见。

除组织鉴定的工作人员外，其他人员不得在鉴定会中录音、摄像、拍照。

第二十三条　鉴定专家组根据鉴定材料，结合医患双方陈述、现场调查，依据有关法律、法规、规章和诊疗护理规范、常规，运用专业理论知识和经验，针对委托鉴定事项综合分析，经合议，根据半数以上鉴定专家组成员的意见形成鉴定意见。

当日无法形成鉴定意见的，医学会可以择期组织鉴定专家组成员合议。

鉴定专家对鉴定意见有不同意见的，应当注明。

第二十四条　医学会应当根据鉴定专家组的合议意见制作医疗损害鉴定意见书。鉴定意见书一般包括：

（一）委托人及委托鉴定的要求；

（二）医患双方的基本情况；

（三）鉴定相关材料；

（四）对鉴定过程的说明；

（五）诊断、治疗的基本情况；

（六）围绕委托鉴定事项对是否存在损害后果以及损害程度、是否存在医疗过错行为、医疗过错行为与损害后果是否存在因果关系、医疗过错行为在医疗损害中的原因力大小等内容的详细论述；

（七）鉴定意见。

鉴定意见书由鉴定专家组成员签名或者盖章，载明其学科专业和职称，并加盖医疗损害鉴定专用章。

医疗损害鉴定意见书格式及书写要求由中华医学会统一制定。

第二十五条　医疗损害的损害后果分为死亡、残疾和其他后果三种情形。构成残疾的，可以参照《医疗事故分级标准（试行）》评定伤残等级；属于其他后果的，可以直接描述造成损害的情况。

第二十六条　医疗过错行为造成损害后果的原因力大小可以按照以下几种情形表述：

（一）全部原因，即损害后果完全由医疗过错行为造成；

（二）主要原因，即损害后果主要由医疗过错行为造成，其他因素起次要作用；

（三）同等原因，即损害后果的造成，医疗过错行为和其他因素的作用难以确定主次；

（四）次要原因，即损害后果主要由其他因素造成，医疗过错行为起次要作用；

（五）轻微原因，即损害后果绝大部分由其他因素造成，医疗过错行为起轻微作用；

（六）无因果关系，即损害后果与医疗过错行为无关。

第二十七条　医疗损害鉴定意见书一式多份，委托单位、患方和医方各一份，一份由医学会存档。医学会应当及时将鉴定意见书送达委托人。

第二十八条　受理鉴定后，有下列情形之一的，医学会可以中止鉴定：

（一）未按要求补充鉴定材料、缴纳鉴定费用的；

（二）当事人对鉴定材料、鉴定专家组组成等提出异议，不能解决的；

（三）因委托人、当事人或者其他原因导致鉴定暂时不能进行的；

（四）医学会认为需要中止鉴定的其他情形。

医学会作出中止鉴定决定后，应当及时书面通知委托人，并说明原因。

中止的情形消除后，医学会应及时恢复鉴定程序。中止时间不计入鉴定时限。

第二十九条　受理鉴定后，有下列情形之一的，医学会可以终止鉴定：

（一）发现有不符合受理条件的；

（二）委托人不能或者拒绝补充提供符合要求的鉴定材料的；

（三）当事人扰乱医学会工作秩序、鉴定秩序，影响鉴定进行的；

（四）委托人撤销鉴定委托或者要求终止鉴定的；

（五）中止期满3个月，中止情形仍未能消除的；

（六）因当事人健康、丧失行为能力等原因，或者不可抗力致使鉴定无法继续进行的；

（七）法律、法规、规章规定的其他应当终止鉴定的情形。

医学会在作出终止鉴定的决定后，应当及时书面通知委托人，说明原因，退还相关材料，退还部分或者全部鉴定费用。

第三十条　鉴定意见书出具后，发现有下列情形之一的，医学会可以进行补正：

（一）印制不清晰的；

（二）签名、盖章或者编号不符合制作要求的；

（三）文字表达、格式有瑕疵或者错别字，但不影响鉴定意见的。

补正应当在原鉴定意见书上进行，加盖医疗损害鉴定专用章。必要时，可以出具补正书。

对鉴定意见书进行补正，不得改变医疗损害鉴定意见的原意。

第三十一条　医学会遗漏委托鉴定事项，委托人要求补充鉴定的，医学会应当组织补充鉴定，不得另行收取费用。

委托人补充新的鉴定事项或者提供新的鉴定材料，申请补充鉴定，医学会同意进行补充鉴定的，可以另行收取费用。

补充鉴定是原委托鉴定的组成部分，一般由原鉴定专家组进行。原鉴定专家组难以组织的，医学会可以在专家库中抽取其他专家组成鉴定组。

补充鉴定可以召开现场会议，也可以以视频、书面等形式组织专家进行。

第三十二条　有关单位依法调查后认定医学会或者鉴定专家不具备医疗损害鉴定资格、鉴定程序严重违法、鉴定意见明显依据不足或者出具虚假鉴定意见而委托重新鉴定，要求退还已经收取的鉴定费用，医学会应当退还。

第三十三条　有条件的医学会可以接受委托单位依法委托的医疗损害重新鉴定。重新鉴定时，鉴定专家组应当不少于5人，其中至少有3人具备正高级专业技术职务。

第三十四条　人民法院通知出庭作证的，医学会应当按规定组织鉴定人员出庭。因健康原因、自然灾害等不可抗力或者其他正当理由不能按期出庭的，医学会应及时向人民法院说明。经人民法院许可，也可以通过书面说明、视听传输技术或者视听资料等方式作证。

第三十五条　鉴定专家参加鉴定会的劳务报酬，可以参照国家或者地方财政项目专家咨询费标准支付。

第三十六条　医学会应当制作并保存医疗损害鉴定档案，档案保存期限不少于20年。

第三十七条　地方医学会出具鉴定意见书后30个工作日内通过中华医学会建立的信息系统上报有关鉴定信息。

第五章　附　则

第三十八条　本规则自2021年4月1日起施行。

医疗质量安全核心制度要点

医疗质量安全核心制度是指在诊疗活动中对保障医疗质量和患者安全发挥重要的基础性作用，医疗机构及其医务人员应当严格遵守的一系列制度。根据《医疗质量管理办法》，医疗质量安全核心制度共18项。本要点是各级各类医疗机构实施医疗质量安全核心制度的基本要求。

一、首诊负责制度

（一）定义

指患者的首位接诊医师（首诊医师）在一次就诊过程结束前或由其他医师接诊前，负责该患者全程诊疗管理的制度。医疗机构和科室的首诊责任参照医师首诊责任执行。

（二）基本要求

1. 明确患者在诊疗过程中不同阶段的责任主体。

2. 保障患者诊疗过程中诊疗服务的连续性。

3. 首诊医师应当作好医疗记录，保障医疗行为可追溯。

4. 非本医疗机构诊疗科目范围内疾病，应告知患者或其法定代理人，并建议患者前往相应医疗机构就诊。

二、三级查房制度

（一）定义

指患者住院期间，由不同级别的医师以查房的形式实施患者评估、制定与调整诊疗方案、观察诊疗效果等医疗活动的制度。

（二）基本要求

1. 医疗机构实行科主任领导下的三个不同级别的医师查房制度。三个不同级别的医师可以包括但不限于主任医师或副主任医师—主治医师—住院医师。

2. 遵循下级医师服从上级医师，所有医师服从科主任的工作原则。

3. 医疗机构应当明确各级医师的医疗决策和实施权限。

4. 医疗机构应当严格明确查房周期。工作日每天至少查房2次，非工作日每天至少查房1次，三级医师中最高级别的医师每周至少查房2次，中间级别的医师每周至少查房3次。术者必须亲自在术前和术后24小时内查房。

5. 医疗机构应当明确医师查房行为规范，尊重患者、注意仪表、保护隐私、加强沟通、规范流程。

6. 开展护理、药师查房的可参照上述规定执行。

三、会诊制度

（一）定义

会诊是指出于诊疗需要，由本科室以外或本机构以外的医务人员协助提出诊疗意见或提供诊疗服务的活动。规范会诊行为的制度称为会诊制度。

（二）基本要求

1. 按会诊范围，会诊分为机构内会诊和机构外会诊。机构内多学科会诊应当由医疗管理部门组织。

2. 按病情紧急程度，会诊分为急会诊和普通会诊。机构内急会诊应当在会诊请求发出后10分钟内到位，普通会诊应当在会诊发出后24小时内完成。

3. 医疗机构应当统一会诊单格式及填写规范，明确各类会诊的具体流程。

4. 原则上，会诊请求人员应当陪同完成会诊，会诊情况应当在会诊单中记录。会诊意见的处置情况应当在病程中记录。

5. 前往或邀请机构外会诊，应当严格遵照国家有关规定执行。

四、分级护理制度

（一）定义

指医护人员根据住院患者病情和（或）自理能力对患者进行分级别护理的制度。

（二）基本要求

1. 医疗机构应当按照国家分级护理管理相关指导原则和护理服务工作标准，制定本机构分级护理制度。

2. 原则上，护理级别分为特级护理、一级护理、二级护理、三级护理4个级别。

3. 医护人员应当根据患者病情和（或）自理能力变化动态调整护理级别。

4. 患者护理级别应当明确标识。

五、值班和交接班制度

（一）定义

指医疗机构及其医务人员通过值班和交接班机制保障患者诊疗过程连续性的制度。

（二）基本要求

1. 医疗机构应当建立全院性医疗值班体系，包括临床、医技、护理部门以及提供诊疗支持的后勤部门，明确值班岗位职责并保证常态运行。

2. 医疗机构实行医院总值班制度，有条件的医院可以在医院总值班外，单独设置医疗总值班和护理总值班。总值班人员需接受相应的培训并经考核合格。

3. 医疗机构及科室应当明确各值班岗位职责、值班人员资质和人数。值班表应当在全院公开，值班表应当涵盖与患者诊疗相关的所有岗位和时间。

4. 当值医务人员中必须有本机构执业的医务人员，非本机构执业医务人员不得单独值班。当值人员不得擅自离岗，休息时应当在指定的地点休息。

5. 各级值班人员应当确保通讯畅通。

6. 四级手术患者手术当日和急危重患者必须床旁交班。

7. 值班期间所有的诊疗活动必须及时记入病历。

8. 交接班内容应当专册记录，并由交班人员和接班人员共同签字确认。

六、疑难病例讨论制度

（一）定义

指为尽早明确诊断或完善诊疗方案，对诊断或治疗存在疑难问题的病例进行讨论的制度。

（二）基本要求

1. 医疗机构及临床科室应当明确疑难病例的范围，包括但不限于出现以下情形的患者：没有明确诊断或诊疗方案难以确定、疾病在应有明确疗效的周期内未能达到预期疗效、非计划再次住院和非计划再次手术、出现可能危及生命或造成器官功能严重损害的并发症等。

2. 疑难病例均应由科室或医疗管理部门组织开展讨论。讨论原则上应由科主任主持，全科人员参加。必要时邀请相关科室人员或机构外人员参加。

3. 医疗机构应统一疑难病例讨论记录的格式和模板。讨论内容应专册记录，主持人需审核并签字。讨论的结论应当记入病历。

4. 参加疑难病例讨论成员中应当至少有2人具有主治及以上专业技术职务任职资格。

七、急危重患者抢救制度

（一）定义

指为控制病情、挽救生命，对急危重患者进行抢救并对抢救流程进行规范的制度。

（二）基本要求

1. 医疗机构及临床科室应当明确急危重患者的范围，包括但不限于出现以下情形的患者：病情危重，不立即处置可能存在危及生命或出现重要脏器功能严重损害；生命体征不稳定并有恶化倾向等。

2. 医疗机构应当建立抢救资源配置与紧急调配的机制，确保各单元抢救设备和药品可用。建立绿色通道机制，确保急危重患者优先救治。医疗机构应当为非本机构诊疗范围内的急危重患者的转诊提供必要的帮助。

3. 临床科室急危重患者的抢救，由现场级别和年资最高的医师主持。紧急情况下医务人员参与或主持急危重患者的抢救，不受其执业范围限制。

4. 抢救完成后6小时内应当将抢救记录记入病历，记录时间应具体到分钟，主持抢救的人员应当审核并签字。

八、术前讨论制度

（一）定义

指以降低手术风险、保障手术安全为目的，在患者手术实施前，医师必须对拟实施手术的手术指征、手术方式、预期效果、手术风险和处置预案等进行讨论的制度。

（二）基本要求

1. 除以紧急抢救生命为目的的急诊手术外，所有住院患者手术必须实施术前讨论，术者必须参加。

2. 术前讨论的范围包括手术组讨论、医师团队讨论、病区内讨论和全科讨论。临床科室应当明确本科室开展的各级手术术前讨论的范围并经医疗管理部门审定。全科讨论应当由科主任或其授权的副主任主持，必要时邀请医疗管理部门和相关科室参加。患者手术涉及多学科或存在可能影响手术的合并症的，应当邀请相关科室参与讨论，或事先完成相关学科的会诊。

3. 术前讨论完成后，方可开具手术医嘱，签署手术知情同意书。

4. 术前讨论的结论应当记入病历。

九、死亡病例讨论制度

（一）定义

指为全面梳理诊疗过程、总结和积累诊疗经验、不断提升诊疗服务水平，对医疗机构内死亡病例的死亡原因、死亡诊断、诊疗过程等进行讨论的制度。

（二）基本要求

1. 死亡病例讨论原则上应当在患者死亡1周内完成。尸检病例在尸检报告出具后1周内必须再次讨论。

2. 死亡病例讨论应当在全科范围内进行，由科主任主持，必要时邀请医疗管理部门和相关科室参加。

3. 死亡病例讨论情况应当按照本机构统一制定的模板进行专册记录，由主持人审核并签字。死亡病例讨论结果应当记入病历。

4. 医疗机构应当及时对全部死亡病例进行汇总分析，并提出持续改进意见。

十、查对制度

（一）定义

指为防止医疗差错，保障医疗安全，医务人员对医疗行为和医疗器械、设施、药品等进行复核查对的制度。

（二）基本要求

1. 医疗机构的查对制度应当涵盖患者身份识别、临床诊疗行为、设备设施运行和医疗环境安全等相关方面。

2. 每项医疗行为都必须查对患者身份。应当至少使用两种身份查对方式，严禁将床号作为身份查对的标识。为无名患者进行诊疗活动时，须双人核对。用电子设备辨别患者身份时，仍需口语化查对。

3. 医疗器械、设施、药品、标本等查对要求按照国家有关规定和标准执行。

十一、手术安全核查制度

（一）定义

指在麻醉实施前、手术开始前和患者离开手术室前对患者身份、手术部位、手术方式等进行多方参与的核查，以保障患者安全的制度。

（二）基本要求

1. 医疗机构应当建立手术安全核查制度和标准化流程。

2. 手术安全核查过程和内容按国家有关规定执行。

3. 手术安全核查表应当纳入病历。

十二、手术分级管理制度

（一）定义

指为保障患者安全，按照手术风险程度、复杂程度、难易程度和资源消耗不同，对手术进行分级管理的制度。

（二）基本要求

1. 按照手术风险性和难易程度不同，手术分为四级。具体要求按照国家有关规定执行。

2. 医疗机构应当建立手术分级管理工作制度和手术分级管理目录。

3. 医疗机构应当建立手术分级授权管理机制，建立手术医师技术档案。

4. 医疗机构应当对手术医师能力进行定期评估，根据评估结果对手术权限进行动态调整。

十三、新技术和新项目准入制度

（一）定义

指为保障患者安全，对于本医疗机构首次开展临床应用的医疗技术或诊疗方法实施论证、审核、质控、评估全流程规范管理的制度。

（二）基本要求

1. 医疗机构拟开展的新技术和新项目应当为安全、有效、经济、适宜、能够进行临床应用的技术和项目。

2. 医疗机构应当明确本机构医疗技术和诊疗项目临床应用清单并定期更新。

3. 医疗机构应当建立新技术和新项目审批流程，所有新技术和新项目必须经过本机构相关技术管理委员会和医学伦理委员会审核同意后，方可开展临床应用。

4. 新技术和新项目临床应用前，要充分论证可能存在的安全隐患或技术风险，并制定相应预案。

5. 医疗机构应当明确开展新技术和新项目临床应用的专业人员范围，并加强新技术和新项目质量控制工作。

6. 医疗机构应当建立新技术和新项目临床应用动态评估制度，对新技术和新项目实施全程追踪管理和动态评估。

7. 医疗机构开展临床研究的新技术和新项目按照国家有关规定执行。

十四、危急值报告制度

（一）定义

指对提示患者处于生命危急状态的检查、检验结果建立复核、报告、记录等管理机制，以保障患者安全的制度。

（二）基本要求

1. 医疗机构应当分别建立住院和门急诊患者危急值报告具体管理流程和记录规范，确保危急值信息准确，传递及时，信息传递各环节无缝衔接且可追溯。

2. 医疗机构应当制定可能危及患者生命的各项检查、检验结果危急值清单并定期调整。

3. 出现危急值时，出具检查、检验结果报告的部门报出前，应当双人核对并签字确认，夜间或紧急情况下可单人双次核对。对于需要立即重复检查、检验的项目，应当及时复检并核对。

4. 外送的检验标本或检查项目存在危急值项目的，医院应当和相关机构协商危急值的通知方式，并建立可追溯的危急值报告流程，确保临床科室或患方能够及时接收危急值。

5. 临床科室任何接收到危急值信息的人员应当准确记录、复读、确认危急值结果，并立即通知相关医师。

6. 医疗机构应当统一制定临床危急值信息登记专册和模板，确保危急值信息报告全流程的人员、时间、内容等关键要素可追溯。

十五、病历管理制度

（一）定义

指为准确反映医疗活动全过程，实现医疗服务行为可追溯，维护医患双方合法权益，保障医疗质量和医疗安全，对医疗文书的书写、质控、保存、使用等环节进行管理的制度。

（二）基本要求

1. 医疗机构应当建立住院及门急诊病历管理和质量控制制度，严格落实国家病历书写、管理和应用相关规定，建立病历质量检查、评估与反馈机制。

2. 医疗机构病历书写应当做到客观、真实、准确、及时、完整、规范，并明确病历书写的格式、内容和时限。

3. 实施电子病历的医疗机构，应当建立电子病历的建立、记录、修改、使用、存储、传输、质控、安全等级保护等管理制度。

4. 医疗机构应当保障病历资料安全，病历内容记录与修改信息可追溯。

5. 鼓励推行病历无纸化。

十六、抗菌药物分级管理制度

（一）定义

指根据抗菌药物的安全性、疗效、细菌耐药性和价格等因素，对抗菌药物临床应用进行分级管理的制度。

（二）基本要求

1. 根据抗菌药物的安全性、疗效、细菌耐药性和价格等因素，抗菌药物分为非限制使用级、限制使用级与特殊使用级三级。

2. 医疗机构应当严格按照有关规定建立本机构抗菌药物分级管理目录和医师抗菌药物处方权限，并定期调整。

3. 医疗机构应当建立全院特殊使用级抗菌药物会诊专家库，按照规定规范特殊使用级抗菌药物使用流程。

4. 医疗机构应当按照抗菌药物分级管理原则，建立抗菌药物遴选、采购、处方、调剂、临床应用和药物评价的管理制度和具体操作流程。

十七、临床用血审核制度

（一）定义

指在临床用血全过程中，对与临床用血相关的各项程序和环节进行审核和评估，以保障患者临床用血安全的制度。

（二）基本要求

1. 医疗机构应当严格落实国家关于医疗机构临床用血的有关规定，设立临床用血管理委员会或工作组，制定本机构血液预订、接收、入库、储存、出库、库存预警、临床合理用血等管理制度，完善临床用血申请、审核、监测、分析、评估、改进等管理制度、机制和具体流程。

2. 临床用血审核包括但不限于用血申请、输血治疗知情同意、适应证判断、配血、取血发血、临床输血、输血中观察和输血后管理等环节，并全程记录，保障信息可追溯，健全临床合理用血评估与结果应用制度、输血不良反应监测和处置流程。

3. 医疗机构应当完善急救用血管理制度和流程，保障急救治疗需要。

十八、信息安全管理制度

（一）定义

指医疗机构按照信息安全管理相关法律法规和技术标准要求，对医疗机构患者诊疗信息的收集、存储、使用、传输、处理、发布等进行全流程系统性保障的制度。

（二）基本要求

1. 医疗机构应当依法依规建立覆盖患者诊疗信息管理全流程的制度和技术保障体系，完善组织架构，明确管理部门，落实信息安全等级保护等有关要求。

2. 医疗机构主要负责人是医疗机构患者诊疗信息安全管理第一责任人。

3. 医疗机构应当建立患者诊疗信息安全风险评估和应急工作机制，制定应急预案。

4. 医疗机构应当确保实现本机构患者诊疗信息管理全流程的安全性、真实性、连续性、完整性、稳定性、时效性、溯源性。

5. 医疗机构应当建立患者诊疗信息保护制度，使用患者诊疗信息应当遵循合法、依规、正当、必要的原则，不得出售或擅自向他人或其他机构提供患者诊疗信息。

6. 医疗机构应当建立员工授权管理制度，明确员工的患者诊疗信息使用权限和相关责任。医疗机构应当为员工使用患者诊疗信息提供便利和安全保障，因个人授权信息保管不当造成的不良后果由被授权人承担。

7. 医疗机构应当不断提升患者诊疗信息安全防护水平，防止信息泄露、毁损、丢失。定期开展患者诊疗信息安全自查工作，建立患者诊疗信息系统安全事故责任管理、追溯机制。在发生或者可能发生患者诊疗信息泄露、毁损、丢失的情况时，应当立即采取补救措施，按照规定向有关部门报告。

《医疗事故处理条例》《医学会医疗损害鉴定规则（试行）》《医疗质量安全核心制度要点》简答题

问题1：发生医疗纠纷需要封存病历，封存的病历由谁保管？

答题要点：封存的病历由医疗机构保管。

问题2：紧急情况下不能取得患者或其近亲属意见的，经谁批准可以立即实施相应的医疗措施？

答题要点：需经医疗机构负责人或者授权的负责人批准。

问题3：按病情紧急程度，会诊分为急会诊和普通会诊。机构内急会诊应当在会诊请求发出后多长时间内到位？

答题要点：急会诊应当在会诊请求发出后 10 分钟内到位。

问题4：根据抗菌药物的安全性、疗效、细菌耐药性和价格等因素，抗菌药物分为哪三级？

答题要点：分为非限制使用级、限制使用级与特殊使用级。

问题5：死亡病例讨论原则上应当在患者死亡多长时间完成？

答题要点：死亡病例讨论原则上应当在患者死亡 1 周内完成。

问题6：手术安全核查制度是指在麻醉实施前、手术开始前和患者离开手术室前对患者进行哪些方面的核查以保障患者安全？

答题要点：需要对患者身份、手术部位、手术方式等方面进行核查。

问题7：入院记录、再次或多次入院记录应当于患者入院后多长时间内完成？

答题要点：应当于患者入院后 24 小时内完成。

问题8：患者死亡，医患双方对死因有异议的，应当在患者死亡后多长时间内进行尸检？

答题要点：应当在患者死亡后 48 小时内进行尸检。

问题9：因紧急抢救未能及时填写病历的，医务人员应当在抢救结束后多长时间内据实补记？

答题要点：医务人员应当在抢救结束后 6 小时内据实补记，并加以注明。

问题10：术者必须亲自在术前和术后多长时间内查房？

答题要点：术者必须亲自在术前和术后24小时内查房。

问题11：按照手术风险性和难易程度不同，手术分为几级？

答题要点：手术分为 4 级。

问题12：遇有急危重症患者确需行急诊手术以挽救生命时，医疗机构可以越级开展手术，并做好哪些工作？

答题要点：

（1）维护患者合法权益，履行知情同意的相关程序；

（2）请上级医院进行急会诊；

（3）手术结束后 24 小时内，向核发其《医疗机构执业许可证》的卫生行政部门备案。

问题13：主治医师首次查房记录应当于患者入院多长时间内完成？

答题要点：应该在患者入院48小时内完成主治医师查房。

问题14：根据术前讨论制度要求，讨论的内容包括哪些？

答题要点：讨论的内容包括手术指征、手术方式、手术预期效果、手术风险和处置预案等。

问题15：医疗损害的后果分为哪三种情形？

答题要点：分为死亡、残疾和其他后果三种情形。

问题16：患者处于昏迷等无法自主作出决定的状态下或病情不宜向患者说明情况下，应该怎么办？

答题要点：应当向患者的近亲说明，并取得其书面同意。

问题17：死亡病例讨论应当在全科范围内进行，由谁主持？

答题要点：死亡讨论原则上由科主任主持。

问题18：首诊负责制度指的是什么？

答题要点：患者的首位接诊医师在一次就诊过程结束前或由其他医师接诊前，负责该患者全程诊疗。

问题19：会诊制度要求会诊情况应当在会诊单中记录，会诊意见应该在哪记录？

答题要点：会诊意见的处置情况应当在病程中记录。

医学伦理学相关法规文件

涉及人的生命科学和医学研究伦理审查办法（节选）

（国卫科教发〔2023〕4号）

第三章　伦理审查

第十七条　涉及人的生命科学和医学研究应当具有科学价值和社会价值，不得违反国家相关法律法规，遵循国际公认的伦理准则，不得损害公共利益，并符合以下基本要求：

（一）控制风险。研究的科学和社会利益不得超越对研究参与者人身安全与健康权益的考虑。研究风险受益比应当合理，使研究参与者可能受到的风险最小化；

（二）知情同意。尊重和保障研究参与者或者研究参与者监护人的知情权和参加研究的自主决定权，严格履行知情同意程序，不允许使用欺骗、利诱、胁迫等手段使研究参与者或者研究参与者监护人同意参加研究，允许研究参与者或者研究参与者监护人在任何阶段无条件退出研究；

（三）公平公正。应当公平、合理地选择研究参与者，入选与排除标准具有明确的科学依据，公平合理分配研究受益、风险和负担；

（四）免费和补偿、赔偿。对研究参与者参加研究不得收取任何研究相关的费用，对于研究参与者在研究过程中因参与研究支出的合理费用应当给予适当补偿。研究参与者受到研究相关损害时，应当得到及时、免费的治疗，并依据法律法规及双方约定得到补偿或者赔偿；

（五）保护隐私权及个人信息。切实保护研究参与者的隐私权，如实将研究参与者个人信息的收集、储存、使用及保密措施情况告知研究参与者并得到许可，未经研究参与者授权不得将研究参与者个人信息向第三方透露；

（六）特殊保护。对涉及儿童、孕产妇、老年人、智力障碍者、精神障碍者等特定群体的研究参与者，应当予以特别保护；对涉及受精卵、胚胎、胎儿或者可能受辅助生殖技术影响的，应当予以特别关注。

第二十五条　对已批准实施的研究，研究者应当按要求及时提交研究进展、严重不良事件，方案偏离、暂停、终止，研究完成等各类报告。

伦理审查委员会应当按照研究者提交的相关报告进行跟踪审查。跟踪审查包括以下内容：

（一）是否按照已批准的研究方案进行研究并及时报告；

（二）研究过程中是否擅自变更研究内容；

（三）是否增加研究参与者风险或者显著影响研究实施的变化或者新信息；

（四）是否需要暂停或者提前终止研究；

（五）其他需要审查的内容。

跟踪审查的时间间隔不超过12个月。

第四章　知情同意

第三十八条　研究过程中发生下列情形时，研究者应当再次获取研究参与者的知情同意：

（一）与研究参与者相关的研究内容发生实质性变化的；

（二）与研究相关的风险实质性提高或者增加的；

（三）研究参与者民事行为能力等级提高的。

第五章　监督管理

第四十八条　县级以上人民政府有关行政部门对违反本办法的机构和个人作出的行政处理，应当向社会公开。机构和个人严重违反本办法规定的，记入科研诚信严重失信行为数据库，按照国家有关规定纳入信用信息系统，依法依规实施联合惩戒。

世界医学会国际医学伦理准则（节选）

（1949年10月英国伦敦第3届世界医学会全体大会通过，1968年8月澳大利亚悉尼第22届世界医学大会修订，1983年10月意大利威尼斯第35届世界医学大会修订，2006年10月南非皮兰斯堡第57届世界医学会全体大会修订，2022年10月德国柏林第73届世界医学会全体大会修订）

对患者的义务

22. 医生必须尊重患者的隐私并为其保密，即使患者已经去世。如果患者有自愿的知情同意，或者在特殊情况下，当为了维护一项重大的和有压倒性的伦理义务而必须披露保密信息，且已经用尽了所有其他可能的办法时，即使患者不同意或不能同意，医生也可以披露保密信息。披露必须限于最有限的必要信息、接收人和期限。

对社会的义务

35. 医生在健康、健康教育和健康素养普及方面发挥着重要作用。在履行这一责任时，医生在非专业的、公共场合，包括社交媒体，讨论新发现、新技术或新疗法时必须谨慎，且应确保自己的陈述在科学上是准确的、可理解的。

如果医生自己的意见与循证科学信息相反，必须明确指出。

中华人民共和国民法典（节选）

第四编　人格权
第二章　生命权、身体权和健康权

第一千零八条　为研制新药、医疗器械或者发展新的预防和治疗方法，需要进行临床试验的，应当依法经相关主管部门批准并经伦理委员会审查同意，向受试者或者受试者的监护人告知试验目的、用途和可能产生的风险等详细情况，并经其书面同意。

进行临床试验的，不得向受试者收取试验费用。

第一千零九条　从事与人体基因、人体胚胎等有关的医学和科研活动，应当遵守法律、行政法规和国家有关规定，不得危害人体健康，不得违背伦理道德，不得损害公共利益。

中华人民共和国个人信息保护法（节选）

（2021年8月20日第十三届全国人民代表大会常务委员会第三十次会议通过）

第二章　个人信息处理规则

第二节　敏感个人信息的处理规则

第二十八条　敏感个人信息是一旦泄露或者非法使用，容易导致自然人的人格尊严受到侵害或者人身、财产安全受到危害的个人信息，包括生物识别、宗教信仰、特定身份、医疗健康、金融账户、行踪轨迹等信息，以及不满十四周岁未成年人的个人信息。

只有在具有特定的目的和充分的必要性，并采取严格保护措施的情形下，个人信息处理者方可处理敏感个人信息。

涉及人的生物医学研究伦理审查办法

（2016年10月12日国家卫生和计划生育委员会令第11号公布
自2016年12月1日起施行）

第十八条　涉及人的生物医学研究应当符合以下伦理原则：

（一）知情同意原则。尊重和保障受试者是否参加研究的自主决定权，严格履行知情同意程序，防止使用欺骗、利诱、胁迫等手段使受试者同意参加研究，允许受试者在任何阶段无条件退出研究。

（二）控制风险原则。首先将受试者人身安全、健康权益放在优先地位，其次才是科学和社会利益，研究风险与受益比例应当合理，力求使受试者尽可能避免伤害。

（三）免费和补偿原则。应当公平、合理地选择受试者，对受试者参加研究不得收取任何费用，对于受试者在受试过程中支出的合理费用还应当给予适当补偿。

（四）保护隐私原则。切实保护受试者的隐私，如实将受试者个人信息的储存、使用及保密措施情况告知受试者，未经授权不得将受试者个人信息向第三方透露。

（五）依法赔偿原则。受试者参加研究受到损害时，应当得到及时、免费治疗，并依据法律法规及双方约定得到赔偿。

（六）特殊保护原则。对儿童、孕妇、智力低下者、精神障碍患者等特殊人群的受试者，应当予以特别保护。

医学伦理学相关法规文件简答题

问题1：涉及人的生命科学和医学研究不允许使用什么手段使研究参与者或者研究参与者监护人同意参加研究？

答案要点：按《涉及人的生命科学和医学研究伦理审查办法》第十七条规定，不允许使用欺骗、利诱、胁迫等手段使研究参与者或者研究参与者监护人同意参加研究。

问题2：按《涉及人的生命科学和医学研究伦理审查办法》第二十五条规定，对已批准实施的研究，研究者应当按要求及时提交哪几类报告？

答案要点：按《涉及人的生命科学和医学研究伦理审查办法》第二十五条规定，对已批准实施的研究，研究者应当按要求及时提交研究进展、严重不良事件，方案偏离、暂停、终止，研究完成等各类报告。

问题3：医生在履行健康教育和健康素养普及方面责任时，在非专业的、公共场合，包括社交媒体，讨论新发现、新技术或新疗法时必须谨慎，且应确保自己的陈述符合什么标准？

答案要点：依据《世界医学会国际医学伦理准则》，医生在健康、健康教育和健康素养普及方面发挥着重要作用。在履行这一责任时，医生在非专业的、公共场合，包括社交媒体，讨论新发现、新技术或新疗法时必须谨慎，且应确保自己的陈述在科学上是准确的、可理解的。如果医生自己的意见与循证科学信息相反，必须明确指出。

问题4：医生必须尊重患者的隐私并为其保密，但何时即使患者不同意或不能同意，医生也可以披露最有限的必要信息、接收人和期限？

答案要点：依据《世界医学会国际医学伦理准则》，医生必须尊重患者的隐私并为其保密。如果患者有自愿的知情同意，或者在特殊情况下，当为了维护一项重大的和有压倒性的伦理义务而必须披露保密信息，且已经用尽了所有其他可能的办法时，即使患者不同意或不能同意，医生也可以披露保密信息。披露必须限于最有限的必要信息、接收人和期限。

问题5：依据《中华人民共和国民法典》第一千零九条，从事与人体基因、人体胚胎等有关的医学和科研活动的“一个应当、三个不得”是什么？

答案要点：依据《中华人民共和国民法典》第一千零九条，从事与人体基因、人体胚胎等有关的医学和科研活动，应当遵守法律、行政法规和国家有关规定，不得危害人体健康，不得违背伦理道德，不得损害公共利益。

问题6：《中华人民共和国个人信息保护法》中所指的敏感个人信息是指？

答案要点：依据《中华人民共和国个人信息保护法》第二十八条，敏感个人信息是一旦泄露或者非法使用，容易导致自然人的人格尊严受到侵害或者人身、财产安全受到危害的个人信息，包括生物识别、宗教信仰、特定身份、医疗健康、金融账户、行踪轨迹等信息，以及不满十四周岁未成年人的个人信息。

问题7：为研制新药、医疗器械或者发展新的预防和治疗方法，需要进行临床试验的，应当依法经相关主管部门批准并经伦理委员会审查同意，向受试者或者受试者的监护人告知哪些内容并获得其书面同意？

答案要点：依据《中华人民共和国民法典》第一千零八条，为研制新药、医疗器械或者发展新的预防和治疗方法，需要进行临床试验的，应当依法经相关主管部门批准并经伦理委员会审查同意，向受试者或者受试者的监护人告知试验目的、用途和可能产生的风险等详细情况，并经其书面同意。

问题8：《涉及人的生物医学研究伦理审查办法》中所指的“免费补偿原则”是指？

答案要点：依据《涉及人的生物医学研究伦理审查办法》第十八条，免费和补偿原则是指应当公平、合理地选择受试者，对受试者参加研究不得收取任何费用，对于受试者在受试过程中支出的合理费用还应当给予适当补偿。

问题9：机构和个人严重违反《涉及人的生命科学和医学研究伦理审查办法》的，将如何惩戒？

答案要点：依据《涉及人的生命科学和医学研究伦理审查办法》第四十八条，机构和个人严重违反本办法规定的，记入科研诚信严重失信行为数据库，按照国家有关规定纳入信用信息系统，依法依规实施联合惩戒。

问题10：在涉及人的生命科学和医学研究中，在研究过程中发生什么情形时，研究者应当再次获取研究参与者的知情同意？

答案要点：依据《涉及人的生命科学和医学研究伦理审查办法》第三十八条，研究过程中发生下列情形时，研究者应当再次获取研究参与者的知情同意：

（一）与研究参与者相关的研究内容发生实质性变化的；

（二）与研究相关的风险实质性提高或者增加的；

（三）研究参与者民事行为能力等级提高的。

临床心理学（第2版）[①]（节选）

第一章　绪　论

第一节　概　述

三、临床心理学的研究方法

临床心理学研究的一级方法学：主要目的是收集研究数据和资料。根据控制的不同水平，研究设计方法分为真实验法（实验室实验法）、准实验法（自然实验法或现场实验法）、非实验法（观察法、调查法、测验法、个案法、问卷法、访谈法、活动产品分析法）。非实验法是临床心理学最常用的一类方法。

第二章　临床访谈与评估

第三节　临床访谈基本技巧

一是建立良好的信任和合作关系：尊重、温暖、真诚、共情。

二是倾听技巧：通过言语和非言语的反馈，让病人知道访谈者在认真听他的叙说。

三是参与技巧：非言语沟通方法、封闭式提问、开放式提问、鼓励、澄清、释义、情感反应、具体化、沉默、概述。

四是影响技巧：解释、指导、反馈、对质、自我暴露。

第四章　心理治疗理论

第一节　各流派渊源与现状

Freud 提出把人格分为本我、自我和超我三个部分。

1. 本我

本我（id）是人格中最原始的状态，是最模糊、最不容易掌控的内容。包含

① 王伟，张宁．临床心理学［M］．第 2 版．人民卫生出版社，2016.

着个体一切原始本能冲动和欲望，它潜藏在无意识之中，是人所有精神活动所需能量的储存库。Freud认为其中最重要的就是性本能和攻击本能。

2. 自我

自我（ego）是人格中现实的、符合理智的部分，在人格的结构中起中介作用，是人格的执行部门。自我的一部分位于意识，一部分位于无意识之中，是由本我分化出来的，其能量也来自本我。

3. 超我

超我（superego）与伦理道德行为相联系，在长期的社会生活中内化形成，是人格中最文明、最有道德的部分。超我是人格道德的维护者，它告诉人什么是是非善恶，对人的动机行为进行监督管制，用良心和自豪感去指导自我，限制本我的冲动，设法引导自我走向更高尚的途径，使人格符合社会要求。

需要层次论（need hierarchy theory）是Maslow提出的一种需要理论，也是人本主义心理学的一种动机理论。动机是人类生存和发展的内在动力，而需要则是动机产生的基础和源泉。20世纪50年代，Maslow提出人类需要有五个层次，由下而上依次分为生理需要、安全需要、归属与爱的需要、尊重需要、自我实现需要。他把生理需要、安全需要、归属与爱的需要、尊重需要称为基本需要（basic needs），此类需要因缺乏而产生，故又称缺失性需要（deficiency needs）。Maslow认为，低层次的需要未得到基本满足难以产生高一层次的需要，这类需要满足以后便停止其需要。把认知需要、审美需要、自我实现需要称为心理需要（psychological needs），此类需要因个体成长所必需，故又称成长需要（growth needs）。心理需要属于高级需要，有较大的个体差异。它不是由一般欲望所左右，而是由实现自我潜能、超越自我所驱策，这类需要越满足，越产生更强的需要，而且其间并不存在严格的高低级关系。

第五章　经典心理治疗技术

第六节　其他经典疗法

（2）催眠治疗的主要禁忌证：①精神分裂症及其他重性精神病病人。此类病人在催眠状态下，可能会诱发幻觉妄想，促使病情恶化。②有器质性疾病所致意识障碍的病人，如脑炎后遗症、癫痫等病症的病人催眠状态下容易诱发病症及出现副作用。③严重的心脑血管疾病，如冠心病、脑动脉硬化症等。④对催眠有严重的恐惧心理，经解释后仍持怀疑者。

第六章　近代心理治疗技术

第一节　家庭疗法

（七）家庭疗法的适应证

家庭疗法适用于青少年期的各种身心障碍、夫妻与家庭冲突、躯体疾病的调试、精神疾病的康复期等，主要包括：①家庭关系、婚姻关系冲突、不协调；②家庭代际关系紧张，无法调和；③孩子成长中出现的各种问题，家庭教育的困惑；④家庭生活中遇到的重大挫折困难、生活事件；⑤家庭生命周期的不同发展阶段，需要面对的各种特殊心理问题；⑥各种精神、神经症状、情感问题及人格障碍；⑦个体心理治疗没有达到预期效果的情形。

第八章　医患心理与医患关系

第三节　求医行为

（二）求医行为的类型

根据求医行为发生的动因，通常将求医行为分为主动求医型、被动求医型和强制求医型三种。

1. 主动求医型

指的是就诊者有症状或体验到病感之后，以治疗疾病、维护健康为目的的主动求治过程。主动求医行为的病人角色往往是出于个人的自觉要求和主动行为。

2. 被动求医型

被动求医行为往往不体现病人的意愿，而是由病人家属或他人作出决定而发生的求医行为。如婴幼儿、处于昏迷状态的危重病人和缺乏自知力的精神病病人。

3. 强制求医型

包括被强制性送进精神病院的精神病病人和某些传染病病人，考虑社会公共安全因素，一般由社会组织或他人作出决定强制其诊治而发生的求医行为。

第六节　医患关系模式及影响因素

1. 树立新的医学模式下的医学观

医务人员必须从只重视疾病而忽视心理社会因素的思维方式中解脱出来，因为患病不仅仅是一个生物学过程，它也是一种心理体验和社会文化体验。个体对于疾病的体验与体内生物学过程有密切的关系，但不能完全用生物学过程来解释。病人对自身疾病的认知、体验，对疾病症状意义的解释等各方面都是一种个人体验，这种体验是由社会文化、个人经历、心理特征等多种因素决定的。因此，医生在诊治病人时不能只见疾病不见病人，只注意局部而忽略全身，应该从单纯的生物学诊治转向生物、心理、社会的立体诊治。

2. 具备广博的专业知识和精湛的技术

医学是一门极为深奥、广博的科学，要求医者博学多才。在对病人的诊治过程中，医生高超的医术、娴熟的技能容易使医患之间在技术水平上的沟通获得成功，进而有利于非技术水平上的沟通和良好医患关系的建立。

3. 培养良好的道德品质和心理素质

医务工作者要自觉进行道德品质的塑造，把符合社会要求的医德规范内化为自身的医德要求，如爱惜生命、尊重病人、恪尽职守、不谋私利等。医德信念的树立是一个长期积累、强化的过程，医务人员应经常自觉地自我省察，经过长期的自我教育，将社会要求的各种医德规范变成自己稳固的观念。同时，医务人员应具备良好的心理素质，面对困难百折不挠，应对从容，培养对压力与挫折的承受能力，以饱满的精神和积极的情绪激励病人树立战胜疾病的信心。

第九章　应　激

第三节　应激的心理中介机制

社会支持（social support）是指个体与他人及团体组织产生的精神上和物质上的联系程度。社会支持可以来源于亲属、朋友、同事，以及单位、工会、社团组织等。社会支持的形式包括信息支持、实物支持和情感支持。

信息支持（informational support）是提供应激事件的信息，帮助个体了解应激事件，可利用的资源和应对策略。如各种建议、反馈、咨询等。

实物支持（tangible assistance）是提供物质支持，如经济援助、运输、住房、食物、衣物等。

情感支持（emotional support）是给予他人尊重、关心与爱护等情感上的支持。

信息支持和实物支持是客观或实际的支持，情感支持是主观体验到的支持。社会支持的效果更多取决于个体感知到的，即主观社会支持的存在。

第十章　心身及心身相关疾病

第二节　睡眠障碍

失眠症（insomnia）是指睡眠的发动与维持发生障碍致使睡眠的质和（或）量不能满足个体正常需要的一种状况。常表现为入睡困难、睡眠中途易醒或早醒。三者可单独出现，也可混合存在。

中华人民共和国精神卫生法（节选）

（2012年10月26日第十一届全国人民代表大会常务委员会第二十九次会议通过　根据2018年4月27日第十三届全国人民代表大会常务委员会第二次会议《关于修改〈中华人民共和国国境卫生检疫法〉等六部法律的决定》修改）

第一章　总　则

第三条　精神卫生工作实行预防为主的方针，坚持预防、治疗和康复相结合的原则。

第三章　精神障碍的诊断和治疗

第二十八条　除个人自行到医疗机构进行精神障碍诊断外，疑似精神障碍患者的近亲属可以将其送往医疗机构进行精神障碍诊断。对查找不到近亲属的流浪乞讨疑似精神障碍患者，由当地民政等有关部门按照职责分工，帮助送往医疗机构进行精神障碍诊断。

疑似精神障碍患者发生伤害自身、危害他人安全的行为，或者有伤害自身、危害他人安全的危险的，其近亲属、所在单位、当地公安机关应当立即采取措施予以制止，并将其送往医疗机构进行精神障碍诊断。

第二十九条　精神障碍的诊断应当由精神科执业医师作出。

第三十条　精神障碍的住院治疗实行自愿原则。诊断结论、病情评估表明，就诊者为严重精神障碍患者并有下列情形之一的，应当对其实施住院治疗：

（一）已经发生伤害自身的行为，或者有伤害自身的危险的；

（二）已经发生危害他人安全的行为，或者有危害他人安全的危险的。

第三十六条　诊断结论表明需要住院治疗的精神障碍患者，本人没有能力办理住院手续的，由其监护人办理住院手续；患者属于查找不到监护人的流浪乞讨人员的，由送诊的有关部门办理住院手续。

精神障碍患者有本法第三十条第二款第二项情形，其监护人不办理住院手续的，由患者所在单位、村民委员会或者居民委员会办理住院手续，并由医疗机构在患者病历中予以记录。

第四十条　精神障碍患者在医疗机构内发生或者将要发生伤害自身、危害他人安全、扰乱医疗秩序的行为，医疗机构及其医务人员在没有其他可替代措施的情况下，可以实施约束、隔离等保护性医疗措施。实施保护性医疗措施应当遵循诊断标准和治疗规范，并在实施后告知患者的监护人。

禁止利用约束、隔离等保护性医疗措施惩罚精神障碍患者。

第四十五条　精神障碍患者出院，本人没有能力办理出院手续的，监护人应当为其办理出院手续。

第四十六条　医疗机构及其医务人员应当尊重住院精神障碍患者的通讯和会见探访者等权利。除在急性发病期或者为了避免妨碍治疗可以暂时性限制外，不得限制患者的通讯和会见探访者等权利。

第四十七条　医疗机构及其医务人员应当在病历资料中如实记录精神障碍患者的病情、治疗措施、用药情况、实施约束、隔离措施等内容，并如实告知患者或者其监护人。患者及其监护人可以查阅、复制病历资料；但是，患者查阅、复制病历资料可能对其治疗产生不利影响的除外。病历资料保存期限不得少于三十年。

第五章　保障措施

第六十八条　县级以上人民政府卫生行政部门应当组织医疗机构为严重精神障碍患者免费提供基本公共卫生服务。

《中华人民共和国精神卫生法》简答题

问题1：精神卫生工作实行什么方针？坚持什么原则？

答题要点：精神卫生工作实行预防为主的方针，坚持预防、治疗和康复相结合的原则。

问题2：《中华人民共和国精神卫生法》中指出，县级以上人民政府卫生行政部门应当组织医疗机构为哪类患者免费提供基本公共卫生服务？

答题要点：县级以上人民政府卫生行政部门应当组织医疗机构为严重精神障碍患者免费提供基本公共卫生服务。

问题3：疑似精神障碍患者发生伤害自身、危害他人安全的行为，或者有伤害自身、危害他人安全的危险的，哪些人应当立即采取措施予以制止，并将其送往医疗机构进行精神障碍诊断？

答题要点：其近亲属、所在单位、当地公安机关应当立即采取措施予以制止，并将其送往医疗机构进行精神障碍诊断。

问题4：精神障碍的诊断应当由谁作出？

答题要点：精神障碍的诊断应当由精神科执业医师作出。

问题5：精神障碍的住院治疗实行什么原则？诊断结论、病情评估表明，就诊者为严重精神障碍患者并有哪些情形的，应当对其实施住院治疗？

答题要点：精神障碍的住院治疗实行自愿原则。

（一）已经发生伤害自身的行为，或者有伤害自身的危险的；

（二）已经发生危害他人安全的行为，或者有危害他人安全的危险的。

满足以上条件之一的应该住院治疗。

问题6：什么阶段的精神科住院患者可以通讯及会见探访者？

答题要点：非急性发病期的患者或者通讯及会客不妨碍治疗的患者可以通讯和会见探访者。

问题7：哪类人可以查阅精神障碍患者的病历资料？

答：患者及其监护人可以查阅、复制病历资料。

问题8：精神障碍患者有危害他人安全的危险的，其监护人不办理住院手续的，该怎样处理？

答题要点：精神障碍患者有危害他人安全的危险的，其监护人不办理住院手续的，由患者所在单位、村民委员会或者居民委员会办理住院手续，并由医疗机构在患者病历中予以记录。

问题9：精神障碍患者出院，本人没有能力办理出院手续的，哪类人应当为其办理出院手续？

答题要点：精神障碍患者出院，本人没有能力办理出院手续的，监护人应当为其办理出院手续。

问题10：在什么情况下，可以对精神障碍患者实施约束、隔离等保护性医疗措施?

答题要点：精神障碍患者在医疗机构内发生或者将要发生伤害自身、危害他人安全、扰乱医疗秩序的行为，医疗机构及其医务人员在没有其他可替代措施的情况下，可以实施约束、隔离等保护性医疗措施。

病历书写基本规范

第一章　基本要求

第一条　病历是指医务人员在医疗活动过程中形成的文字、符号、图表、影像、切片等资料的总和，包括门（急）诊病历和住院病历。

第二条　病历书写是指医务人员通过问诊、查体、辅助检查、诊断、治疗、护理等医疗活动获得有关资料，并进行归纳、分析、整理形成医疗活动记录的行为。

第三条　病历书写应当客观、真实、准确、及时、完整、规范。

第四条　病历书写应当使用蓝黑墨水、碳素墨水，需复写的病历资料可以使用蓝或黑色油水的圆珠笔。计算机打印的病历应当符合病历保存的要求。

第五条　病历书写应当使用中文，通用的外文缩写和无正式中文译名的症状、体征、疾病名称等可以使用外文。

第六条　病历书写应规范使用医学术语，文字工整，字迹清晰，表述准确，语句通顺，标点正确。

第七条　病历书写过程中出现错字时，应当用双线划在错字上，保留原记录清楚、可辨，并注明修改时间，修改人签名。不得采用刮、粘、涂等方法掩盖或去除原来的字迹。

上级医务人员有审查修改下级医务人员书写的病历的责任。

第八条　病历应当按照规定的内容书写，并由相应医务人员签名。

实习医务人员、试用期医务人员书写的病历，应当经过本医疗机构注册的医务人员审阅、修改并签名。

进修医务人员由医疗机构根据其胜任本专业工作实际情况认定后书写病历。

第九条　病历书写一律使用阿拉伯数字书写日期和时间，采用24小时制记录。

第十条　对需取得患者书面同意方可进行的医疗活动，应当由患者本人签署知情同意书。患者不具备完全民事行为能力时，应当由其法定代理人签字；患者因病无法签字时，应当由其授权的人员签字；为抢救患者，在法定代理人或被授权人无法及时签字的情况下，可由医疗机构负责人或者授权的负责人签字。

因实施保护性医疗措施不宜向患者说明情况的，应当将有关情况告知患者近亲属，由患者近亲属签署知情同意书，并及时记录。患者无近亲属的或者患者近亲属无法签署同意书的，由患者的法定代理人或者关系人签署同意书。

第二章　门（急）诊病历书写内容及要求

第十一条　门（急）诊病历内容包括门（急）诊病历首页（门（急）诊手册封面）、病历记录、化验单（检验报告）、医学影像检查资料等。

第十二条　门（急）诊病历首页内容应当包括患者姓名、性别、出生年月日、民族、婚姻状况、职业、工作单位、住址、药物过敏史等项目。

门诊手册封面内容应当包括患者姓名、性别、年龄、工作单位或住址、药物过敏史等项目。

第十三条　门（急）诊病历记录分为初诊病历记录和复诊病历记录。

初诊病历记录书写内容应当包括就诊时间、科别、主诉、现病史、既往史，阳性体征、必要的阴性体征和辅助检查结果，诊断及治疗意见和医师签名等。

复诊病历记录书写内容应当包括就诊时间、科别、主诉、病史、必要的体格检查和辅助检查结果、诊断、治疗处理意见和医师签名等。

急诊病历书写就诊时间应当具体到分钟。

第十四条　门（急）诊病历记录应当由接诊医师在患者就诊时及时完成。

第十五条　急诊留观记录是急诊患者因病情需要留院观察期间的记录，重点记录观察期间病情变化和诊疗措施，记录简明扼要，并注明患者去向。抢救危重患者时，应当书写抢救记录。门（急）诊抢救记录书写内容及要求按照住院病历抢救记录书写内容及要求执行。

第三章　住院病历书写内容及要求

第十六条　住院病历内容包括住院病案首页、入院记录、病程记录、手术同意书、麻醉同意书、输血治疗知情同意书、特殊检查（特殊治疗）同意书、病危（重）通知书、医嘱单、辅助检查报告单、体温单、医学影像检查资料、病理资料等。

第十七条　入院记录是指患者入院后，由经治医师通过问诊、查体、辅助检查获得有关资料，并对这些资料归纳分析书写而成的记录。可分为入院记录、再次或多次入院记录、24小时内入出院记录、24小时内入院死亡记录。

入院记录、再次或多次入院记录应当于患者入院后24小时内完成；24小时内入出院记录应当于患者出院后24小时内完成，24小时内入院死亡记录应当于患者死亡后24小时内完成。

第十八条　入院记录的要求及内容。

（一）患者一般情况包括姓名、性别、年龄、民族、婚姻状况、出生地、职业、入院时间、记录时间、病史陈述者。

（二）主诉是指促使患者就诊的主要症状（或体征）及持续时间。

（三）现病史是指患者本次疾病的发生、演变、诊疗等方面的详细情况，应当按时间顺序书写。内容包括发病情况、主要症状特点及其发展变化情况、伴随症状、发病后诊疗经过及结果、睡眠和饮食等一般情况的变化，以及与鉴别诊断有关的阳性或阴性资料等。

1. 发病情况：记录发病的时间、地点、起病缓急、前驱症状、可能的原因或诱因。

2. 主要症状特点及其发展变化情况：按发生的先后顺序描述主要症状的部位、性质、持续时间、程度、缓解或加剧因素，以及演变发展情况。

3. 伴随症状：记录伴随症状，描述伴随症状与主要症状之间的相互关系。

4. 发病以来诊治经过及结果：记录患者发病后到入院前，在院内、外接受检查与治疗的详细经过及效果。对患者提供的药名、诊断和手术名称需加引号（“”）以示区别。

5. 发病以来一般情况：简要记录患者发病后的精神状态、睡眠、食欲、大小便、体重等情况。

与本次疾病虽无紧密关系、但仍需治疗的其他疾病情况，可在现病史后另起一段予以记录。

（四）既往史是指患者过去的健康和疾病情况。内容包括既往一般健康状况、疾病史、传染病史、预防接种史、手术外伤史、输血史、食物或药物过敏史等。

（五）个人史，婚育史、月经史，家族史。

1. 个人史：记录出生地及长期居留地，生活习惯及有无烟、酒、药物等嗜好，职业与工作条件及有无工业毒物、粉尘、放射性物质接触史，有无冶游史。

2. 婚育史、月经史：婚姻状况、结婚年龄、配偶健康状况、有无子女等。女性患者记录初潮年龄、行经期天数 、间隔天数、末次月经时间（或闭经年龄），月经量、痛经及生育等情况。

3. 家族史：父母、兄弟、姐妹健康状况，有无与患者类似疾病，有无家族遗传倾向的疾病。

（六）体格检查应当按照系统循序进行书写。内容包括体温、脉搏、呼吸、血压，一般情况，皮肤、黏膜，全身浅表淋巴结，头部及其器官，颈部，胸部（胸廓、肺部、心脏、血管），腹部（肝、脾等），直肠肛门，外生殖器，脊柱，四肢，神经系统等。

（七）专科情况应当根据专科需要记录专科特殊情况。

（八）辅助检查指入院前所作的与本次疾病相关的主要检查及其结果。应分类按检查时间顺序记录检查结果，如系在其他医疗机构所作检查，应当写明该机构名称及检查号。

（九）初步诊断是指经治医师根据患者入院时情况，综合分析所作出的诊断。如初步诊断为多项时，应当主次分明。对待查病例应列出可能性较大的诊断。

（十）书写入院记录的医师签名。

第十九条　再次或多次入院记录，是指患者因同一种疾病再次或多次住入同一医疗机构时书写的记录。要求及内容基本同入院记录。主诉是记录患者本次入院的主要症状（或体征）及持续时间；现病史中要求首先对本次住院前历次有关住院诊疗经过进行小结，然后再书写本次入院的现病史。

第二十条　患者入院不足24小时出院的，可以书写24小时内入出院记录。内容包括患者姓名、性别、年龄、职业、入院时间、出院时间、主诉、入院情况、入院诊断、诊疗经过、出院情况、出院诊断、出院医嘱，医师签名等。

第二十一条　患者入院不足24小时死亡的，可以书写24小时内入院死亡记录。内容包括患者姓名、性别、年龄、职业、入院时间、死亡时间、主诉、入院情况、入院诊断、诊疗经过（抢救经过）、死亡原因、死亡诊断，医师签名等。

第二十二条　病程记录是指继入院记录之后，对患者病情和诊疗过程所进行的连续性记录。内容包括患者的病情变化情况、重要的辅助检查结果及临床意义、上级医师查房意见、会诊意见、医师分析讨论意见、所采取的诊疗措施及效果、医嘱更改及理由、向患者及其近亲属告知的重要事项等。

病程记录的要求及内容：

（一）首次病程记录是指患者入院后由经治医师或值班医师书写的第一次病程记录，应当在患者入院8小时内完成。首次病程记录的内容包括病例特点、拟诊讨论（诊断依据及鉴别诊断）、诊疗计划等。

1. 病例特点：应当在对病史、体格检查和辅助检查进行全面分析、归纳和整理后写出本病例特征，包括阳性发现和具有鉴别诊断意义的阴性症状和体征等。

2. 拟诊讨论（诊断依据及鉴别诊断）：根据病例特点，提出初步诊断和诊断依据；对诊断不明的写出鉴别诊断并进行分析；并对下一步诊治措施进行分析。

3. 诊疗计划：提出具体的检查及治疗措施安排。

（二）日常病程记录是指对患者住院期间诊疗过程的经常性、连续性记录。由经治医师书写，也可以由实习医务人员或试用期医务人员书写，但应有经治医师签名。书写日常病程记录时，首先标明记录时间，另起一行记录具体内容。对病危患者应当根据病情变化随时书写病程记录，每天至少1次，记录时间应当具体到分钟。对病重患者，至少2天记录一次病程记录。对病情稳定的患者，至少3天记录一次病程记录。

（三）上级医师查房记录是指上级医师查房时对患者病情、诊断、鉴别诊断、当前治疗措施疗效的分析及下一步诊疗意见等的记录。

主治医师首次查房记录应当于患者入院48小时内完成。内容包括查房医师的姓名、专业技术职务、补充的病史和体征、诊断依据与鉴别诊断的分析及诊疗计划等。

主治医师日常查房记录间隔时间视病情和诊疗情况确定，内容包括查房医师的姓名、专业技术职务、对病情的分析和诊疗意见等。

科主任或具有副主任医师以上专业技术职务任职资格医师查房的记录，内容包括查房医师的姓名、专业技术职务、对病情的分析和诊疗意见等。

（四）疑难病例讨论记录是指由科主任或具有副主任医师以上专业技术任职资格的医师主持、召集有关医务人员对确诊困难或疗效不确切病例讨论的记录。内容包括讨论日期、主持人、参加人员姓名及专业技术职务、具体讨论意见及主持人小结意见等。

（五）交（接）班记录是指患者经治医师发生变更之际，交班医师和接班医师分别对患者病情及诊疗情况进行简要总结的记录。交班记录应当在交班前由交班医师书写完成；接班记录应当由接班医师于接班后24小时内完成。交（接）班记录的内容包括入院日期、交班或接班日期、患者姓名、性别、年龄、主诉、入院情况、入院诊断、诊疗经过、目前情况、目前诊断、交班注意事项或接班诊疗计划、医师签名等。

（六）转科记录是指患者住院期间需要转科时，经转入科室医师会诊并同意接收后，由转出科室和转入科室医师分别书写的记录。包括转出记录和转入记录。转出记录由转出科室医师在患者转出科室前书写完成（紧急情况除外）；转入记录由转入科室医师于患者转入后24小时内完成。转科记录内容包括入院日期、转出或转入日期，转出、转入科室，患者姓名、性别、年龄、主诉、入院情况、入院诊断、诊疗经过、目前情况、目前诊断、转科目的及注意事项或转入诊疗计划、医师签名等。

（七）阶段小结是指患者住院时间较长，由经治医师每月所作病情及诊疗情况总结。阶段小结的内容包括入院日期、小结日期，患者姓名、性别、年龄、主诉、入院情况、入院诊断、诊疗经过、目前情况、目前诊断、诊疗计划、医师签名等。

交（接）班记录、转科记录可代替阶段小结。

（八）抢救记录是指患者病情危重，采取抢救措施时作的记录。因抢救急危患者，未能及时书写病历的，有关医务人员应当在抢救结束后6小时内据实补记，并加以注明。内容包括病情变化情况、抢救时间及措施、参加抢救的医务人员姓名及专业技术职称等。记录抢救时间应当具体到分钟。

（九）有创诊疗操作记录是指在临床诊疗活动过程中进行的各种诊断、治疗性操作（如胸腔穿刺、腹腔穿刺等）的记录。应当在操作完成后即刻书写。内容包括操作名称、操作时间、操作步骤、结果及患者一般情况，记录过程是否顺利、有无不良反应，术后注意事项及是否向患者说明，操作医师签名。

（十）会诊记录（含会诊意见）是指患者在住院期间需要其他科室或者其他医疗机构协助诊疗时，分别由申请医师和会诊医师书写的记录。会诊记录应另页书写。内容包括申请会诊记录和会诊意见记录。申请会诊记录应当简要载明患者病情及诊疗情况、申请会诊的理由和目的，申请会诊医师签名等。常规会诊意见记录应当由会诊医师在会诊申请发出后48小时内完成，急会诊时会诊医师应当在会诊申请发出后10分钟内到场，并在会诊结束后即刻完成会诊记录。会诊记录内容包括会诊意见、会诊医师所在的科别或者医疗机构名称、会诊时间及会诊医师签名等。申请会诊医师应在病程记录中记录会诊意见执行情况。

（十一）术前小结是指在患者手术前，由经治医师对患者病情所作的总结。内容包括简要病情、术前诊断、手术指征、拟施手术名称和方式、拟施麻醉方式、注意事项，并记录手术者术前查看患者相关情况等。

（十二）术前讨论记录是指因患者病情较重或手术难度较大，手术前在上级医师主持下，对拟实施手术方式和术中可能出现的问题及应对措施所作的讨论。讨论内容包括术前准备情况、手术指征、手术方案、可能出现的意外及防范措施、参加讨论者的姓名及专业技术职务、具体讨论意见及主持人小结意见、讨论日期、记录者的签名等。

（十三）麻醉术前访视记录是指在麻醉实施前，由麻醉医师对患者拟施麻醉进行风险评估的记录。麻醉术前访视可另立单页，也可在病程中记录。内容包括姓名、性别、年龄、科别、病案号，患者一般情况、简要病史、与麻醉相关的辅助检查结果、拟行手术方式、拟行麻醉方式、麻醉适应证及麻醉中需注意的问题、术前麻醉医嘱、麻醉医师签字并填写日期。

（十四）麻醉记录是指麻醉医师在麻醉实施中书写的麻醉经过及处理措施的记录。麻醉记录应当另页书写，内容包括患者一般情况、术前特殊情况、麻醉前用药、术前诊断、术中诊断、手术方式及日期、麻醉方式、麻醉诱导及各项操作开始及结束时间、麻醉期间用药名称、方式及剂量、麻醉期间特殊或突发情况及处理、手术起止时间、麻醉医师签名等。

（十五）手术记录是指手术者书写的反映手术一般情况、手术经过、术中发现及处理等情况的特殊记录，应当在术后24小时内完成。特殊情况下由第一助手书写时，应有手术者签名。手术记录应当另页书写，内容包括一般项目（患者姓名、性别、科别、病房、床位号、住院病历号或病案号）、手术日期、术前诊断、术中诊断、手术名称、手术者及助手姓名、麻醉方法、手术经过、术中出现的情况及处理等。

（十六）手术安全核查记录是指由手术医师、麻醉医师和巡回护士三方，在麻醉实施前、手术开始前和病人离室前，共同对病人身份、手术部位、手术方式、麻醉及手术风险、手术使用物品清点等内容进行核对的记录，输血的病人还应对血型、用血量进行核对。应有手术医师、麻醉医师和巡回护士三方核对、确认并签字。

（十七）手术清点记录是指巡回护士对手术患者术中所用血液、器械、敷料等的记录，应当在手术结束后即时完成。手术清点记录应当另页书写，内容包括患者姓名、住院病历号（或病案号）、手术日期、手术名称、术中所用各种器械和敷料数量的清点核对、巡回护士和手术器械护士签名等。

（十八）术后首次病程记录是指参加手术的医师在患者术后即时完成的病程记录。内容包括手术时间、术中诊断、麻醉方式、手术方式、手术简要经过、术后处理措施、术后应当特别注意观察的事项等。

（十九）麻醉术后访视记录是指麻醉实施后，由麻醉医师对术后患者麻醉恢复情况进行访视的记录。麻醉术后访视可另立单页，也可在病程中记录。内容包括姓名、性别、年龄、科别、病案号，患者一般情况、麻醉恢复情况、清醒时间、术后医嘱、是否拔除气管插管等，如有特殊情况应详细记录，麻醉医师签字并填写日期。

（二十）出院记录是指经治医师对患者此次住院期间诊疗情况的总结，应当在患者出院后24小时内完成。内容主要包括入院日期、出院日期、入院情况、入院诊断、诊疗经过、出院诊断、出院情况、出院医嘱、医师签名等。

（二十一）死亡记录是指经治医师对死亡患者住院期间诊疗和抢救经过的记录，应当在患者死亡后24小时内完成。内容包括入院日期、死亡时间、入院情况、入院诊断、诊疗经过（重点记录病情演变、抢救经过）、死亡原因、死亡诊断等。记录死亡时间应当具体到分钟。

（二十二）死亡病例讨论记录是指在患者死亡一周内，由科主任或具有副主任医师以上专业技术职务任职资格的医师主持，对死亡病例进行讨论、分析的记录。内容包括讨论日期、主持人及参加人员姓名、专业技术职务、具体讨论意见及主持人小结意见、记录者的签名等。

（二十三）病重（病危）患者护理记录是指护士根据医嘱和病情对病重（病危）患者住院期间护理过程的客观记录。病重（病危）患者护理记录应当根据相应专科的护理特点书写。内容包括患者姓名、科别、住院病历号（或病案号）、床位号、页码、记录日期和时间、出入液量、体温、脉搏、呼吸、血压等病情观察、护理措施和效果、护士签名等。记录时间应当具体到分钟。

第二十三条　手术同意书是指手术前，经治医师向患者告知拟施手术的相关情况，并由患者签署是否同意手术的医学文书。内容包括术前诊断、手术名称、术中或术后可能出现的并发症、手术风险、患者签署意见并签名、经治医师和术者签名等。

第二十四条　麻醉同意书是指麻醉前，麻醉医师向患者告知拟施麻醉的相关情况，并由患者签署是否同意麻醉意见的医学文书。内容包括患者姓名、性别、年龄、病案号、科别、术前诊断、拟行手术方式、拟行麻醉方式，患者基础疾病及可能对麻醉产生影响的特殊情况，麻醉中拟行的有创操作和监测，麻醉风险、可能发生的并发症及意外情况，患者签署意见并签名、麻醉医师签名并填写日期。

第二十五条　输血治疗知情同意书是指输血前，经治医师向患者告知输血的相关情况，并由患者签署是否同意输血的医学文书。输血治疗知情同意书内容包括患者姓名、性别、年龄、科别、病案号、诊断、输血指征、拟输血成份、输血前有关检查结果、输血风险及可能产生的不良后果、患者签署意见并签名、医师签名并填写日期。

第二十六条　特殊检查、特殊治疗同意书是指在实施特殊检查、特殊治疗前，经治医师向患者告知特殊检查、特殊治疗的相关情况，并由患者签署是否同意检查、治疗的医学文书。内容包括特殊检查、特殊治疗项目名称、目的、可能出现的并发症及风险、患者签名、医师签名等。

第二十七条　病危（重）通知书是指因患者病情危、重时，由经治医师或值班医师向患者家属告知病情，并由患方签名的医疗文书。内容包括患者姓名、性别、年龄、科别，目前诊断及病情危重情况，患方签名、医师签名并填写日期。一式两份，一份交患方保存，另一份归病历中保存。

第二十八条　医嘱是指医师在医疗活动中下达的医学指令。医嘱单分为长期医嘱单和临时医嘱单。

长期医嘱单内容包括患者姓名、科别、住院病历号（或病案号）、页码、起始日期和时间、长期医嘱内容、停止日期和时间、医师签名、执行时间、执行护士签名。临时医嘱单内容包括医嘱时间、临时医嘱内容、医师签名、执行时间、执行护士签名等。

医嘱内容及起始、停止时间应当由医师书写。医嘱内容应当准确、清楚，每项医嘱应当只包含一个内容，并注明下达时间，应当具体到分钟。医嘱不得涂改。需要取消时，应当使用红色墨水标注“取消”字样并签名。

一般情况下，医师不得下达口头医嘱。因抢救急危患者需要下达口头医嘱时，护士应当复诵一遍。抢救结束后，医师应当即刻据实补记医嘱。

第二十九条　辅助检查报告单是指患者住院期间所做各项检验、检查结果的记录。内容包括患者姓名、性别、年龄、住院病历号（或病案号）、检查项目、检查结果、报告日期、报告人员签名或者印章等。

第三十条　体温单为表格式，以护士填写为主。内容包括患者姓名、科室、床号、入院日期、住院病历号（或病案号）、日期、手术后天数、体温、脉搏、呼吸、血压、大便次数、出入液量、体重、住院周数等。

第四章　打印病历内容及要求

第三十一条　打印病历是指应用字处理软件编辑生成并打印的病历（如Word文档、WPS文档等）。打印病历应当按照本规定的内容录入并及时打印，由相应医务人员手写签名。

第三十二条　医疗机构打印病历应当统一纸张、字体、字号及排版格式。打印字迹应清楚易认，符合病历保存期限和复印的要求。

第三十三条　打印病历编辑过程中应当按照权限要求进行修改，已完成录入打印并签名的病历不得修改。

第五章　其　他

第三十四条　住院病案首页按照《卫生部关于修订下发住院病案首页的通知》（卫医发〔2001〕286号）的规定书写。

第三十五条　特殊检查、特殊治疗按照《医疗机构管理条例实施细则》（1994年卫生部令第35号）有关规定执行。

第三十六条　中医病历书写基本规范由国家中医药管理局另行制定。

第三十七条　电子病历基本规范由卫生部另行制定。

第三十八条　本规范自2010年3月1日起施行。我部于2002年颁布的《病历书写基本规范（试行）》（卫医发〔2002〕190号）同时废止。

《病历书写基本规范》简答题

问题1：病历书写是指医务人员通过什么方式的医疗活动获得有关资料，并进行归纳、分析、整理形成医疗活动记录的行为？

答题要点：问诊、查体、辅助检查、诊断、治疗、护理等。

问题2：病历书写应当符合什么原则？

答题要点：客观、真实、准确、及时、完整、规范。

问题3：门（急）诊病历内容包括哪些内容？

答题要点：门（急）诊病历首页（门（急）诊手册封面）、病历记录、化验单（检验报告）、医学影像检查资料等。

问题4：门（急）诊病历记录分为初诊病历记录和复诊病历记录。初诊病历记录书写、复诊病历记录书写内容分别应当包括哪些内容？

答题要点：初诊病历记录书写内容应当包括就诊时间、科别、主诉、现病史、既往史，阳性体征、必要的阴性体征和辅助检查结果，诊断及治疗意见和医师签名等。

复诊病历记录书写内容应当包括就诊时间、科别、主诉、病史、必要的体格检查和辅助检查结果、诊断、治疗处理意见和医师签名等。

问题5：住院病历内容包括哪些？

答题要点：住院病案首页、入院记录、病程记录、手术同意书、麻醉同意书、输血治疗知情同意书、特殊检查（特殊治疗）同意书、病危（重）通知书、医嘱单、辅助检查报告单、体温单、医学影像检查资料、病理资料等。

问题6：入院记录是指患者入院后，由经治医师通过问诊、查体、辅助检查获得有关资料，并对这些资料归纳分析书写而成的记录。分为哪几种情况，需要多长时间内完成？

答题要点：入院记录、再次或多次入院记录应当于患者入院后24小时内完成；24小时内入出院记录应当于患者出院后24小时内完成，24小时内入院死亡记录应当于患者死亡后24小时内完成。

问题7：手术同意书是指手术前，经治医师向患者告知拟施手术的相关情况，并由患者签署是否同意手术的医学文书。内容包括哪些？

答题要点：术前诊断、手术名称、术中或术后可能出现的并发症、手术风险、患者签署意见并签名、经治医师和术者签名等。

问题8：输血治疗知情同意书是指输血前，经治医师向患者告知输血的相关情况，并由患者签署是否同意输血的医学文书。输血治疗知情同意书内容包括哪些？

答题要点：输血治疗知情同意书内容包括患者姓名、性别、年龄、科别、病案号、诊断、输血指征、拟输血成份、输血前有关检查结果、输血风险及可能产生的不良后果、患者签署意见并签名、医师签名并填写日期。

第二部分

临床医学

临床内科部分简答题

一、呼吸内科

问题1：请简述流行性感冒的治疗要点。

答题要点：流行性感冒的治疗要点如下：

（1）隔离：应对疑似和确诊病人进行隔离。

（2）对症治疗：可应用解热药、缓解鼻黏膜充血药、止咳祛痰药等。

（3）抗病毒治疗：应在发病48 h内使用。神经氨酸酶抑制剂类药物是目前治疗流感最好的药物，如奥司他韦、帕拉米韦、扎那米韦。

（4）支持治疗和预防并发症：密切观察、监测并预防并发症。呼吸衰竭时给予呼吸支持治疗，病情危重机械通气不能维持氧合时可采用体外膜肺ECMO，在有继发细菌感染时及时使用抗生素。

问题2：简述慢阻肺的发病机制。

答题要点：（1）炎症机制。

（2）蛋白酶–抗蛋白酶失衡机制。

（3）氧化应激机制。

（4）其他机制：如自主神经功能失调、营养不良、气温变化等，上述机制共同作用，最终产生两种重要病变：①小气道病变；②肺气肿病变，这种小气道病变与肺气肿病变共同作用，造成慢阻肺特征性的持续性气流受限。

问题3：请简述支气管哮喘诊断标准。

答题要点：（1）典型哮喘的临床症状和体征：①反复发作性喘息、气急、胸闷或咳嗽，常与接触变应原、冷空气、物理化学刺激、病毒感染、运动等有关；②发作时双肺可闻弥漫性哮鸣音，呼气相延长；③上述症状和体征可经治疗缓解或自行缓解。

（2）可变气流受限的客观检查：①支气管激发试验或运动试验阳性；②支气管舒张试验阳性；③呼气流量峰值（PEF）日内变异率或昼夜波动率≥20%。

符合上述症状和体征，同时具备气流受限客观检查中的任一条，并除外其他疾病所引起的喘息、气急、胸闷和咳嗽（心源性哮喘、喘息型慢支炎），可以诊断为哮喘。

问题4：社区获得性肺炎诊断依据有哪些?

答题要点：（1）社区发病。

（2）肺炎相关临床表现：①新近出现的咳嗽、咳痰或原有呼吸道疾病症状加重并出现脓性痰，伴或不伴胸痛/呼吸困难/咯血。②发热。③肺实变体征和（或）闻及湿性啰音。④WBC＞10×10^9/L 或＜4×10^9/L，伴或不伴中性粒细胞核左移。

（3）胸部影像学检查显示片状、斑片状浸润性阴影或间质性改变，伴或不伴胸腔积液。

符合（1）、（3）及（2）中任何一项，并除外肺结核、肺部肿瘤、非感染性肺间质性疾病肺水肿、肺不张、肺栓塞、肺嗜酸性粒细胞浸润症及肺血管炎等后，可建立临床诊断。

问题5：试述肺结核的化学治疗原则。

答题要点：肺结核化学治疗的原则是早期、规律、全程、适量、联合。

（1）早期：早期化学治疗有利于迅速发挥早期杀菌作用，促使病变吸收和减少传染性。

（2）规律：严格遵照医嘱要求规律用药，不漏服，不停药，以避免耐药性的产生。

（3）全程：保证完成规定的治疗期是提高治愈和减少复发率的重要措施。

（4）适量：严格遵照适当的药物剂量用量，药物剂量过低不能达到有效的血浓度，影响疗效和易产生耐药性，剂量过大易发生药物毒副反应。

（5）联合：联合用药是指同时采用多种抗结核药物治疗，可提高疗效，同时通过交叉杀菌作用减少或防止耐药性的产生。

问题6：请简述肺栓塞定义。

答题要点：肺栓塞：是以各种栓子阻塞肺动脉或其分支为其发病原因的一组疾病或临床综合征的总称，包括肺血栓栓塞症、脂肪栓塞综合征、羊水栓塞、空气栓塞等，其中，肺血栓栓塞症为肺栓塞最常见的类型，是来自静脉系统或右心的血栓阻塞肺动脉或其分支所导致的以肺循环和呼吸功能障碍为主要临床和病理生理特征的疾病，引起肺血栓栓塞症的血栓主要来源于深静脉血栓形成，如下肢深静脉、盆腔静脉等。

问题7：肺心病急性加重期（失代偿期）的治疗方案？

答题要点：治疗原则：积极控制感染，通畅呼吸道，改善呼吸功能，纠正缺氧和二氧化碳潴留，控制呼吸衰竭和心力衰竭，防治并发症。

（1）控制感染：是急性加重期的治疗关键。

（2）控制呼吸衰竭：扩张支气管、祛痰，通畅呼吸道，改善通气功能。合理氧疗纠正缺氧，需要时给予无创正压通气或气管插管有创正压通气治疗。

（3）控制心力衰竭：①利尿剂的应用；②正性肌力药的应用；③血管扩张药的应用。

（4）防治并发症：肺性脑病、酸碱失衡、电解质紊乱、心律失常、休克等。

问题8：呼吸衰竭的分类有哪些？

答题要点：按动脉血气分析分类：

Ⅰ型呼衰：低氧性呼吸衰竭，$PaO_2<60$ mmHg；$PaCO_2$降低或正常。

Ⅱ型呼衰：高碳酸性呼吸衰竭，$PaO_2<60$ mmHg；$PaCO_2>50$ mmHg。

按照发病急缓分类：分为急性和慢性呼吸衰竭。

按照发病机制分类：通气性和换气性呼吸衰竭。

问题9：简述Ⅱ型呼吸衰竭持续低流量吸氧的机制？

答题要点：Ⅱ型呼吸衰竭吸氧浓度应低于35%，持续给氧。由于高碳酸血症，呼吸中枢对CO_2反应性差，主要靠低氧血症对颈动脉窦、主动脉体的化学感受器的兴奋作用维持呼吸。若吸入高浓度氧，PaO_2迅速上升，使外周化学感受器失去了低氧血症的刺激，患者的呼吸变浅、变慢、肺泡通气量下降，加重了缺氧和二氧化碳潴留，诱发或加重肺性脑病。此外，吸入高浓度氧可使肺血流重新分布，通气与血流比例失调，使有效肺泡通气量减少，加重二氧化碳潴留。

问题10：急性呼吸窘迫综合征（ARDS）定义？

答题要点：多发生于原心肺功能正常的患者，由于肺外或肺内的严重疾病引起的肺毛细血管炎症性损伤，通透性肺水肿和进行性缺氧性呼吸衰竭。

二、心血管内科

问题1：慢性心力衰竭的治疗目标和治疗原则是什么？

答题要点：目标：防止和延缓心力衰竭的发生发展；缓解临床症状，提高生活质量；改善长期预后，降低病死率与住院率。

治疗原则：采取综合治疗措施，包括对各种可致心功能受损的疾病，如冠心病、高血压、糖尿病的早期管理，调节心力衰竭的代偿机制，减少其负面效应，如拮抗神经体液因子的过度激活，阻止或延缓心室重塑的进展。

问题2：慢性心力衰竭治疗中可改善心衰预后的新四联药物是什么？

答题要点：（1）RAAS抑制剂：首选血管紧张素转换酶抑制剂（ACEI），如贝那普利、雷米普利，如不能耐受，可选用血管紧张素受体拮抗剂（ARB），如厄贝沙坦、坎地沙坦。也可直接选用血管紧张素受体脑啡肽酶抑制剂（ARNI）诺欣妥。

（2）β受体阻滞剂：美托洛尔、比索洛尔。

（3）醛固酮受体拮抗剂：螺内酯、依普利酮。

（4）钠-葡萄糖共转运蛋白2抑制剂（SGLT-2i）：如恩格列净、达格列净。

问题3：简述抗心律失常药物的分类。

答题要点：（1）Ⅰ类：钠通道阻滞药，又分为：

ⅠA类：适度阻滞钠通道，代表药为奎尼丁、普鲁卡因胺。

ⅠB类：轻度阻滞钠通道，代表药为利多卡因、美西律。

ⅠC类：明显阻滞钠通道，代表药为普罗帕酮、氟卡尼。

（2）Ⅱ类：β肾上腺素受体阻断药，代表药为美托洛尔、艾司洛尔。

（3）Ⅲ类：选择地延长复极的药物，代表药为胺碘酮。

（4）Ⅳ类：钙通道阻滞药，代表药为维拉帕米。

（5）其他：腺苷、阿托品、地高辛等

问题4：典型心绞痛的特点是什么？

答题要点：（1）常发生于胸骨体中段或上段之后，可波及心前区，常放射至左肩、左臂内侧及无名指和小指，或至颈、咽或下颌部。

（2）压榨性、闷胀性或窒息性也可有烧灼感，偶有濒死的恐惧感。

（3）体力劳动或情绪激动、饱食、寒冷、吸烟、心动过速、休克等常会诱发心绞痛。

（4）持续时间3～5 min，小于15 min。

（5）停止原来诱发症状的活动或舌下含用硝酸甘油可缓解。

问题5：急性冠状动脉综合征的病理基础是什么？包括哪些临床类型？

答题要点：病理基础：冠状动脉内粥样硬化斑块不稳定发生破裂、出血、不全或完全血栓形成。

临床类型：包括不稳定性心绞痛：非ST段抬高型心肌梗死：ST段抬高型心肌梗死。

问题6：急性心梗再灌注治疗有哪几种方法？

答题要点：静脉溶栓、急诊介入手术、冠状动脉搭桥。

问题7：急性心肌梗死溶栓治疗策略及适应证？

答题要点：如果预计直接PCI时间大于120 min，则首选溶栓策略，力争在10 min内给予病人溶栓药物，适应证：

（1）两个或两个以上相邻导联ST段抬高（胸导联≥0.2 mV，肢导联≥0.1 mV），或病史提示AMI伴左束支传导阻滞，起病时间＜12 h，病人年龄＜75岁。

（2）ST段显著抬高的MI病人，年龄＞75岁，经慎重权衡利弊仍可考虑溶栓。

（3）STEMI，发病时间已达12～24 h，但如仍有进行性缺血性胸痛、广泛ST段抬高者也可考虑溶栓。

问题8：高血压的治疗目的，常用药物分类及代表药物？

答题要点：原发性高血压目前尚无根治方法，降压治疗的最终目的是通过控制血压达标，预防或减少高血压病人的心、脑血管病发生率和死亡率，使患者能带病生存到预期寿命。

目前常用的一线降压药物有六大类：

（1）利尿剂（如氢氯噻嗪、呋塞米、螺内酯）。

（2）β受体阻滞剂（如美托洛尔、阿替洛尔）。

（3）钙通道阻滞剂（如氨氯地平、非洛地平、地尔硫䓬）。

（4）血管紧张素转化酶抑制剂（如卡托普利、贝那普利）。

（5）血管紧张素Ⅱ受体阻滞剂（如氯沙坦、替米沙坦）。

（6）血管紧张素受体脑啡肽酶抑制剂（ARNI）诺欣妥。

问题9：什么叫高血压急症和亚急症？

答题要点：高血压急症与高血压亚急症统称为高血压危象。

高血压急症：是指短时期内（数小时或数天）血压重度升高，舒张压＞130 mmHg和（或）收缩压＞200 mmHg，同时伴有重要器官组织如心脏、脑、肾脏、眼底、大动脉的严重功能障碍或不可逆性损害。

高血压亚急症：是指血压在短时间内明显升高但不伴靶器官损害。

问题10：简述主动脉夹层临床分型。

答题要点：根据夹层起源和主动脉受累部位，可将主动脉夹层按De Bakey系统分为三型：

Ⅰ型：夹层起源于升主动脉，扩展超过主动脉弓到降主动脉，甚至腹主动脉，此型最多见。

Ⅱ型：夹层起源并局限于升主动脉。

Ⅲ型：病变起源于降主动脉左锁骨下动脉开口远端，并向远端扩展，可直至腹主动脉。

（Ⅲa，仅累及胸降主动脉；Ⅲb，累及胸、腹主动脉）

Stanford分型将主动脉夹层动脉瘤分为A、B两型：

无论夹层起源于哪一部位，只要累及升主动脉者均称为A型，相当于De Bakey Ⅰ、Ⅱ型，夹层起源于胸降主动脉且未累及升主动脉者称为B型，相当于De Bakey Ⅲ型。

三、消化内科

问题1：简述生理性食管抗反流防御机制。

答题要点：生理状况下，吞咽时，食管下括约肌（LES）松弛，食物得以进入胃内；非吞咽情况下，也可发生一过性LES松弛，出现少量、短暂的胃食管反流，由于下述抗反流机制的存在，避免了胃食管反流的发生。

（1）食管-胃抗反流屏障。

（2）食管清除作用。

（3）食管黏膜屏障。

问题2：消化性溃疡病因及发病机制？

答题要点：消化性溃疡的病因和发病机制是多因素的，损伤与防御修复不足是发病机制的两方面病因。

（1）幽门螺杆菌感染：是重要的致病因素，十二指肠溃疡是幽门螺杆菌、宿主和环境三者相互作用的结果。胃溃疡发生时，由于幽门螺杆菌感染引起的胃黏膜炎症，削弱了胃黏膜的屏障作用。

（2）胃酸和胃蛋白酶：致病因素引起胃酸、胃蛋白酶对胃黏膜的侵袭作用与黏膜屏障的防御能力间失去平衡。

（3）药物：长期服用NASID的患者较易发生消化性溃疡，且其引起胃溃疡较十二指肠溃疡常见，通过削弱黏膜的防御和修复功能而导致消化性溃疡发病。

（4）黏膜防御与修复异常。

（5）其他因素：遗传，大量饮酒、吸烟，应激，胃、十二指肠运动异常等。

问题3：简述根除幽门螺杆菌（Hp）的治疗方案。

答题要点：常用药物：质子泵抑制剂（PPI）、铋剂和抗生素。

治疗原则：单种使用上述药物均不能有效根除Hp，需采用联合用药。

治疗方案：目前倡导的联合方案为含有铋剂的四联方案，即PPI+2种抗生素和铋剂，疗程10~14天。

问题4：简述结肠克罗恩病与溃疡性结肠炎的鉴别要点。

答题要点：

	溃疡性结肠炎	克罗恩病
症状	脓血便多见	脓血便少见
病变分布	连续	节段性
直肠受累	多见	少见
肠腔狭窄	少见，中心性	多见，偏心性
内镜表现	溃疡浅，黏膜弥漫性充血水肿颗粒状，脆性增加	纵行溃疡，周围黏膜正常或鹅卵石样改变
组织病理	固有膜全层弥漫性炎症，隐窝脓肿、杯状细胞减少	裂隙状溃疡、上皮样肉芽肿、黏膜下层淋巴细胞聚集

问题5：溃疡性结肠炎的并发症有哪几种？

答题要点：中毒性巨结肠、直肠结肠癌变、结肠大出血、肠穿孔。

问题6：肝硬化常见并发症有哪些？

答题要点：（1）上消化道出血。

（2）胆石症。

（3）感染。

（4）门静脉血栓形成或海绵样变。

（5）电解质紊乱和酸碱平衡紊乱。

（6）肝肾综合征。

（7）肝肺综合征。

（8）原发性肝癌。

（9）肝性脑病。

问题7：简述肝硬化腹水形成机制。

答题要点：（1）门静脉压力升高。

（2）血浆胶体渗透压下降。

（3）肝淋巴液生成增多。

（4）有效循环血量不足，导致水钠潴留。

（5）以下原因致水钠潴留：有效血容量不足、醛固酮增多、抗利尿激素分泌增多等。

问题8：简述肝硬化失代偿期的门脉高压表现。

答题要点：（1）侧支循环开放：特征性表现，主要有食管下段和胃底静脉曲张、腹壁和脐周静脉曲张、痔静脉曲张、腹膜后吻合痔静脉曲张、脾肾分流。

（2）腹腔积液：失代偿期最突出的临床表现。

（3）脾功能亢进及脾大：早期表现，脾静脉回流阻力增加及门静脉压力逆传到脾，脾脏被动性淤血性肿大。

问题9：急性胰腺炎需要与哪些疾病相鉴别？

答题要点：（1）急性胆囊炎、胆石症。

（2）胆道蛔虫症。

（3）胃十二指肠穿孔。

（4）急性肾绞痛。

（5）冠心病、心肌梗死。

（6）急性肠梗阻。

（7）消化性溃疡等。

问题10：上消化道出血量怎么评估？

答题要点：（1）成人每日消化道＞5 ml，粪便潜血试验即出现阳性。

（2）每日出血量超过50 ml可出现黑粪。

（3）胃内积血量＞250 ml可引起呕血。

（4）一次出血量＜400 ml时，因轻度血容量减少可由组织液及脾脏贮血所补充，多不引起全身症状；出血量＞400 ml，可出现头昏、心悸、乏力等症状。

（5）短时间内出血量＞1 000 ml，可出现休克表现。

四、肾病内科

问题1：简述产生蛋白尿的原因？

答题要点：（1）功能性蛋白尿：是良性过程，一般小于1g/d。

（2）肾小球性蛋白尿：主要由于肾小球基底膜异常，少数由于肾小球毛细血管压的改变所引起。非选择性蛋白尿、选择性蛋白尿。

（3）肾小管性蛋白尿：尿蛋白总量一般不超过2 g/d。

（4）溢出性蛋白尿：血中低分子量的异常蛋白（如多发性骨髓瘤的轻链蛋白、血红蛋白、肌红蛋白等）增多，经肾小球滤过而又未能被肾小管全部重吸收所致，尿蛋白电泳会显示分离的蛋白峰。

问题2：肾病综合征的并发症有哪些？

答题要点：（1）感染：与蛋白质营养不良、免疫功能紊乱及应用糖皮质激素治疗有关。

（2）血栓：由于血液浓缩，高脂血症，蛋白质从尿中丢失及肝代偿合成蛋白增加，引起机体凝血、抗凝和纤溶系统失调以及血小板功能亢进，应用利尿剂和糖皮质激素等。

（3）急性肾衰竭：由于有效血容量不足致肾血流量下降，肾间质高度水肿压迫肾小管和大量管型阻塞肾小管引起。

（4）蛋白质及脂肪代谢紊乱。

问题3：慢性肾炎的特点有哪些？

答题要点：（1）起病长，双肾受累（弥漫性或局灶性炎症改变），有一个漫长的无症状的尿异常期。

（2）病程缓慢进展，肾功能持续减退，最终发展为肾衰竭。

（3）可伴有不同程度的血尿/蛋白尿，高血压，水肿。

问题4：简述慢性肾小球肾炎的诊断与鉴别诊断。

答题要点：（1）诊断：病人尿检异常（蛋白尿、血尿）、伴或不伴水肿及高血压病史达3个月以上，无论有无肾功能损害均应考虑此病，在除外继发性肾小球肾炎及遗传性肾小球肾炎后，可诊断为慢性肾炎。

（2）慢性肾炎主要应与下列疾病鉴别：

①继发性肾小球疾病：如狼疮肾炎、过敏性紫癜肾炎、糖尿病肾病。

②Alport综合征。

③其他原发性肾小球疾病：a. 无症状性血尿和（或）蛋白尿；b. 感染后急性肾炎。

④原发性高血压肾损害。

⑤慢性肾盂肾炎和梗阻性肾病。

问题5：简述糖尿病肾病的分期。

答题要点：（1）Ⅰ期：糖尿病初期，肾脏体积增大，肾小球滤过率升高。

（2）Ⅱ期：肾小球毛细血管基底膜增厚，尿白蛋白排泄率（UAER）多数在正常范围，或呈间歇性增高（如运动后）。

（3）Ⅲ期：早期肾病期，出现微量白蛋白尿。

（4）Ⅳ期：临床肾病期，尿蛋白逐渐增多，尿蛋白总量>0.5 g/24 h，肾小球滤过率下降，可伴有浮肿和高血压，肾功能逐渐减退。

（5）Ⅴ期：尿毒症期，多数肾单位丢失，UAER降低，血肌酐、尿素氮升高，血压升高。

问题6：简述急性肾小管坏死的临床病程。

答题要点：急性肾小管坏死典型的临床病程分为3期：

（1）起始期：此期患者遭受肾毒性因素，但尚未发生明显的肾实质损伤。

（2）维持期或少尿期：典型的为7～14天，可出现少尿，水、电解质和酸碱平衡紊乱。

（3）恢复期：肾小管细胞再生、修复，患者逐渐出现多尿表现，通常持续1–3周。

问题7：尿路感染易感因素有哪些?

答题要点：尿路梗阻、膀胱输尿管反流、机体免疫力低下、神经源性膀胱、妊娠、性别和性活动、医源性因素、泌尿系统结构异常、遗传因素等。

问题8：肾小球源性血尿和非肾小球源性血尿如何鉴别?

答题要点：肾小球源性血尿可伴蛋白尿、管型尿（特别是红细胞管型）。

尿相差显微镜检：变形红细胞血尿为肾小球源性，均一形态正常红细胞尿为非肾小球源性。

尿红细胞容积分布曲线：肾小球源性呈非对称曲线，非肾小球源性血尿呈对称曲线。

问题9：简述广义急性肾功能衰竭的病因。

答题要点：（1）肾前性急性肾功能衰竭：血容量减少，有效动脉血容量减少，肾内血流动力学改变。

（2）肾性急性肾功能衰竭：肾小球、肾小管、肾血管病，肾间质的疾病引起的急性肾衰竭。

（3）肾后性急性肾功能衰竭：急性尿路梗阻。

问题10：治疗肾衰竭高钾血症常用的办法有哪些？

答题要点：（1）钙剂（10%葡萄糖酸钙10～20 ml）稀释后静脉缓慢（5 min）注射。

（2）11.2%乳酸钠或5%碳酸钠100～200 ml静滴，以纠正酸中毒并同时促进钾离子向细胞内流动。

（3）50%葡萄糖溶液50～100 ml加普通胰岛素6～12 U缓慢地静脉注射，可促进糖原合成，使钾离子向细胞内移动。

（4）口服离子交换（降钾）树脂（15～30 g，每日3次）。

五、风湿免疫科

问题1：简述类风湿关节炎诊断标准。

答题要点：（1）关节内或周围晨僵持续至少1h。

（2）关节炎：14个关节区域中至少同时有3个关节区的软组织肿胀或积液。

（3）手关节炎：腕，掌指，近端指间关节区中，至少一个关节区肿胀。

（4）对称性关节炎。

（5）有类风湿结节。

（6）血清RF阳性（正常人不超过5%）。

（7）X射线改变（至少有骨质疏松和关节间隙狭窄）。

符合上述的4条即可诊断，其中前4条应持续至少6周。

问题2：类风湿性关节炎治疗原则和药物有哪些？

答题要点：目前RA不能根治，最佳的治疗方案需要临床医生与病人之间共同协商制订，应按照早期、达标、个体化方案治疗原则，密切监测病情，减少致残。治疗的主要目标是达到临床缓解或降低疾病活动度，临床缓解的定义是没有明显的炎症活动症状和体征。

治疗措施包括：一般性治疗、药物治疗、外科手术治疗等，其中以药物治疗最为重要。

治疗RA的常用药物分为五大类，即非甾体抗炎药（NSAIDs）、传统DMARDs、生物DMARDs、糖皮质激素（GC）及植物药等，初始治疗必须应用一种 DMARDs。

问题3：系统性红斑狼疮（SLE）常见临床表现有哪些？

答题要点：（1）全身症状：低热、疲倦、乏力、体重减轻。

（2）皮肤黏膜表现：蝶形红斑、盘状红斑、光过敏、口腔溃疡、网状青斑、脱发及雷诺现象等。

（3）关节肌肉症状：不对称性关节痛。

（4）浆膜炎：胸腔积液、腹腔积液及心包积液。

（5）肾损害：可表现为急性肾炎、隐匿性肾小球肾炎、慢性肾炎和肾病综合征。

（6）血液系统表现：贫血、白细胞减少、血小板减少。

（7）消化系统受累：食欲不振、黄疸、转氨酶增高等。

问题4：系统性红斑狼疮激素冲击的适应证是什么？

答题要点：激素冲击疗法：用于急性爆发性危重SLE，如急进性肾衰竭、NP-SLE的癫痫发作或明显精神症状、严重溶血性贫血等。

问题5：简述强直性脊柱炎的骶髂关节炎X射线分级。

答题要点：骶髂关节炎X射线诊断标准分为5级：

0级为正常。

Ⅰ级为疑似改变。

Ⅱ级为轻度异常，略有硬化和侵袭病变，关节间隙无改变。

Ⅲ级为明显异常，存在硬化、侵袭、关节间隙变窄/增宽、部分强直等一项或一项以上改变。

Ⅳ级为重度异常，关节完全融合。

问题6：简述干燥综合征的定义。

答题要点：干燥综合征是一种以侵犯泪腺、唾液腺等外分泌腺体、淋巴细胞异常增殖、组织淋巴细胞浸润为特征的弥漫性结缔组织病。临床上主要表现为干燥性角结膜炎和口腔干燥症，还可累及内脏器官。

问题7：什么是成人Still病？

答题要点：成人Still病是一组病因不明的临床综合征，主要以高热、一过性皮疹、关节炎、关节痛、咽痛和白细胞计数升高为临床表现，常伴有肝、脾、淋巴结肿大。

问题8：简述系统性硬化病（SSc）的分型。

答题要点：分为5种亚型：

（1）弥漫皮肤型 SSc。

（2）局限皮肤型 SSc。

（3）无皮肤硬化的SSc。

（4）硬皮病重叠综合征。

（5）未分化SSc。

问题9：痛风的临床表现有哪些？

答题要点：（1）无症状期。

（2）急性关节炎期及间歇期。

（3）痛风石及慢性关节炎期。

（4）肾脏改变：①痛风性肾病；②尿酸性肾石病；③急性肾衰竭。

问题10：简述急性痛风关节炎的治疗。

答题要点：秋水仙碱、非甾体抗炎药和糖皮质激素是急性痛风性关节炎治疗的一线药物，应尽早使用。

急性发作期不进行降尿酸治疗，已服用降尿酸药物者不需停用，以免引起血尿酸波动，导致发作时间延长或再次发作。

（1）非甾体抗炎药：可有效缓解急性痛风关节炎症状常用药物：吲哚美辛、双氯芬酸。

（2）秋水仙碱：小剂量秋水仙碱（1.5 mg/d），不良反应少，在48h内用效果更好。

（3）糖皮质激素：用于NSAIDs、秋水仙碱治疗无效或禁忌、肾功能不全者。

六、血液科

问题1：简述血液系统疾病的分类。

答题要点：血液系统疾病指原发（白血病）或主要累及血液和造血器官的疾病（如缺铁性贫血），分类如下：

（1）红细胞疾病。

（2）粒细胞疾病。

（3）单核细胞和巨噬细胞疾病。

（4）淋巴细胞和浆细胞疾病。

（5）造血干细胞疾病。

（6）脾功能亢进。

（7）出血性及血栓性疾病。

问题2：简述缺铁性贫血的病因和发病机制。

答题要点：（1）病因：①需铁量增加而铁摄入不足；②铁吸收障碍；③铁丢失过多。

（2）发病机制：①缺铁对铁代谢的影响；②缺铁对造血系统的影响；③组织缺铁表现。

问题3：简述温抗体型自身免疫性溶血性贫血的治疗方案。

答题要点：（1）去除病因、治疗原发病（答控制感染、停用可能相关的药物、治疗肿瘤也可）

（2）糖皮质激素。

（3）免疫抑制剂（答“环孢素”或“利妥昔单抗”或“CD20单抗”或“美罗华”均可）

（4）脾切除。

问题4：简述再障诊断标准。

答题要点：（1）全血细胞减少，网织红细胞百分数<0.01，淋巴细胞比例增高。

（2）一般无肝脾肿大。

（3）骨髓穿刺和活检：多部位增生减低，非造血细胞比例增多，骨髓小粒消失。

（4）除外其他疾病，如PNH，Fanconi贫血、Evans综合征、免疫相关性全血细胞减少等。

（5）一般抗贫血治疗无效。

问题5：简述阵发性睡眠性血红蛋白尿症（PNH）。

答题要点：PNH是一种后天获得性的造血干细胞基因突变所致的红细胞膜缺陷性溶血病，是一种良性克隆性疾病。临床表现以血管内溶血性贫血为主，可伴有血栓形成和骨髓衰竭。典型病人有特征性间歇发作的睡眠后血红蛋白尿。发病高峰年龄在20～40岁，国内男性多于女性。

问题6：简述急性白血病FAB分型。

答题要点：（1）急性淋巴细胞白血病（ALL）根据原始和幼稚淋巴细胞的大小和形态分为三型：L_1、L_2、L_3。

（2）急性骨髓细胞白血病（AML）分为8型：

M_0 急性骨髓细胞白血病微分化型；

M_1 急性粒细胞白血病未分化型；

M_2 急性粒细胞白血病部分分化型；

M_3 急性早幼粒细胞白血病；

M_4 急性粒–单核细胞白血病；

M_5 急性单核细胞白血病；

M_6 急性红白细胞白血病；

M_7 急性巨核细胞白血病染色深。

问题7：列举5种可引起全血细胞减少的疾病。

答题要点：巨幼细胞性贫血。

再生障碍性贫血。

急性白血病。

阵发性睡眠性血红蛋白尿。

骨髓增生异常综合征。

多发性骨髓瘤。

自身免疫性疾病（答系统性红斑狼疮、干燥综合征、类风湿性关节炎也可得分）。

感染性疾病。

恶性实体肿瘤。

肝硬化。

脾功能亢进。

问题8：何为重症特发性血小板减少性紫癜（重症ITP）？列举ITP的2类一线治疗药物和至少2种二线治疗手段。

答题要点：重症ITP：血小板计数（PLT）小于10×10^9/L的ITP为重症ITP。

ITP的一线治疗药物：糖皮质激素；人免疫球蛋白（或丙球）。

ITP的二线治疗手段：

（1）重组人血小板生成素（或答TPO及特比澳均可）。

（2）TPO受体激动剂（或答艾曲波帕、罗米司亭、海曲泊帕、阿伐曲泊帕均可）。

（3）切脾。

（4）利妥昔单抗（或答CD20单抗、美罗华均可）。

（5）环孢素。

（6）长春新碱。

（7）达那唑。

（8）硫唑嘌呤。

问题9：简述原发免疫性血小板减少症的发病机制及一线治疗药物。

答题要点：（1）发病机制：①体液免疫和细胞免疫介导的血小板过度破坏；②体液免疫和细胞免疫介导的巨核细胞数量和质量异常，血小板生成不足。

（2）一线治疗药物：①糖皮质激素（泼尼松、甲强龙、地塞米松）；②静注人免疫球蛋白（“丙球蛋白”也可）。

问题10：简述DIC主要临床表现。

答题要点：（1）出血倾向，自发性多发性出血，部位可遍及全身，多为皮肤黏膜和伤口出血。

（2）休克和微循环衰竭，一过性或持续性血压下降，表现为肢体湿冷、少尿、呼吸困难、发绀或神智改变。

（3）微血栓栓塞，分布广泛表现为皮肤发绀进而坏死，也可发生在深部器官，表现为肾衰、呼衰、意识障碍。

（4）微血管病性溶血，表现为进行性贫血，贫血程度与出血量不成比例。

七、内分泌科

问题1：Addison病最具特征者的表现是什么？其产生机制如何？

答题要点：（1）最具特征者为全身皮肤色素加深，乳晕、瘢痕等处尤为明显，黏膜色素沉着于齿龈、舌部、颊黏膜等处。

（2）产生机理系垂体ACTH、黑素细胞刺激素（MSH）分泌增多所致。

问题2：简述引起Cushing综合征的病因分类。

答题要点：（1）依赖ACTH的Cushing综合征：①Cushing病；②ACTH综合征。

（2）不依赖ACTH的Cushing综合征：①肾上腺皮质腺瘤；②肾上腺皮质癌；③不依赖ACTH的双侧肾上腺小结节增生，可伴或不伴Carney综合征；④不依赖ACTH的双侧肾上腺大结节增生。

问题3：简述Graves诊断思路。

答题要点：（1）甲亢的诊断：①高代谢症状和体征；②甲状腺肿大；③血清TT4、FT4增高，TSH减低。

（2）GD的诊断：①甲亢诊断确立；②甲状腺弥漫性肿大；③眼球突出和其

他浸润性眼征；④胫前黏液性水肿；⑤TRAb、TSAb、TPOAb、TgAb阳性。

问题4：简述甲状危象的治疗。

答题要点：（1）针对诱因治疗。

（2）抑制TH合成（首选PTU）。

（3）抑制TH释放。

（4）普萘洛尔治疗。

（5）氢化可的松静滴。

（6）在上述常规治疗效果不满意时，可选用腹膜透析、血浆透析或血浆置换等措施迅速降低血浆甲状腺激素浓度。

（7）降温。

问题5：糖尿病可以分成哪几型？

答题要点：（1）1型糖尿病。

（2）2型糖尿病。

（3）特发性糖尿病。

（4）妊娠期糖尿病。

问题6：糖尿病治疗的五个要点是什么？

答题要点：（1）糖尿病健康教育。

（2）医学营养治疗。

（3）体育锻炼。

（4）病情监测。

（5）口服药物治疗。

问题7：胰岛素强化治疗后早晨空腹血糖仍高，可能原因有哪些？如何鉴别？

答题要点：（1）原因：①夜间胰岛素不足；②黎明现象：即夜间血糖控制良好，也无低血糖发生，仅于黎明短时间内出现高血糖，可能由于清晨皮质醇、生长激素等分泌增多所致；③Somogyi效应：即在夜间曾有低血糖，在睡眠中未被察觉，但导致体内胰岛素拮抗素激素分泌增加，继而发生低血糖后的反跳性高血糖。

（2）鉴别：夜间多次测定血糖，有助于鉴别早晨高血糖的原因。

问题8：试述垂体瘤的定义、病因与发病机制。

答题要点：（1）垂体瘤是一组起源于腺垂体、神经垂体及胚胎期颅咽管囊残余鳞状上皮的肿瘤。

（2） 垂体瘤的病因可能与这些因素有关：①遗传性因素；②下丘脑因素；③垂体因素；④环境因素。

（3）发病机制：原来有两种学说，即垂体细胞自身缺陷学说和下丘脑调控失常学说，现在基本统一起来，认为垂体瘤的发展可分为起始阶段和促进阶段。在起始阶段，垂体细胞自身缺陷是起病的主要原因；在促进阶段，下丘脑调控失常等因素发挥了主要作用，即某一垂体细胞发生突变，导致癌基因激活和（或）抑癌基因的失活，然后在内、外因素的促进下单克隆的突变细胞不断增殖，逐渐发展为垂体瘤。

问题9：试述原发性醛固酮增多症的病因分类。

答题要点：（1）醛固酮瘤。

（2）特发性醛固酮增多症。

（3）糖皮质激素可治性醛固酮增多症。

（4）醛固酮癌（少见）。

问题10：嗜铬细胞瘤发生低血压、休克的原因是什么？

答题要点：（1）肿瘤骤然发生出血、坏死，以致停止释放儿茶酚胺。

（2）大量儿茶酚胺引起严重心律失常或心力衰竭，致心排血量锐减。

（3）由于肿瘤主要分泌肾上腺素，兴奋肾上腺素能β受体，促使周围血管扩张。

（4）大量儿茶酚胺使血管强烈收缩、组织缺氧、微血管通透性增加，血浆外溢，血容量减少。

（5）肿瘤分泌多种扩血管物质，如舒血管肠肽、肾上腺髓质素等。

八、肿瘤科

问题1：请简述肿瘤转移的概念。

答题要点：肿瘤转移是指恶性肿瘤细胞脱离其原发部位，通过各种渠道的转运，到不连续的靶组织继续增殖生长，形成同样性质肿瘤的过程。原有的肿瘤称“原发癌”，新形成的肿瘤为“继发癌”或“转移瘤”。肿瘤转移是恶性肿瘤的特点之一，肿瘤转移包含脱离、转运和生长3个主要环节。

问题2：请简述何谓癌基因并试举1～2种癌基因？

答题要点：人或动物细胞内存在一类与病毒癌基因同源的基因（DNA片段），它们在正常细胞内起调控生长和分化作用，称原癌基因。由于诸多致癌因素通过不同机制和途径激活原癌基因而形成癌基因，具有致癌作用。

问题3：列举常用的8种肿瘤标志物，简述其临床意义。

答题要点：（1）甲胎蛋白（AFP）：用于原发性肝癌的诊断。

（2）癌胚抗原（CEA）：是一种非特异性的肿瘤标志物，明显升高时常见于结肠癌、胃癌、肺癌或胆管癌，在肝癌、乳腺癌、卵巢癌、胰腺癌时也有升高。

（3）糖类抗原 19－9（CA19－9）：胰腺癌患者可明显升高。

（4）肿瘤抗原 125（CA125）：常用于卵巢癌的诊断。

（5）肿瘤抗原 153（CA15－3）：常用于乳腺癌的诊断。

（6）细胞角质片段 19（Cyfra21－1）：是非小细胞肺癌的重要指标。

（7）神经元特异性烯醇化酶（NSE）：是小细胞肺癌的特异性诊断指标。

（8）前列腺特异性抗原（PSA）：是前列腺癌的特异性标志物。

问题4：简述肿瘤转移的概念。

答题要点：肿瘤转移是指恶性肿瘤细胞脱离其原发部位，通过各种渠道的转运，到不连续的组织继续增殖生长，形成同样性质肿瘤的过程。原有的肿瘤称“原发瘤”，新形成的肿瘤为“继发瘤”或“转移瘤”。

问题5：快速切片病理诊断的指征有哪些？

答题要点：（1）确定病变是否为肿瘤，用于未经组织病理证实的病例，如属肿瘤，应判断肿瘤为良性、恶性或介于两者之间的交界性。

（2）了解肿瘤的播散情况，特别是邻近器官、组织或淋巴结有无浸润或转移，明确手术切缘情况，有无肿瘤累及，手术范围是否合适。

（3）帮助识别手术中某些意外，以及确定可疑的微小组织，如甲状旁腺、输卵管或交感神经节等。

（4）判断手术取材是否足以供诊断，如在手术探察时，尽管肉眼所见酷似晚期肿瘤，仍应取材送快速切片，待诊断确定后才能结束手术，否则事后未获病理诊断将影响进一步治疗和疗效分析。

（5）取新鲜组织供特殊研究的需要。

问题6：大肠癌的主要播散途径有哪些？

答题要点：（1）直接浸润。

（2）种植播散。

（3）淋巴道转移。

（4）血道转移。

问题7：在给病人施行化疗时，血象（血红蛋白、白细胞、血小板计数）、肝肾功、心电图应多长时间检查一次？

答题要点：（1）血象一般情况下每周检查1～2次，当有白细胞和血小板降低时每周检查2～3次。

（2）肝肾功于每周期化疗之前检查一次，疗程结束时检查一次。

（3）心电图根据情况复查。

问题8：请简述胃癌的组织学分型。

答题要点：（1）乳头状腺癌。

（2）管状腺癌。

（3）黏液腺癌。

（4）印戒细胞癌。

（5）低分化腺癌。

（6）未分化癌。

（7）腺鳞癌。

（8）鳞状细胞癌。

（9）类癌。

问题9：请简述肺癌的扩散与转移方式。

答题要点：（1）直接蔓延：肿瘤沿组织间隙向纵隔、心包、心肌、胸膜等组织和器官直接侵犯、肺组织内可沿支气管及肺泡间孔向同侧或对侧蔓延播散。

（2）淋巴转移：为肺癌转移的主要途径，在胸内癌细胞沿淋巴管向支气管旁、肺门及纵隔淋巴结转移，也有经淋巴管、胸导管或经血源性转移再转向淋巴结者。

（3）血行转移：肿瘤细胞通过淋巴管进入胸导管或直接侵入肺静脉，癌细胞进入体循环而形成血行播散，导致肺癌转移。

（4）直接种植：在肺内癌细胞沿自然腔道向其他组织或器官脱落。

问题10：在肺癌分期中 T2N0M0 应为哪期（1997年第五版）？应采用何种治疗方法？

答题要点：（1）应为ⅠB期。

（2）如身体状况尚可，心肝肾及呼吸功能正常，凝血系统正常可行手术治疗，辅以化疗。

外科学部分简答题

（一）外科总论

问题1：简述休克的治疗原则。

答题要点：紧急治疗：头、躯干抬高20°～30°；补充血容量；处理原发病。

纠正酸碱平衡失调：宁酸勿碱。

应用血管活性药物：多巴胺（血管收缩剂）。

治疗DIC：应用肝素治疗，改善微循环；大剂量糖皮质激素冲击治疗。

问题2：简述创伤后组织修复基本过程。

答题要点：（1）局部炎症反应。

（2）细胞增殖分化和肉芽组织生成阶段。

（3）组织塑性阶段。

问题3：简述肠外营养的适应证。

答题要点：一周以上不能进食、因胃肠道功能障碍或不能耐受肠内营养者；通过肠内营养不能达到机体需要的目标量。

问题4：试述肠外营养的并发症。

答题要点：静脉导管相关并发症：气胸、空气栓塞、感染性并发症。

代谢性并发症：再喂养综合征、低磷、高钙。

脏器功能损害：肠源性感染、肝细胞脂肪浸润、胆汁淤滞。

代谢性骨病：骨钙丢失、骨质疏松。

问题5：简述低钾血症的临床表现及处理原则。

答题要点：临床表现：肌无力；精神萎靡、嗜睡；肠蠕动减弱、腹胀、恶心呕吐；心脏传导阻滞、节律异常、心动过速。

处理原则：不宜浓、不宜快、不宜多。

问题6：试述高钾血症的临床表现及处理原则。

答题要点：临床表现：肢体软弱无力、感觉异常；神志模糊；心动过缓、心律不齐。

处理原则：停用含钾药物；缓慢注射葡萄糖酸钙溶液；5%$NaHCO_3$、葡萄糖液+胰岛素、利尿剂；阳离子交换树脂；透析治疗。

问题7：简述低渗性脱水的治疗原则。

答题要点：（1）治疗原发病。

（2）静脉补液：补钠量 =（血钠正常值-血钠测得值）× 体重 × 0.6。

（3）重症性低渗性脱水：首先补充血容量。

问题8：简述高渗性脱水的病因。

答题要点：（1）水分摄入不足。

（2）水分丧失过多。

（3）呕吐、腹泻、消化道引流。

（4）尿崩症。

（5）过度通气：不感蒸发增加。

问题9：简述高渗性脱水的临床表现。

答题要点：（1）轻度：口渴。

（2）中度：乏力、尿少、唇舌干燥、皮肤失去弹性。

（3）重度：躁狂、幻觉、谵妄或抽搐。

问题10：简述高渗性脱水治疗原则。

答题要点：（1）治疗原发病。

（2）补液：补充低渗液体首选 5%葡萄糖溶液或0.45%NaCl。

（3）补钠。

问题11：硬膜外麻醉的术后并发症有哪些？

答题要点：（1）神经损伤，直接损伤脊神经根可损伤脊髓。

（2）硬膜外血肿。

（3）脊髓前动脉综合征。

（4）硬膜外脓肿。

（5）导管拔出困难或折断。

问题12：简述丹毒的病因、临床表现及治疗方法。

答题要点：（1）病因：乙型溶血性链球菌→急性非化脓性链球菌；好发于皮肤黏膜病损的下肢、面部。

（2）临床表现：畏寒发热、全身不适；片状皮肤红疹、色鲜红、中间稍淡、边界清楚；下肢丹毒反复——象皮肿。

（3）治疗：卧床休息，抬高患肢；局部50%硫酸镁湿敷；青霉素注射。

问题13：简述MODS（多器官功能障碍综合征）。

答题要点：MODS是指机体在遭受严重创伤、休克、感染及外科大手术等急性疾病过程中，两个或两个以上的器官或系统同时或序贯发生功能障碍，不能维持内环境稳定的临床综合征。

问题14：简述应激性溃疡概念。

答题要点：患者在各类严重创伤、危重疾病或严重心理疾病等应激状态下，发生的急性胃肠道黏膜糜烂、溃疡等病变。多数患者以上消化道出血（呕血和黑便）为首发表现，严重者可并发穿孔、失血性休克等，并可使原有疾病加重及恶化，增加病死率。

问题15：什么是手术无菌区？

答题要点：肩部以下、腰部以上的身前区（至腋中线）和双侧手臂。

问题16：简述手术切口等级划分。

答题要点：（1）Ⅰ类：清洁切口。

（2）Ⅱ类：可能污染切口。

（3）Ⅲ类：污染切口。

问题17：简述手术的愈合等级。

答题要点：甲级：愈合良好，无不良反应。

乙级：愈合处有炎症，但未化脓。

丙级：切口已化脓，需切开化脓。

问题18：简述术前预防性使用抗生素原则。

答题要点：（1）手术切口被污染。

（2）胃肠道手术。

（3）操作时间长、创伤大。

（4）器官移植手术。

（5）癌肿手术。

（6）涉及大血管手术。

（7）开放性创伤，创面已污染，难以清创或清创时间较长。

问题19：简述消毒。

答题要点：杀灭病原微生物和其他有害微生物，但不要求清除或杀灭所有微生物。

问题20：简述输血的适应证。

答题要点：（1）大量失血。

（2）贫血或低蛋白血症——补充血浆和白蛋白。

（3）重症感染——浓缩粒细胞。

（4）凝血功能异常——新鲜冰冻血浆。

（5）HB＜70 g/L。

（6）Plt＜50×10^9/L。

（二）普外科（胃肠、肝胆、乳甲）

问题21：简述急性阑尾炎并发症及术后并发症。

答题要点：（1）腹腔脓肿；内外瘘形成；化脓性门静脉炎。

（2）术后并发症：腹腔内出血、切口感染、粘连性肠梗阻、阑尾残株炎、粪瘘。

问题22：简述上消化道大出血原因。

答题要点：（1）胃十二指肠溃疡。

（2）门静脉高压。

（3）应激性溃疡。

（4）胃癌。

（5）胆道出血。

（6）贲门黏膜撕裂综合征，上消化道血管畸形。

问题23：简述肛裂三联征。

答题要点：（1）肛裂。

（2）前哨痔。

（3）肛乳头肥大。

问题24：简述肠梗阻的临床表现。

答题要点：（1）腹痛：机械性肠梗阻：阵发性绞痛伴高亢肠鸣音；麻痹性肠梗阻：持续胀痛，肠鸣音减弱；痉挛性肠梗阻：持续性绞痛。

（2）呕吐。

（3）腹胀。

（4）排便排气停止。

问题25：简述肠套叠的临床表现。

答题要点：（1）阵发性腹痛。

（2）果酱样大便。

（3）回盲部空虚。

（4）腊肠样包块。

（5）钡剂灌肠检查：杯口状阴影。

问题26：简述开腹探查指征。

答题要点：（1）全身情况恶化，口渴烦躁。

（2）腹痛症状和腹膜刺激征加重。

（3）肠蠕动减弱或消失，腹部膨隆明显。

（4）膈下有游离气体。

（5）抗休克未见好转。

（6）消化道出血。

（7）腹腔抽出气体、不凝血、胆汁、胃内内容物。

（8）直肠指诊有明显压痛。

问题27：简述腹股沟疝的鉴别诊断。

答题要点：（1）睾丸鞘膜积液。

（2）交通性鞘膜积液。

（3）精索鞘膜积液。

（4）急性肠梗阻。

（5）脂肪瘤。

问题28：简述Murphy征。

答题要点：受检者仰卧下肢屈曲，检查者站其右侧，用左手拇指按压于胆囊点处（右腹直肌外缘与右肋缘交点），中等以上力度，其余四指及手掌平放于右前下胸壁。让受检者缓慢深吸气，如在吸气过程中因拇指压迫处疼痛而突然屏气者。

问题29：简述急性胆囊炎的手术指征。

答题要点：发病后48～72 h；经非手术治疗无效或病情恶化者；有胆囊穿孔、弥漫性腹膜炎、并发急性化脓性胆管炎、急性坏死性胰腺炎。

问题30：简述乳腺癌淋巴结转移的输出途径。

答题要点：癌细胞→同侧腋窝淋巴结→锁骨下淋巴结→锁骨上淋巴结→胸导

管（左）或右淋巴导管→静脉

乳腺内侧和中央区癌细胞→乳内淋巴管的肋间穿支→胸骨旁淋巴结→锁骨上淋巴结→胸导管或右淋巴导管

问题31：腋窝淋巴结按其位置可分为哪五群？

答题要点：（1）胸肌淋巴结群。

（2）肩胛下淋巴结群。

（3）外侧淋巴结群。

（4）中央淋巴结群。

（5）腋间淋巴结群。

问题32：简述急性乳腺炎的病因及治疗原则。

答题要点：（1）原因：乳汁瘀滞、乳头破损，细菌入侵。

（2）治疗原则：消除感染、排空乳汁，出现脓肿时要进行切开引流。

问题33：简述乳腺癌的病因。

答题要点：（1）雌激素水平高。

（2）40～50岁高发。

（3）初潮早，绝经晚。

（4）>35岁生育。

（5）遗传。

（6）肥胖：脂肪细胞芳香化酶。

问题34：简述甲亢术后呼吸困难和窒息的原因。

答题要点：（1）出血压迫气管。

（2）喉头水肿。

（3）气管塌陷。

（4）双侧喉返神经受损。

问题35：简述甲状腺癌病理分型。

答题要点：（1）乳头状癌。

（2）滤泡状腺癌。

（3）髓样癌。

（4）未分化癌。

问题36：简述门静脉高压临床表现。

答题要点：（1）脾大。

（2）脾亢：白细胞、血小板、红细胞下降（三系减少）。

（3）交通支扩张：食管胃底静脉出血、腹壁静脉扩张“海蛇头”表现。

（4）腹水。

（5）肝功能不良：蜘蛛痣、肝掌、黄疸、男性乳腺发育、睾丸萎缩。

（6）肝硬化。

问题37：简述胃癌的转移途径。

答题要点：（1）淋巴转移：魏氏淋巴结（Virchow），终末期的胃癌可经胸导管转移至右锁骨上淋巴结。

（2）直接浸润。

（3）血行转移：肝脏最常见。

（4）腹膜种植：Krukenberg瘤，女性胃癌经腹膜种植转移可形成卵巢转移性肿瘤。

问题38：简述胆道感染Reynolds五联征。

答题要点：（1）腹痛。

（2）寒战高热。

（3）黄疸。

（4）休克。

（5）中枢抑制症状。

问题39：简述急性胰腺炎的手术方式。

答题要点：（1）坏死组织清除+引流术。

（2）若继发肠瘘→近段肠管外置造口术。

（3）假性囊肿→内引流或外引流。

（4）胆源性胰腺炎→解除梗阻，通畅引流。

问题40：简述胃大切术后并发症。

答题要点：（1）术后出血。

（2）术后胃瘫。

（3）术后吻合口瘘或破裂。

（4）十二指肠残端破裂。

（5）术后梗阻。

（6）倾倒综合征：早期：高渗物质→血管活性物质→一过性血容量不足；晚期：胰岛素大量分泌→反应性低血糖。

（7）碱性反流性食管炎。

（8）溃疡复发。

（9）营养性并发症。

（10）残胃癌：>5年。

（三）血管外科

问题41：简述下肢静脉血栓的临床症状、诊断和治疗。

答题要点：（1）临床表现：中央型（髂-股静脉血栓）——全下肢肿胀，病侧皮温、体温均升高；周围型（股静脉或小腿深静脉血栓）——小腿肿胀或大腿肿胀，大腿肿痛；Homans征阳性——小腿肿痛，患足不能踏平，踝关节过度背屈疼痛；混合型（全下肢静脉血栓）——早期股白肿，后期进展为股青肿。

（2）诊断：一侧下肢突然发生肿胀伴胀痛，浅静脉扩张；超声多普勒、下肢静脉顺行造影。

（3）治疗：非手术治疗——抗血小板聚集、抗凝、溶栓。

问题42：简述动脉硬化闭塞症的临床表现。

答题要点：（1）早期：病肢冷感、苍白、间歇性跛行。

（2）后期：病肢静息痛，肢体远端坏死、溃疡。

问题43：大隐静脉的五个分支。

答题要点：（1）阴部外静脉。

（2）腹壁浅静脉。

（3）旋髂浅静脉。

（4）股内侧静脉。

（5）股外侧静脉。

问题44：简述雷诺综合征。

答题要点：雷诺综合征是指小动脉阵发性痉挛，受累部位程序性出现苍白及发冷、青紫及疼痛、潮红后复原的典型症状。

（四）胸心外科

问题45：简述胸腔闭式引流的适应证。

答题要点：（1）中、大量气胸，开放性气胸，张力性气胸。

（2）经胸腔穿刺术治疗，下肺无法复张者。

（3）需使用机械通气或人工通气的气胸或血胸患者。

（4）剖胸手术。

问题46：简述肺大疱的主要并发症。

答题要点：（1）自发性气胸是最常见的并发症。

（2）自发性血气胸，少见。

（3）继发感染。

问题47：简述肺结核手术禁忌证。

答题要点：（1）肺结核正在扩展或处于活动期，全身症状重。

（2）肺外其他脏器结核病未得到有效控制者。

（3）严重的心肝肾疾病未得到控制，代偿能力差。

问题48：简述肺癌的治疗方法。

答题要点：（1）外科手术治疗，首选解剖性肺叶切除和淋巴结清扫。

（2）放射治疗。

（3）化学治疗。

（4）靶向治疗。

（5）免疫治疗。

问题49：简述食管癌的临床表现。

答题要点：（1）早期：吞咽粗硬食物偶有不适，胸骨后烧灼样痛。

（2）中晚期：进行性吞咽困难，消瘦、持续胸痛。

问题50：简述气胸的分类。

答题要点：（1）闭合性气胸。

（2）开放性气胸。

（3）张力性气胸。

问题51：简述开放性气胸的概念。

答题要点：开放性气胸指外界空气经胸壁伤口或软组织缺损处，随呼吸自由进出胸膜腔，患者出现明显呼吸困难，鼻翼翕动，口唇发绀、颈静脉怒张。。

问题52：简述食管癌的X射线造影表现。

答题要点：（1）黏膜皱襞消失、中断、破坏。

（2）管腔狭窄。

（3）腔内充盈缺损。

（4）不规则龛影。

（5）受累段食管局限性狭窄僵硬。

（五）泌尿外科

问题53：简述肾结核的临床表现。

答题要点：（1）多发于20～40岁青壮年，男多于女。

（2）最初症状为尿频，逐渐加重并伴尿急、尿痛、血尿。

（3）合并其他部位结核，伴有发热、盗汗。

问题54：简述输尿管结石的治疗原则。

答题要点：（1）大量饮水、使用解痉、利尿药物及中药排石药物。

（2）体外冲击波碎石。

（3）内镜取石或碎石。

（4）结石较大、上述方法无效，行输尿管切开取石术。

问题55：简述前列腺增生的临床表现。

答题要点：（1）50岁以后出现。

（2）尿道梗阻，表现为终末滴尿、尿线细而无力、排尿时间延长。

（3）尿频、尿急、夜尿增多。。

问题56：简述嗜铬细胞瘤的临床表现。

答题要点：（1）心血管系统：高血压。

（2）代谢紊乱：血糖升高，基础代谢增高，脂肪分解加速，引起消瘦。

（3）其他：胃肠蠕动减弱，引起便秘。

问题57：简述膀胱肿瘤的转移方式。

答题要点：（1）淋巴转移。

（2）血行转移，见于晚期，多出现于肝、肺、骨骼。

（3）直接扩散，多见于前列腺及后尿道。

问题58：简述尿失禁的分类。

答题要点：（1）持续性尿失禁。

（2）充溢性尿失禁。

（3）急迫性尿失禁。

（4）压力性尿失禁。

问题59：简述上尿路结石的临床表现。

答题要点：（1）疼痛，肾区疼痛伴肋脊角叩击痛。

（2）血尿，通常为镜下血尿。

（3）恶心、呕吐。

（4）膀胱刺激症状。

问题60：简述前列腺癌的治疗方法。

答题要点：（1）手术治疗，最有效方法。

（2）放射治疗。

（3）雄激素去除治疗。

（4）其他：冷冻治疗。

（六）神经外科

问题61：简述引起颅内压增高的常见疾病。

答题要点：（1）颅脑损伤。

（2）颅内肿瘤。

（3）颅内感染。

（4）脑血管疾病。

（5）脑寄生虫病。

（6）颅脑先天性疾病。

（7）良性颅内压增高。

问题62：简述枕骨大孔疝的临床表现。

答题要点：由于脑脊液循环通路被堵塞，颅内压增高，患者剧烈头痛，频繁呕吐，颈项强直，强迫头位，生命体征紊乱出现较早，意识障碍出现较晚。。

问题63：简述脑震荡的治疗方法。

答题要点：（1）脑震荡无特殊治疗，一般卧床休息5～7天。

（2）酌用镇静、镇痛药物，消除患者的畏惧心理。

（3）多数患者在2周后恢复正常，预后良好。

问题64：简述硬脑膜下血肿的诊断依据。

答题要点：（1）伤后即有意识障碍并逐渐加重，伴有颅压增高症状。

（2）头部CT示脑表面与颅骨之间有新月形高密度、混杂密度或等密度影，多伴有脑挫裂伤、脑组织受压和中线移位。

问题65：简述颅内肿瘤的治疗方法。

答题要点：（1）药物抗癫痫治疗。

（2）手术治疗。

（3）放疗。

（4）化疗。

问题66：简述缺血性脑卒中手术禁忌证。

答题要点：（1）重度脑卒中，伴意识改变或严重功能障碍。

（2）3个月内有颅内出血，2周内有新发脑梗死。

（3）颈动脉闭塞。

（4）应用抗凝药。

（5）手术难以抵达的狭窄。

（6）6个月内心梗。

问题67：简述脑出血外科治疗清除血肿适应证。

答题要点：（1）年轻患者。

（2）血肿和脑水肿占位效应明显，易引发肢体偏瘫、失语、精神错乱。

（3）大脑半球的脑叶皮层出血，血肿体积中等适于手术。

（4）出血后出现症状早期或恶化后4h内手术效果较好。

（5）脑积水可行侧脑室-腹腔分流术。

问题68：简述颅内和椎管内血管畸形分类。

答题要点：（1）动静脉畸形。

（2）海绵状血管畸形。

（3）毛细血管扩张。

（4）静脉畸形。

（七）骨科

问题69：简述骨折急救的处理方法。

答题要点：（1）抢救休克。

（2）包扎伤口。

（3）妥善固定。

（4）迅速转运。

问题70：简述桡骨远端伸直型骨折（colles骨折）临床表现。

答题要点：（1）局部疼痛、肿胀，银叉畸形（侧面）、刺刀样畸形（正面）。

（2）腕关节活动障碍。

（3）X射线：骨折远端向桡背侧移位，近端向掌侧移位。

问题71：简述骨折端移位的方式。

答题要点：（1）成角移位。

（2）缩短移位。

（3）旋转移位。

（4）侧方移位。

（5）分离移位。

问题72：简述骨折的特有体征。

答题要点：（1）畸形。

（2）异常活动。

（3）骨擦音或骨擦感。

问题73：简述骨折的愈合过程。

答题要点：（1）血肿炎症机化期。

（2）原始骨痂形成期。

（3）骨痂改造塑形期。

问题74：简述股骨颈骨折的手术方法。

答题要点：（1）闭合复位内固定。

（2）切开复位内固定。

（3）人工关节置换术。

问题75：简述骨盆骨折的并发症。

答题要点：（1）腹膜后血肿。

（2）盆腔内脏器损伤，包括膀胱、后尿道、直肠等。

（3）神经损伤，主要是腰骶神经丛与坐骨神经。

（4）脂肪栓塞与静脉栓塞。

问题76：简述股骨头的血液供应。

答题要点：（1）旋股内侧动脉。

（2）旋股外侧动脉。

（3）闭孔动脉。

（4）股骨滋养动脉。

问题77：简述断肢再植的原则和程序。

答题要点：（1）彻底清创。

（2）修整重建骨支架。

（3）缝合肌腱。

（4）重建血液循环。

（5）缝合神经。

（6）闭合创口。

（7）包扎。

问题78：简述骨筋膜室综合征。

答题要点：由骨、骨间膜、肌间隔和深筋膜形成的骨筋膜室内肌肉和神经因急性缺血而产生的一系列早期综合征。

问题79：简述诊断膝关节半月板损伤的试验。

答题要点：（1）过伸试验。

（2）过屈试验。

（3）半月板旋转挤压试验。

（4）研磨试验。

（5）蹲走试验。

问题80：简述腕管综合征。

答题要点：腕管综合征是指正中神经在腕管内受压而表现的一组症状和体征，患者感到桡侧3个手指端麻木或疼痛，持物无力，以中指为甚。

妇产科专业简答题

问题1：试述枕先露的分娩机制。

答题要点：衔接、下降、俯屈、内旋转、仰伸、复位及外旋转、胎肩及胎儿娩出。

问题2：试述产程分期。

答题要点：①第一产程：从临产至宫口开全；②第二产程：从宫口开全到胎儿娩出；③第三产程：从胎儿娩出开始到胎盘胎膜娩出。

问题3：早产临产的诊断标准是什么？

答题要点：妊娠满28周至不满37足周，出现规律宫缩（20 min≥4次），伴宫颈缩短≥75%，宫颈扩张2 cm以上，诊断为早产临产。

问题4：胎盘早剥的并发症有哪些？

答题要点：①胎儿宫内死亡；②DIC及凝血功能障碍；②产后出血；③急性肾衰；⑤羊水栓塞。

问题5：重度子痫前期患者终止妊娠的指征是什么？

答题要点：（1）＜26周的经治疗病情不稳定或者进行加重者建议终止妊娠。

（2）孕26～28周根据母胎情况、诊治能力、家庭意愿综合考虑。

（3）孕28～30周，如病情不稳定，经积极治疗病情仍加重，应终止妊娠；如病情稳定，可以考虑期待治疗，并建议转至具备早产儿救治能力的医疗机构（1 000～1 200 g）。

（4）孕30～34周，促胎肺成熟后可考虑终止妊娠（1 500 g左右）。

（5）＞孕34周孕妇，可考虑终止妊娠（2 000 g左右）。

问题6：简述宫缩乏力的处理方法。

答题要点：①按摩子宫，使用宫缩剂；②宫腔填塞；③子宫动脉结扎或髂内动脉结扎；④子宫切除。

问题7：简述先兆子宫破裂的临床表现。

答题要点：子宫病理缩复环形成，下腹部压痛，胎心率改变及血尿出现。

问题8：简述产前检查的时间。

答题要点：产前检查的时间应从确定为早孕时开始，妊娠12周起进行系列产前检查，妊娠12～28周期间每4周检查一次，28～30周期间每2周检查一次，自妊娠36周起每周检查一次。

问题9：简述会阴切开指征。

答题要点：会阴过紧或胎儿过大，估计分娩时会阴撕裂不可避免者，或母儿有病理情况急需结束分娩者。

问题10：简述妊娠剧吐终止妊娠的指征。

答题要点：①体温持续高于38℃；②卧床休息时心率＞120次/min；③持续黄疸或蛋白尿；④出现多发性神经炎及神经性体征；⑤有颅内或眼底出血经治疗不好转者；⑥出现Wernicke脑病。

问题11：简述子宫收缩乏力原因。

答题要点：①头盆不称或胎位异常；②子宫因素；③精神因素；④内分泌失调；⑤药物影响；⑥于第一产程后期过早使用腹压，或膀胱充盈影响胎先露部下降。

问题12：简述羊水栓塞处理。

答题要点：①吸氧；②抗过敏治疗；③应用解除肺动脉高压药物；④抗休克；⑤纠正心衰；⑥应用利尿剂；⑦纠正酸中毒；⑧应用肝素、抗纤溶药物补充凝血因子；⑨应用抗生素；⑩产科处理。

问题13：简述宫颈扩张分期。

答题要点：潜伏期和活跃期。

问题14：简述硫酸镁中毒的首先表现。

答题要点：膝反射减弱或消失。

问题15：妊娠期高血压疾病的基本病理生理变化是什么？

答题要点：全身小血管痉挛和血管内皮损伤。

问题16：何谓黑加征？

答题要点：于妊娠早期行双合诊检查，发现子宫稍大和变软，且宫颈亦软，子宫峡部极软，感觉宫颈与宫体似不相连，称黑加征。

问题17：简述人工破膜的禁忌证。

答题要点：①胎位异常；②胎头高浮，可能发生脐带脱垂者。

问题18：何谓胎先露？

答题要点：胎先露是指最先进入骨盆入口的胎儿部分。纵产式有头先露和臀先露，横产式为肩先露。

问题19：何谓胎方位？

答题要点：胎方位是指胎儿先露部的指示点（枕先露为枕骨、面先露为颏骨、臀先露为骶骨、肩先露为肩胛骨）与母体骨盆前后左右横的关系。

问题20：影响分娩的因素有哪些？

答题要点：影响分娩的因素有产力、产道、胎儿和精神心理因素。

问题21：试述临产开始的诊断标准。

答题要点：临产开始的标志为有规律且逐渐增强的宫缩，持续30 s或以上，间歇5～6 min，同时伴随进行性宫颈管消失、宫口扩张和胎先露部下降。

问题22：胎盘剥离有哪些征象？

答题要点：①宫体变硬呈球形，剥离的胎盘降至子宫下段，子宫体被推向上，宫底升高达脐上；②阴道口外露的一段脐带自行管长；③阴道少量流血；④在产妇耻骨联合上方轻压子宫下段时，子宫体上升而外露脐带不再回缩。

问题23：Bishop宫颈成熟度评分法中的指标有哪些项目？

答题要点：Bishop宫颈成熟度评分法中的指标有宫口开大（cm）、宫颈管消退（%）、先露位置（坐骨棘平面=0）、宫颈硬度和宫口位置5个项目。

问题24：试述产后出血的定义。

答题要点：胎儿出后24 h内阴道流血量超过500 ml称产后出血，是分娩期严重并发症，居我国目前孕产妇死亡原因的首位。

问题25：何谓子宫峡部？

答题要点：宫体与宫颈之间最狭窄部分称子宫峡部，在非孕时长约1 cm，其下端与宫颈管内腔相连。

问题26：新生儿阿普加评分依据有哪几项体征？

答题要点：阿普加评分是以新生儿的出生后1 min内的心率、呼吸、肌张力、喉反射和皮肤颜色5项体征为依据。

问题27：简述晚期产后出血的定义。

答题要点：分娩24 h后，在产褥期内发生的子宫大量出血称晚期产后出血。

问题28：子宫收缩力的4个特点？

答题要点：节律性、对称性、极性及缩复作用。

问题29：何为过期妊娠？

答题要点：平时月经周期规则，妊娠达到或超过42周尚未分娩者。

问题30：简述OGTT的诊断标准。

答题要点：空腹及服糖后1 h、2 h的血糖值分别低于5.1 mmol/L、10.0 mmol/L、8.5 mmol/L。任何一点血糖值达到或超过上述标准即诊断为妊娠期糖尿病。

问题31：输卵管妊娠常用的辅助检查有哪些？

答题要点：①阴道后穹隆穿刺；②妊娠试验；③B超；④子宫内膜病理检查；⑤腹腔镜检。

问题32：简述慢性宫颈炎的常见病理类型。

答题要点：①宫颈糜烂；②宫颈息肉；③宫颈肥大；④宫颈腺囊肿；⑤宫颈管炎。

问题33：卵巢功能检查包括哪些？

答题要点：①基础体温测定；②阴道脱落细胞学检查；③宫颈黏液结晶检查；④血甾体激素测定。

问题34：急性盆腔炎的手术指征有哪些？

答题要点：①经药物治疗无效，且有脓肿形成；②输卵管积脓或输卵管卵巢积脓；③脓肿破裂。

问题35：简述女性生殖炎症常见的传染途径。

答题要点：①经淋巴蔓延；②经血液循环传播；③沿生殖道黏膜上行蔓延；④直接蔓延。

问题36：简述良性卵巢肿瘤的鉴别诊断。

答题要点：①卵巢瘤样病变；②输卵管卵巢囊肿；③子宫肌瘤；④妊娠子宫；⑤腹水。

问题37：简述卵巢肿瘤的并发症。

答题要点：①蒂扭转；②破裂；③感染；④恶变。

问题38：简述人工流产术的适应证。

答题要点：因避孕失败要求终止妊娠者，因各种疾病不宜继续妊娠者。

问题39：简述宫外孕保守治疗的条件。

答题要点：①输卵管妊娠包块直径＜4 cm；②输卵管妊娠未发生破裂或流产；③无明显内出血；④血HCG＜2000 U/L。

问题40：简述排卵性月经失调的临床表现。

答题要点：月经周期缩短，月经频发，患者不易受孕或易于在孕早期流产。

问题41：简述子宫肌瘤的临床表现。

答题要点：①月经改变；②下腹包块；③白带增多；④压迫症状；⑤不孕及继发性贫血。

问题42：简述人工流产并发症。

答题要点：出血、子宫穿孔、人工流产综合反应、漏吸或空吸、吸宫不全、感染、羊水栓塞等。

问题43：流产的常见类型有哪些？

答题要点：先兆流产、难免流产、不全流产、完全流产。

问题44：子宫韧带有哪些？

答题要点：圆韧带、阔韧带、主韧带和宫骶韧带。

问题45：试述宫颈癌的转移途径。

答题要点：宫颈癌的转移途径，主要为直接蔓延及淋巴转移，血行转移很少见。

问题46：常见的子宫肌瘤变性有哪些？

答题要点：常见的变性有玻璃样变、囊生变、红色变、肉瘤变和钙化。

问题47：女性内生殖器包括哪些组织？

答题要点：女性内生殖器包括阴道、子宫、输卵管及卵巢。输卵管及卵巢被称为子宫附件。

问题48：卵巢合成与分泌哪几种激素？

答题要点：卵巢合成与分泌3种性激素：雌激素、孕激素和少量雄激素。

问题49：简述多囊卵巢综合征的临床表现。

答题要点：①月经失调；②不孕；③多毛、痤疮；④肥胖；⑤黑棘皮症。

问题50：简述激素替代治疗（HRT）的适应证。

答题要点：适应证：主要包括因雌激素缺乏所致的老年性阴道炎、泌尿道感染、潮红潮热及精神症状，预防存在高危因素的心血管疾病、骨质疏松等。

问题51：简述激素替代治疗（HRT）的禁忌证。

答题要点：妊娠、严重肝病、胆汁淤积性疾病、血栓栓塞性疾病、原因不明的子宫出血及雌激素依赖性肿瘤患者应视为禁忌。

问题52：简述自然流产主要临床表现。

答题要点：主要为停经后阴道流血和腹痛。

问题53：输卵管妊娠的主要病因是什么?

答题要点：输卵管炎症。

问题54：输卵管各部从内向外排列的正确顺序是什么?

答题要点：间质部、峡部、壶腹部、伞部。

问题55：人工流产术中出现血压下降、晕厥、大汗淋漓的主要原因?

答题要点：人工流产术中引起迷走神经反应。

问题56：试述宫颈癌的早期症状。

答题要点：宫颈癌早期多无症状，一旦出现症状主要有接触性阴道流血，发生在性生活后或妇科检查后；阴道排液增加。

问题57：按肌瘤与子宫肌壁的关系，子宫肌瘤的种类有哪些?

答题要点：肌壁间肌瘤、浆膜下肌瘤、黏膜下肌瘤。

问题58：简述葡萄胎的病理分类。

答题要点：完全性葡萄胎、部分性葡萄胎。

问题59：试述孕激素对子宫的生理作用。

答题要点：孕激素能使子宫肌纤维松弛，兴奋性降低；降低妊娠子宫对缩宫素的敏感性；有利于受精卵在宫腔内生长发育。

问题60：试述子宫脱垂的临床分度。

答题要点：子宫脱垂分为3度，Ⅰ度轻型：宫颈外口距处女膜缘＜4 cm但未达到处女膜缘；Ⅰ度重型：宫颈已达处女膜缘，但未超出该缘；Ⅱ度轻型：宫颈已脱出阴道口，但宫体仍在阴道内；Ⅱ度重型：宫颈及部分宫体已脱出阴道口；Ⅲ度：宫颈及宫体全部脱出阴道口外。

儿科专业简答题

问题1：简述儿童生长发育的一般规律。

答题要点：生长发育遵循由上到下、由近到远、由粗到细、由低级到高级、由简单到复杂的规律。

问题2：简述营养性维生素D缺乏性佝偻病病因。

答题要点：（1）围生期维生素D不足。

（2）日照不足。

（3）生长速度快，需要增加。

（4）食物中补充维生素D不足。

（5）疾病影响。

问题3：新生儿生理性黄疸有何特点？

答题要点：（1）一般情况良好。

（2）足月儿生后2～3 d出现黄疸，4～5 d达高峰，5～7 d消退，最迟不超过2周；早产儿黄疸多于生后3～5 d出现，5～7 d达高峰，7～9 d消退，最长可延迟到3～4周。

（3）每日血清胆红素升高＜85 μmol/L（5 mg/dl）或每小时＜0.5 mg/dl。

（4）血清总胆红素值尚未超过小时胆红素曲线（Bhutani曲线）的第95百分位数，或未达到相应日龄、胎龄及相应危险因素下的光疗干预标准。

问题4：麻疹的并发症有哪些？

答题要点：（1）呼吸系统：常见喉炎、肺炎等。

（2）心肌炎。

（3）神经系统：麻疹脑炎、亚急性硬化性全脑炎。

（4）结核病恶化。

（5）营养不良与维生素A缺乏症。

问题5：儿童肺炎支原体肺炎的常见临床表现有哪些？

答题要点：以发热和咳嗽为主要表现。热度不一，可呈高热、中等度热或低热，常达39℃左右。病初大多呈干咳，后转为顽固性剧咳，常有黏稠痰液，有时阵咳稍似百日咳，可持续1～4周。肺部体征多不明显。体征与剧咳及发热等临床症状不一致，为本病特点之一。婴幼儿起病急，病程长，病情较重，表现为呼吸困难、喘憋、喘鸣音较为突出，肺部啰音比年长儿多。

问题6：简述支气管镜在肺炎临床治疗中的作用。

答题要点：支气管镜治疗可通过局部灌洗通畅呼吸道，结合异物钳或活检钳、细胞毛刷等，清除呼吸道分泌物与痰栓，并对于支气管闭塞、呼吸道堵塞、狭窄患儿可行镜下介入治疗，为安全、有效的治疗手段。

问题7：简述儿童流行性感冒（流感）的主要症状和治疗药物。

答题要点：流行性感冒主要症状为发热，体温可达39～40℃，多伴头痛、四肢肌肉酸痛，乏力，少部分出现恶心、呕吐、腹泻，儿童消化道症状多于成人。婴幼儿流感的临床症状往往不典型。新生儿流感少见，但如患流感易合并肺炎。流感口服磷酸奥司他韦治疗，最佳给药时间是症状出现48 h内。

问题8：诱发支气管哮喘症状的常见危险因素有哪些?

答题要点：（1）吸入过敏原（室内：尘螨、动物毛屑及排泄物、蟑螂、真菌等；室外：花粉、真菌等）。

（2）食入过敏原（牛奶、鱼、虾、螃蟹、鸡蛋和花生等）。

（3）呼吸道感染（尤其是病毒及支原体感染）。

（4）强烈的情绪变化。

（5）运动和过度通气。

（6）冷空气。

（7）药物（如阿司匹林等）。

（8）职业粉尘及气体。

问题9：治疗儿童支气管肺炎时，全身糖皮质激素治疗的指征是什么?

答题要点：（1）中毒症状严重，如出现休克、中毒性脑病、超高热（体温在40℃以上持续不退）等。

（2）喘憋严重、支气管痉挛明显。

（3）早期胸腔积液，为了防止胸膜粘连也可局部应用。

问题10：按病原体分类的方法，对于儿童肺炎临床诊断和治疗具有重要指导意义。儿童肺炎按病原分类有哪些?

答题要点：（1）细菌性肺炎：常见革兰氏阳性细菌包括肺炎链球菌、金黄色葡萄球菌、A群链球菌等；常见革兰氏阴性细菌包括流感嗜血杆菌、大肠埃希菌、肺炎克雷伯菌等。

（2）病毒性肺炎：呼吸道合胞病毒是引起儿童肺炎的首位病毒病原，其次为腺病毒、流感病毒、鼻病毒、肠道病毒等。

（3）支原体肺炎：由肺炎支原体所致。

（4）衣原体肺炎：由沙眼衣原体、肺炎衣原体等引起。

（5）原虫性肺炎：包括肺棘球蚴病、肺弓形虫病、肺血吸虫病等。

（6）真菌性肺炎：由白念珠菌、曲霉菌、隐球菌、肺孢子菌等引起的肺炎。

问题11：简述儿童肺炎合并心力衰竭的治疗。

答题要点：

（1）吸氧。

（2）镇静。

（3）利尿。

（4）强心。

（5）应用血管活性药物：①利尿：可应用呋塞米、依他尼酸等；②强心药：可使用地高辛或毛花苷C静脉注射；③血管活性药物：常用酚妥拉明，亦可用卡托普利和硝普钠。

问题12：急性感染性喉炎的临床表现有哪些？

答题要点：起病急、症状重。可有发热、犬吠样咳嗽、声嘶、吸气性喉鸣和三凹征。严重时可出现发绀、烦躁不安、面色苍白、心率加快。咽部充血，间接喉镜检查可见喉部、声带有不同程度的充血、水肿。一般白天症状轻，夜间入睡后加重，喉梗阻者若不及时抢救，可窒息死亡。

问题13：简述小儿腹泻的治疗原则。

答题要点：调整饮食，预防和纠正脱水，合理用药，加强护理，预防并发症。

问题14：简述小儿急性腹泻的药物治疗。

答题要点：（1）控制感染：①水样便腹泻患者多为病毒及非侵袭性细菌所致，一般不用抗生素；②黏液脓血便患者多为侵袭性细菌感染，应根据临床特点，针对病原经验性选用抗菌药物，再根据大便细菌培养和药物敏感试验结果进行调整。

（2）肠道微生态疗法：常用双歧杆菌、嗜酸乳杆菌、布拉酵母菌等。

（3）肠黏膜保护剂：如蒙脱石粉。

（4）抗分泌治疗：脑啡肽酶抑制剂消旋卡多曲可以用于治疗分泌性腹泻。

（5）避免用止泻剂。

（6）补锌治疗。

问题15：判断小儿脱水的观察指标有哪些?

答题要点：需观察指标有精神、皮肤弹性、前囟（婴儿）、眼窝、眼泪、循环情况（心率、血压及CRT）和尿量等。

问题16：原发性肠套叠多见于肥胖健壮的2岁以内的婴幼儿，为突然发病，其典型表现是什么?

答题要点：（1）腹痛：小儿突然发作的阵发性哭闹、屈腿、面色苍白，同时拒食，久之患儿精神渐差。

（2）呕吐：腹痛发作后，不久就发生呕吐，初为乳汁乳块或食物残渣，以后可带有胆汁，晚期则吐粪便样液体。

（3）血便：发病开始时，可有1～2次正常大便，8～12 h后即出现暗红色血便或血黏液的混合物，称为红果酱样便。

（4）腹部肿物：肠套叠肿物的部位一般多在升结肠、横结肠或降结肠位置。

问题17：儿童心力衰竭的临床诊断依据是什么?

答题要点：（1）安静时心率增快，婴儿＞180次/min，幼儿＞160次/min，不能用发热或缺氧解释。

（2）呼吸困难，青紫突然加重，安静时呼吸达60次/min以上。

（3）肝大，达肋下3 cm以上，或在密切观察时间内较前增大，而不能以横膈下移等原因解释。

（4）心音明显低钝，或出现奔马律。

（5）突然烦躁不安，面色苍白或发灰，而不能用原有疾病解释。

（6）尿少、下肢水肿，已经除外营养不良、肾炎、维生素B_1缺乏等原因。

问题18：肾病综合征临床特点是什么?

答题要点：（1）大量蛋白尿。

（2）低白蛋白血症。

（3）高脂血症。

（4）明显水肿。

以上第（1）、（2）两项为必备条件。

问题19：年长儿的急性泌尿道感染临床表现有哪些？

答题要点：年长儿以发热、寒战、腹痛等全身症状突出，常伴有腰痛和肾区叩击痛、肋脊角压痛等。同时，尿路刺激症状明显，患儿可出现尿频、尿急、尿痛、尿液混浊，偶见肉眼血尿。

问题20：小儿缺铁性贫血主要预防措施有哪些？

答题要点：（1）提倡母乳喂养，因母乳中铁的吸收利用率较高。

（2）婴儿及时添加适量的含铁丰富且铁吸收率高的辅助食品。

（3）婴幼儿食品（谷类、牛奶制品等）应加入适量铁剂加以强化。

（4）对早产儿，尤其是非常低体重的早产儿，宜自2个月左右给予铁剂预防。

问题21：脑膜刺激征包括什么？

答题要点：包括颈强直、Kernig征和Brudzinski征。

问题22：急性化脓性脑膜炎治疗原则是什么？

答题要点：化脓性脑膜炎预后较差，应力求用药24 h内杀灭脑脊液中的致病菌，故应选择对病原菌敏感且能较高浓度透过血–脑屏障的药物。急性期要静脉用药，做到用药早、剂量足和疗程够。

问题23：急性化脓性脑膜炎患儿，颅内压增高临床表现有哪些？

答题要点：包括头痛、呕吐，婴儿则有前囟饱满与张力增高、头围增大等。合并脑疝时，则有呼吸不规则、突然意识障碍加重及瞳孔不等大等体征。

问题24：治疗糖尿病酮症酸中毒时，必须针对哪些情况制订综合治疗方案？

答题要点：必须针对高血糖、脱水、酸中毒、电解质紊乱和可能并存的感染等情况制订综合治疗方案。

问题25：肠梗阻的三大主要症状是什么？

答题要点：肠梗阻的三大主要症状为阵发性腹部绞痛、呕吐（呕吐物内可能含有胆汁或粪便）和肛门不排气亦无排便。

问题26：动力性肠梗阻（麻痹性肠梗阻）腹部X射线检查表现是什么？

答题要点：动力性肠梗阻腹部立位及卧位平片可见小肠及结肠均匀扩张充气，有液平面。

问题27：儿童年龄分为七期，分别为什么？

答题要点：（1）胎儿期。

（2）新生儿期。

（3）婴儿期。

（4）幼儿期。

（5）学龄前期。

（6）学龄期。

（7）青春期。

问题28：手足口病的普通病例临床表现包括哪些？

答题要点：急性起病，可发热或不伴发热，多有咳嗽、流涕、食欲缺乏等非特异性症状。手、足、口、臀等部位可见散发性的皮疹和疱疹，偶见于躯干。口腔内疱疹多位于舌、颊黏膜和硬腭等处，常发生溃疡。皮疹不留瘢痕或色素沉着。无并发症表现。多在1周内痊愈，预后良好。

问题29：小儿药物剂量计算方法有哪些？

答题要点：（1）按体重计算：是最常用、最基本的计算方法。年长儿按体重计算如已超过成人量，则以成人量为上限。

（2）按体表面积计算。

（3）按年龄计算

（4）从成人剂量折算

问题30：如未建立高级气道，单人及双人施救者对儿童进行CPR时，胸外按压和人工通气比例是什么？

答题要点：（1）单人操作时胸外按压与人工通气的比例为30：2。

（2）双人按压与通气的比例为15：2。

院前急救测试试题

一、单选题

1. 休克时正确的补液原则是（B）

A. 补液“宁多勿少”

B. 需多少补多少

C. 补充丧失的部分液体和当天继续丧失的液体

D. 失多少补多少

E. 如血压正常不必补液

2. 阿托品的禁忌证是（C）

A. 感染性休克

B. 胃肠绞痛

C. 前列腺肥大

D. 胆绞痛

E. 心动过缓

3. 导致心肌细胞自律性降低的因素是（B）

A. 部分Na通道处于失活状态

B. 最大复极电位绝对值增大

C. 阈电位绝对值增大

D. 4期自动除极速度增大

E. 心肌细胞直径增粗

4. 心力衰竭概念的主要内容是（C）

A. 心排血量绝对下降

B. 心排血量相对下降

C. 心排血量不能满足机体需要

D. 心肌收缩功能障碍

E. 心肌舒张功能障碍

5. 心尖在胸前壁的体表投影位于（B）

A. 左侧第4肋间隙，距前正中线7～9 cm处

B. 左侧第5肋间隙，距前正中线7～9 cm处

C. 左侧第6肋间隙，距前正中线7～9 cm处

D. 左侧第5肋间隙，距前正中线5～7 cm处

E. 左侧第6肋间隙，距前正中线5～7 cm处

6. DIC产生的贫血是属于（A）

A. 溶血性贫血

B. 缺铁性贫血

C. 中毒性贫血

D. 失血性贫血

E. 再生障碍性贫血

7. 脑挫裂伤意识障碍的叙述，下列哪项不正确？（B）

A. 程度和持续时间与脑挫裂伤部位相关

B. 中间清醒期是其特点

C. 多在半小时以上

D. 伤后立即出现

E. 程度和持续时间与脑挫裂伤程度相关

8. 枕下棒击伤，当即昏迷，双侧瞳孔不等大，双侧肢体肌张力增高双侧病理征阳性，头颅CT未见明显血肿，最可能的诊断是（C）

A. 脑挫裂伤

B. 脑震荡

C. 原发性脑干损伤

D. 小脑幕切迹疝

E. 弥散性轴索损伤

9. 肱骨髁上骨折并发正中神经损伤，会发生下列哪种畸形？（C）

A. 杵状指

B. 垂腕

C. 猿手畸形

D. 银叉畸形

E. 枪刺刀畸形

10. 禁止接种甲流疫苗的有（A）

A. 3岁以下儿童

B. 急性病，严重慢性疾病，慢性病急性发作期

C. 对普通季节性流感疫苗过敏的人

D. 有严重过敏史的人

E. 以上都是

11. 男性，30岁车祸伤现场发现左股部伤口有大量鲜血涌出，此时最先应检查的是（A）

A. 触诊足背和胫后动脉

B. 检查肢体感觉

C. 检查膝腱或跟腱反射

D. 足部主动活动有无缺失

12. 急性胰腺炎腹部压痛示（C）

A. McBurney点压痛

B. Murphy征阳性

C. 中上腹压痛

D. 脐周压痛

E. 下腹正中压痛

13. 气管切开后出现广泛皮下气肿，最简单的处理方法是（B）

A. 抽吸气体

B. 松解伤口缝线

C. 更换气管套管

D. 让其自行吸收

E. 以上都不是

14. 急性呼吸窘迫综合征宜采用（B）

A. 低浓度给氧

B. 高浓度给氧

C. 两者均可

D. 两者均否

15. 电复律可能出现的并发症应除外（E）

A. 皮肤灼伤

B. 心律失常

C. 心肌损伤

D. 动脉栓塞

E. 心室壁穿孔

16. 女性，21岁，颈椎高位骨折脱位，并出现严重呼吸困难，最先应采取的措施是（C）

A. 手法复位

B. 氧

C. 气管切开

D. 手术切开复位

E. 行MRI检查

17. 毒蛇咬伤最有效的早期治疗方法是（C）

A. 局部注射胰蛋白酶

B. 局部清创

C. 单价抗蛇毒血清

D. 多价抗蛇毒血清

E. 中医中药

18. 徒手心肺复苏时，心脏按压与人工呼吸的频率比例宜为（E）

A. 5：1

B. 5：2

C. 10：1

D. 15：1

E. 30：2

19. 急性肺栓塞溶栓时间窗是（E）

A. 6 h内

B. 8 h内

C. 12 h内

D. 24 h内

E. 14 d内

20. 糖尿病控制饮食的主要目的不是（E）

A. 纠正代谢紊乱

B. 稳定血糖

C. 保护胰岛功能

D. 预防慢性并发症

E. 控制血脂升高

21. 下列烧伤急救原则中正确的是（E）

A. 凡有呼吸道烧伤，一律作气管切开

B. 凡有烧伤者一律用哌替啶止痛

C. 热液烫伤者不能用较干净冷水浸泡

D. 应就地给予清创

E. 立即消除烧伤原因

22. 男性，20岁，枕部外伤2 h来院就诊。K线平片示枕骨骨折，行CT检查时突然呼吸停止，昏迷，双瞳等大。此时患者最可能出现的情况是（E）

A. 休克

B. 原发性脑干损伤

C. 小脑幕切迹疝

D. 脑挫伤

E. 枕骨大孔疝

23. 病理反射的出现是由于（D）

A. 脊髓反射弧的损害

B. 神经系统兴奋性增高

C. 脑干网状结构损害

D. 锥体束受损

E. 基底节受损

24. 左心衰时呼吸困难的特点，不包括（D）

A. 活动时加重

B. 休息时减轻

C. 仰卧时加重

D. 常伴淤血性肝大

E. 常采取端坐呼吸体位

25. 胸部冲击伤最严重的并发症是（C）

A. 血胸

B. 气胸

C. ARDS

D. 肺不张

E. 肺破裂

26. 慢性支气管炎、阻塞性肺气肿、肺源性心脏病、严重呼吸衰竭宜采用（A）

A. 低浓度给氧

B. 高浓度给氧

C. 两者均可

D. 两者均否

27. 硝酸甘油治疗变异型心绞痛的主要机制是（C）

A. 舒张冠状血管

B. 降低心肌耗氧量

C. 降低心脏前负荷

D. 降低心脏后负荷

E. 改善心脏代谢

28. 诊断有机磷中毒最重要的指标为（B）

A. 确切的接触史

B. 毒草碱样和烟碱样症状

C. 右眼鼻侧盲

D. 左眼鼻侧盲

E. 双眼颞侧盲

29. 脊柱骨折患者在搬运过程中，最正确的体位是（C）

A. 侧卧位

B. 仰卧屈曲位

C. 仰卧过伸位

D. 俯卧位

E. 半坐卧位

30. 治疗慢性心功能不全和逆转心肌肥厚并能降低病死率的药物是（E）

A. 强心苷

B. 哌唑嗪

C. 硝酸甘油

D. 酚妥拉明

E. 卡托普利

二、简答题

问题1：简述院前急救原则。

答题要点：先救命再治伤（治病），先重后轻，先排险后施救，先救活人后处置尸体，以抢救为主，维持伤病员基本生命体征。

问题2：简述院前急救转送原则。

答题要点：在伤病情允许前提下，必须在医护监护下迅速送到医院救治，途中密切观察伤病情况及生命体征变化，认真做好现场记录及转送记录，并妥善保管。

问题3：简述脑疝时瞳孔的表现。

答题要点：一侧瞳孔散大。

问题4：硝酸甘油治疗变异型心绞痛的主要机制是什么？

答题要点：降低心脏前负荷。

问题5：急性下壁心肌梗死时最常见的心律失常心电图表现是什么？

答题要点：房室传导阻滞。

问题6：伤情检测分类标志用颜色如何标志？

答题要点：（1）红色代表危重伤病员。

（2）黄色代表中度伤病员。

（3）蓝色代表轻度伤病员。

（4）黑色代表已死亡者。

问题7：何谓休克？

答题要点：有效循环血量急剧下降，组织器官血液灌注不足，导致缺氧、缺血、代谢功能障碍和细胞受损的病理综合征。

问题8：如遇到断手、断指或断肢情况时，如何处理？

答题要点：应将离断的肢体用无菌巾包好，放入完好的塑料袋内，以降低断离肢体的代谢，断肢的近端用无菌敷料加压包扎，避免用钳子盲目乱夹，以免加重神经、血管损伤。

问题9：快速房颤患者，在用洋地黄治疗过程中，心率变慢而整齐，最好的处理是什么？

答题要点：停用洋地黄。

问题10：急性一氧化碳中毒的处理首先是什么？

答题要点：脱离接触，转移到空气新鲜的地方。

问题11：急性心肌梗死患者心电监护示室颤立即进行抢救，第一步应如何处理？

答题要点：非同步直流电除颤。

问题12：诊断有机磷中毒最重要的症状指标是什么？

答题要点：毒蕈碱样和烟碱样症状。

问题13：休克时正确的补液原则是什么？

答题要点：需多少补多少。

麻醉专业简答题

问题1：简述创伤患者的麻醉处理原则。

答题要点：创伤的初期评估着眼于气道、呼吸、循环、神经功能和周围环境等因素，确定威胁生命的损伤并同时治疗，在未证实之前，应假定患者有颈椎损伤、饱胃和低血容量。

A. 气道：快速气管插管是气道处理最常用的方法。

B. 呼吸：快速评估肺、膈肌、胸壁的功能，对于所有创伤患者必须通过面罩或气管导管供氧。

C. 循环：确认已建立的静脉通路通畅，至少需建立两条粗的静脉通路。容量复苏应个体化–早期复苏应用浓缩红细胞和凝血因子，并维持收缩压在85～90 mmHg之间，限制输注晶体液。液体复苏期间，可应用血管活性药物暂时维持灌注压。

D. 神经功能：简要的神经功能评估能为脑灌注或氧合功能提供有用的信息，并可简便快捷的预测患者预后。最常用的是格拉斯哥昏迷评分（GCS）。

E. 环境：创伤患者常伴低温，需积极维持体温。如有化学物质暴露损伤，需去除身体上的污染物。

F. 诊断性检查：包括实验室检查（血尿常规、凝血、肝肾功能等）、影像学检查。

G. 监测：包括有创动脉、中心静脉压、肺动脉导管监测，等等。

问题2：简述胸部创伤麻醉处理原则。

答题要点：（1）有明显胸部损伤的患者大都需用全身麻醉。

（2）机械通气有必要延续到患者的术后阶段。

（3）当疑有气胸时，应避免使用氧化亚氮。在正压通气时必须密切监测气道压力。

（4）需采用隔离技术（双腔气管导管、支气管导管、支气管阻塞导管等）以防止伤侧肺出血浸及健侧肺。

（5）区域麻醉（如肋间神经阻滞、胸段硬膜外或椎旁阻滞）对多发性肋骨骨折患者镇痛有效，能有效地降低局部低通气和进行性低氧血症的发生。

问题3：简述心脏大血管创伤麻醉处理原则。

答题要点：（1）病人多有严重的低血容量和心功能受损，有些手术需在体外循环下进行。

（2）依托咪酯和氯胺酮是麻醉诱导药物的良好选择。

（3）交叉配型需在诱导前备好，应准备好正性肌力药和血管收缩药，以治疗严重低血压。

问题4：简述剖宫产的全身麻醉处理原则。

答题要点：在某些紧急情况下（如胎心过缓、产妇出现或凝血功能障碍、产妇创伤或子宫破裂），全麻下剖宫产以快速、可靠的特点而被采用，在控制产妇通气和血流动力学稳定方面优于椎管内麻醉。

（1）诱导前口服非颗粒型抑酸药物，并考虑给予胃复安或H_2受体阻断剂。

（2）常规监测，维持子宫左倾位，确保吸引器正常工作，气道处理设备及相关药品准备就绪。

（3）确保通畅的静脉通路，并开始输入晶体液。

（4）外科医生准备完毕，确认患者已经做好了麻醉诱导准备。

（5）使用麻醉诱导药物和肌松药快速诱导，等待30～60 s，进行气管插管。

①丙泊酚：常规诱导剂量2.5 mg/kg不影响新生儿Apgar评分；

②依托咪酯：起效迅速，可快速水解，作用时间较短，对产妇血流动力学影响小；

③肌松药：常用琥珀胆碱，起效迅速，效果持续时间短，由于其离子化高和脂溶性低，只有少量进入胎儿体内。非去极化肌松药（罗库溴铵-可替代琥珀胆碱）也不通过胎盘进入胎儿体内导致胎儿肌无力，但长时间大剂量，也会产生明显的胎儿神经肌肉阻滞，并且新生儿的肌松药清除速度明显慢于成人；另外，使用了硫酸镁的部分产妇中作用明显增强，导致肌松恢复时间延长。

（6）确认气管导管位置正确之后，通知外科医生进行手术操作。

（7）使用50%氧气和50%氧化亚氮以及0.5～0.75MAC值的吸入麻醉剂维持麻醉。

（8）胎儿娩出后，给予阿片类药物、苯二氮唑类或丙泊酚复合吸入麻醉。阿片类药物以短效的瑞芬太尼为好。

问题5：为门诊人流患者开具的麻醉药品注射剂，每张处方开几次用量？

答题要点：一次常用量。

问题6：麻醉药品的“五专”管理包括哪些？

答题要点：专人负责、专柜加锁、专用账册、专用处方、专册登记。

问题7：为门诊癌痛患者开具麻醉药品速释口服制剂，单张处方最大量为几天用量？

答题要点：七日用量。

问题8：癌痛治疗用透皮贴或直肠栓剂类麻醉药品，适用于哪些患者？

答题要点：①吞咽困难；②严重呕吐；③胃肠梗阻患者。

问题9：曲马多为弱阿片类止痛药物，每天最高用量不超过多少用量？

答题要点：400 mg。

问题10：哌替啶只可用于治疗何种疼痛？哌替啶的止痛效能只有吗啡的多少效能？

答题要点：哌替啶只可用于严重创伤、手术后急性哌替啶的止痛效能只有吗啡的1/10～1/8。

问题11：癌痛患者治疗的无痛标准是什么？

答题要点：①无痛睡眠；②无痛休息；③无痛活动。

问题12：疼痛治疗的基本原则是什么？

答题要点：①明确治疗目的；②疼痛的诊断与评估；③制订治疗计划和目标；④采取有效的综合治疗。

问题13：麻醉药品的三级管理是什么？

答题要点：①药库；②药房；③病区。

问题14：疼痛药物治疗的作法是什么？

答题要点：（1）重度疼痛时选三阶梯药物。

（2）对于经口服或皮肤用药后疼痛无明显改善者，可肌肉注射或静脉注射给药。

（3）当出现严重不良反应而需调整药物剂量时，应首先停药1～2次，再将剂量减少50%～70%，然后加用其他种类的镇痛药，逐渐停掉有反应的药。

问题15：疼痛的评估方法有哪些？

答题要点：（1）数字等级评分（NRS）。

（2）根据主诉疼痛的程度分级法（VRS）。

（3）面部表情疼痛评分量表法。

（4）视觉模拟评分法（VAS）。

问题16：麻醉药品和精神药品致命的毒副作用是什么？

答题要点：成瘾性。

问题17：氯胺酮禁用于哪种情况？

答题要点：（1）严重高血压，有脑血管意外病史者。

（2）癫痫、精神分裂患者。

（3）眼压高、眼球开放性损伤、要求眼球固定者。

（4）颅内高压或颅内占位者。

（5）甲亢、嗜铬细胞瘤。

（6）冠心病、心肌病、有心绞痛病史。

问题18：属于镇痛三阶梯原则中强阿片类药物的是什么？

答题要点：吗啡。

问题19：吗啡的不良反应有哪些？

答题要点：①恶心、呕吐；②便秘；③瘙痒、荨麻疹、皮肤水肿；④排尿困难。

问题20：阿片受体拮抗剂有哪些？

答题要点：①纳洛酮；②纳曲酮。

重症医学科（ICU）简答题

问题1：休克按发生原因和血流动力学特点分几类？各类休克的定义是什么？

答题要点：（1）低血容量性休克：因体内或大血管内大量失血或大量体液丢失而出现休克症状，为低血容量性休克。

（2）心源性休克：由于大面积心肌梗死，急性心包炎，心包填塞及严重心律失常（心房颤动或心室颤动）引起心脏泵衰竭，因而出现心排血量明显降低，有效循环血量和灌注血流量下降，而最终发生休克。

（3）分布性休克：为血管收缩，舒张调节功能异常，血容量重新分布导致相对性循环血容量不足，而发生休克。感染中毒性休克、神经性休克和过敏性休克均属此类。

（4）梗阻性休克：为血流受到机械阻塞，而发生休克，如肺血栓栓塞症所致休克。

问题2：简述脓毒症休克集束化治疗方案的内容。

答题要点：根据治疗指南，在严重感染和感染性休克确诊后立即开始并应在短期内必须迅速完成的治疗措施内容包括：

（1）在早期复苏最初6 h内的复苏目标：① 中心静脉压（CVP）8～12 mmHg；②平均动脉压（MAP）≥65 mmHg；③ 尿量≥0.5 ml/（kg·h）；④中心静脉（上腔静脉）氧饱和度（$ScvO_2$）≥70%，混合静脉氧饱和度（SvO_2）≥65%。

（2）在不耽搁抗生素应用的前提下，应用抗生素前进行微生物培养。

（3）在1h内尽早静脉使用抗生素治疗。

（4）积极的血糖控制。

（5）机械通气平台压高限设置为≤30 cmH_2O。

（6）有条件的医院可使用活化蛋白C。

问题3：气管切开常见并发症有哪些？（至少举例3个）

答题要点：（1）术后出血。

（2）气胸、皮下气肿。

（3）切口感染。

（4）切开部位的顽固瘘（气管食管瘘常见）。

（5）气管肉芽肿引起拔管困难。

（6）气管狭窄。

问题4：呼吸衰竭的分类有哪些？

答题要点：（1）按动脉血气分析分类：

①Ⅰ型呼衰：低氧性呼吸衰竭，PaO_2<60 mmHg；$PaCO_2$降低或正常；

②Ⅱ型呼衰：高碳酸性呼吸衰竭，PaO_2<60 mmHg；$PaCO_2$>50 mmHg。

（2）按照发病急缓分类：分为急性和慢性呼吸衰竭。

（3）按照发病机制分类：通气性和换气性呼吸衰竭。

问题5：简述全身炎症反应综合征（SIRS）的诊断。

答题要点：如出现两种或两种以上的下列表现，可以诊断：

①体温>38℃或<36℃；②心率>90次/min或低血压（收缩压<90 mmHg，或较基线降低>40 mmHg）；③呼吸频率>20次/min，或过度通气$PaCO_2$<32 mmHg；④血白细胞>12×10^9/L，<4×10^9/L，或幼稚型细胞>10%。

但应排除可以引起上述急性异常改变的其他原因。

问题6：简述经口气管插管适应证。

答题要点：（1）严重低氧血症或高碳酸血症，或其他原因需较长时间机械通气，又不考虑气管切开。

（2）不能自主清除上呼吸道分泌物、胃内返流物或出血，有误吸危险。

（3）下呼吸道分泌物过多或出血，且自主清除能力较差。

（4）存在上呼吸道损伤、狭窄、阻塞、气管食道瘘等严重影响正常呼吸。

（5）患者突然出现呼吸停止，需紧急建立人工气道进行机械通气。

问题7：简述心肺复苏有效指征。

答题要点：（1）恢复自主呼吸。

（2）能触动大动脉搏动。

（3）动脉血压达60 mmHg或以上。

（4）恢复自主心率。

（5）口唇及皮肤转红、转暖。

（6）瞳孔由大变小，对光反射恢复。

（7）意识清醒或逐渐好转。

（8）有生理反射，肌力恢复。

问题8：简述中心静脉压监测的临床意义。

答题要点：（1）CVP＜2～5 cmH_2O，表示右心充盈不佳或血容量不足。

（2）大于15～20 cmH_2O，表示右心功能不良。

（3）CVP监测是反映右心功能的间接指标，对了解循环血量和右心功能具有十分重要的临床意义，对指导治疗具有重要的参考价值。

问题9：什么是多器官功能障碍综合征（MODS）？其临床表现有哪些？

答题要点：（1）多器官功能障碍综合征（multiple organ dysfunction syndrome，MODS），之前也称为多器官功能衰竭（multiple organ failure，MOF），指机体在遭受急性严重感染、严重创伤、大面积烧伤等突然打击后，同时或先后出现2个或2个以上器官功能障碍以至衰竭的临床综合征。

（2）MODS的症状分为原发疾病的症状和受累器官功能不全的症状。

全身炎症反应：原发疾病表现的基础上伴有发热或体温不升、心率增快、呼吸增快，可有心悸、胸闷、呼吸困难、发绀、头痛等表现，严重的脓毒症还可表现为意识改变、少尿或无尿、黄疸等。

循环系统：低血压、心律失常和心功能不全导致全身灌注不足的表现。

呼吸系统：进行性呼吸困难和低氧血症的急性呼吸窘迫综合征的表现，如呼吸频率加快，浅快呼吸、深大呼吸、辅助呼吸肌用力等。

肾脏系统：表现少尿或无尿。

消化系统：出现黄疸、胃肠胀气、应激性溃疡、消化道出血（呕血和排柏油样便）。

血液系统：贫血、出血的表现。

中枢神经系统：不同程度的神志和精神改变、抽搐甚至昏迷。

问题10：心搏骤停常见的心电图类型有哪些？

答题要点：心室颤动（VF）、无脉搏性心动过速（VT）、停顿和无脉搏电活动（PEA）等几种。

眼科学简答题

一、眼球解剖

问题1：眼球壁由哪三层组成？

答题要点：眼球壁由外向内依次为纤维膜、葡萄膜和视网膜。

问题2：角膜共分几层？分别是什么？

答题要点：角膜共5层，分上皮层、前弹力层、基质层、后弹力层、内皮层。

问题3：晶状体在视觉过程中起到什么作用？

答题要点：晶状体是重要的屈光介质之一，相当于19D的凸透镜，有屈光穿透和折射的功能。

问题4：虹膜的主要功能是什么？

答题要点：虹膜的主要功能是根据光线的强弱，通过瞳孔反射调节瞳孔的大小，从而调节光线进入眼内的量。

问题5：视网膜的感光细胞有哪些类型？

答题要点：视网膜的感光细胞主要有视杆细胞和视锥细胞两种类型。

问题6：眼的附属器包括哪些？

答题要点：眼的附属器包括眼睑、结膜、泪器、眼外肌等。

问题7：玻璃体的主要成分是什么？

答题要点：玻璃体的主要成分是水，占比98%，此外还含有透明质酸、胶原和蛋白多糖等。

问题8：脉络膜的作用是什么？

答题要点：脉络膜主要起营养视网膜外层的作用，同时也有遮光和暗房的作用。

问题9：黄斑在视觉中起什么作用？

答题要点：黄斑是视网膜上的一个区域，含有大量的视锥细胞，是视觉最敏锐的区域，主要负责中心视力、色觉等。

问题10：房水的循环途径是什么？

答题要点：房水由睫状突产生后进入后房，然后通过瞳孔流入前房，再通过前房角的小梁网进入Schlemm管，然后通过集液管和房水静脉汇入巩膜表面的睫状前静脉，最后回流到血循环。

二、眼表及干眼

问题1：简述过敏性结膜炎的病因及症状。

答题要点：过敏性结膜炎是由于眼部接触过敏原而引起的免疫反应。常见的过敏原有花粉、尘螨、动物皮毛等。症状包括眼部瘙痒、异物感、流泪、灼热感等不适感觉。同时，还可能出现眼红、水肿、分泌物增多等症状。

问题2：简述急性结膜炎的病因及预防措施。

答题要点：急性结膜炎是由细菌或病毒感染引起的眼部炎症，具有传染性。症状包括眼部红肿、疼痛、流泪、分泌物增多等不适感觉。预防措施包括勤洗手、避免与患者接触、不共用毛巾等个人物品等，以降低感染风险。

问题3：角膜炎的主要原因是什么？

答题要点：角膜炎的主要原因是感染，包括细菌、病毒、真菌等微生物感染。此外，创伤、过敏反应、自身免疫性疾病等原因也可能导致角膜病。

问题4：角膜炎的症状有哪些？

答题要点：角膜炎的症状包括疼痛、畏光、流泪、视力下降等。

问题5：简述角膜炎的分类及治疗原则。

答题要点：角膜炎可以分为感染性角膜炎和非感染性角膜炎两大类。感染性角膜炎主要由细菌、病毒、真菌等感染引起，非感染性角膜炎则主要由免疫系统异常、暴露性因素等引起。治疗原则包括抗感染治疗、抗感染治疗、促进角膜修复等，根据不同类型的角膜炎采取不同的治疗方案。

问题6：什么是干眼？

答题要点：干眼，又称角结膜干燥症，是由于泪液量或质的异常，导致泪膜稳定性降低，引发眼表干燥、刺痛、模糊等症状的眼病。

问题7：干眼的发生原因是什么？

答题要点：干眼的发生原因有多种，其中最常见的是年龄因素。随着年龄的增长，泪液分泌量逐渐减少，蒸发较快，易引发干眼。此外，长时间使用电子产品、眼部疾病或长期服用某些药物也可能导致干眼。

问题8：哪些人容易患干眼？

答题要点：容易患干眼的人群主要包括老年人、长时间使用电脑和手机的人、眼部疾病患者及长期佩戴隐形眼镜的人。

问题9：干眼的治疗方法有哪些？

答题要点：干眼的治疗方法包括药物治疗、物理治疗和手术治疗。药物治疗主要包括使用人工泪液和抗炎药；物理治疗手段则包括热敷、脉冲光、热脉动及睑板腺按摩等；对于严重干眼患者，可能需要进行泪小点封闭等手术治疗。

问题10：简述睑板腺功能障碍的表现及治疗。

答题要点：睑板腺功能障碍是一种常见的眼表疾病，主要表现为眼部干燥、异物感、烧灼感等不适感觉。同时，还可能出现眼红、畏光、视力模糊等症状。治疗包括清洁眼睑、热敷、睑板腺按摩及抗感染治疗等，以促进睑板腺分泌物的排出和缓解症状。

问题11：干眼与哪些疾病有关联？

答题要点：干眼与许多疾病有关联，如糖尿病、风湿性疾病和自身免疫性疾病等。这些疾病可能影响泪液的正常分泌，进而导致干眼症状的出现。

三、白内障

问题1：什么是白内障？

答题要点：白内障是指晶状体透明度降低或者颜色改变所导致的光学质量下降的退行性改变。

问题2：晶状体的主要病变有哪些？

答题要点：（1）透明度改变，形成白内障。

（2）位置的改变，产生异位和脱位。

（3）先天性晶状体形成和形态异常。

问题3：白内障的临床症状最主要是什么？

答题要点：白内障最主要的临床症状是视力下降。

问题4：晶状体Emery核硬度分级标准？

答题要点：Ⅰ度：透明，无核，软性；Ⅱ度：核呈黄白色或者黄色，软核；Ⅲ度：核呈深黄色，中等硬度核；Ⅳ：核呈棕色或琥珀色，硬核；Ⅴ：核呈棕褐色或者黑色，极硬核。

问题5：年龄相关性白内障分为哪三种类型？

答题要点：年龄相关性白内障白内障可分为：皮质性、核性及后囊下白内障。

问题6：皮质性白内障病变分为哪四期？

答题要点：典型皮质性白内障可分为：初发期，膨胀期或者未成熟期，成熟期，过熟期。

问题7：过熟期白内障易导致哪些并发症？

答题要点：过熟期白内障可发生晶状体蛋白诱发的葡萄膜炎和溶解性青光眼。晶状体容易出现脱位或移位，引起继发性青光眼。

问题8：什么是超声乳化白内障吸除术，有何优点？

答题要点：超声乳化白内障吸除术是应用超声能量将混浊晶状体核和皮质乳化后吸除、保留晶状体后囊的手术方法。具有组织损伤小、切口不用缝合、手术时间短、视力恢复快、角膜散光小等优点，并可在表面麻醉下完成手术。

问题9：人工晶状体按其制造材料可分为哪两类？

答题要点：人工晶状体按其材料可分为硬质和软性（可折叠）两种。

问题10：简述白内障手术最主要的适应证。

答题要点：白内障手术的主要适应证是视功能不能满足患者的需要，而手术后可改善患者视功能并提高生活质量。

问题11：先天性白内障术后无晶状体眼常用的矫正方法有哪些？

答题要点：眼镜矫正；角膜接触镜；人工晶状体植入。

问题12：简述后发性白内障的概念

答题要点：白内障囊外摘除（包括超声乳化摘除）术后或晶状体外伤后，残留的皮质或晶状体上皮细胞增生，形成混浊，称为后发性白内障。

问题13：晶状体全脱位可至哪些部位？

答题要点：晶状体可脱位于前房内、玻璃体腔内、晶状体嵌于瞳孔区、晶状体脱位于眼球外。

问题14：白内障所导致的屈光改变的特点是什么？

答题要点：白内障可产生核性近视，原有的老视减轻，也可产生晶状体性散光。

问题15：全球第一大致盲性眼病是哪种疾病？

答题要点：白内障是全球第一大致盲性眼病。

四、屈光不正和斜视

问题1：简述斜视的定义。

答题要点：斜视是指任何一眼视轴偏离的临床现象，可因双眼单视异常或控制眼球运动的神经肌肉异常或各类机械性限制引起。

问题2：简述共同性斜视与非共同性斜视的鉴别诊断要点。

答题要点：共同性斜视眼球运动无限制，眼位偏斜不随注视方向的改变而变化，也不因注视眼的改变而变化；非共同性斜视眼球运动存在不同程度受限，眼位偏斜随注视方向的改变而变化，也因注视眼的改变而变化。

问题3：简述部分调节性内斜视处理原则。

答题要点：首先要佩戴全屈光处方眼镜矫正，有弱视者先治疗弱视。戴镜3～6个月后眼位不能完全矫正者，非调节部分应手术矫正，调节部分继续戴镜矫正。每年重新验光一次，并根据屈光变化决定是否调换眼镜，需要时可以提前验光。调换眼镜时应满足视力和眼位正常。

问题4：简述近视的分类（从屈光成分及度数）。

答题要点：（1）根据屈光成分分类：①屈光性近视：主要由于角膜或晶状体曲率过大，屈光力超出正常范围，而眼轴长度在正常范围；②轴性近视：眼轴长度超出正常范围，角膜和晶状体曲率在正常范围。

（2）根据近视度数分类：①轻度近视：＜-3.00D；②中度近视：-3.00～-6.00D；③高度近视：＞-6.00D。

问题5：简述非手术矫正屈光不正的方法。

答题要点：（1）框架眼镜：①非球；②渐进多焦点。

（2）角膜接触镜：①软性接触镜；②硬性接触镜（RGP）；③角膜塑形镜（OK镜）。

问题6：简述弱视的定义及分类。

答题要点：（1）定义：弱视（amblyopia）是视觉发育期内由于异常视觉经验（单眼斜视、屈光参差、高度屈光不正以及形觉剥夺）引起的单眼或双眼最佳矫正视力下降，眼部检查无器质性病变。

（2）分类：①斜视性弱视；②屈光参差性弱视；③屈光不正性弱视；④形觉剥夺性弱视。

问题7：简述弱视的治疗方法。

答题要点：①尽早去除形觉剥夺因素；②矫正屈光不正；③遮盖疗法；④光

学疗法（压抑治疗）；⑤后像疗法；⑥海丁格刷训练。

问题8：简述屈光参差的定义。

答题要点：双眼屈光度数不等者称为屈光参差。双眼屈光差异不超过1.00D者称为生理性屈光参差。一般情况下，屈光参差度数相差超过2.50D以上并使用框架眼镜矫正者通常会出现融像困难症状。

问题9：简述老视的定义及原因。

答题要点：（1）定义：随着年龄增长，眼的调节功能逐渐下降，出现阅读等近距离工作困难，这种现象称为老视，老视是一种生理现象。

（2）原因：晶状体弹性减弱，睫状肌的功能逐渐减低。

问题10：简述6条眼外肌作用方向。

答题要点：①外直肌：外转；②内直肌：内转；③上直肌：上转、内转、内旋；④下直肌：下转、内转、外旋；⑤上斜肌：内旋、下转、外转；⑥下斜肌：外旋、上转、外转。

问题11：简述角膜映光法中角膜反光点与斜视角的关系。

答题要点：用手电筒照射双眼角膜，当反光点落在瞳孔边缘时，则该眼视轴偏斜15°。如反光点落在瞳孔缘与角膜缘之间时，该眼位偏斜约30°。如反光点落在角膜缘，眼位偏斜约为45°。

问题12：简述角膜塑形镜前验配的基础检查。

答题要点：①裸眼视力；②电脑验光、角膜曲率、角膜直径；③主觉验光；④裂隙灯检查、眼底检查；⑤泪液分泌试验、泪膜检查；⑥角膜地形图；⑦角膜内皮细胞、角膜厚度；⑧眼压；⑨眼轴。

五、青光眼

问题1：什么是青光眼？

答题要点：青光眼是一组以视神经凹陷性萎缩和视野缺损为共同特征的疾病，病理性眼压增高是其主要危险因素。青光眼视神经萎缩和视野缺损的发生和发展与眼压升高程度和视神经对压力损害的耐受性有关。

问题2：什么是眼压？其正常值是多少？

答题要点：眼压是眼球内容物作用于眼球内壁的压力。标准差3 mmHg，正常眼压定义在10～21 mmHg。

问题3：房水的两个外流途径是什么？

答题要点：①小梁网通道；②葡萄膜巩膜通道。

问题4：简述青光眼的分类。

答题要点：青光眼分为原发性、继发性和先天性三大类：①原发性青光眼：闭角型青光眼（急性闭角型青光眼、慢性闭角型青光眼），开角型青光眼；②继发性青光眼；③先天性青光眼：婴幼儿型青光眼、青少年型青光眼、先天性青光眼伴有其他先天异常。

问题5：简述急性闭角型青光眼（ACG）的临床分期。

答题要点：①临床前期；②先兆期；③急性发作期；④间歇期；⑤慢性期；⑥绝对期。

问题6：简述原发性开角型青光眼的视盘改变特点。

答题要点：①视盘凹陷进行性扩大和加深；②视盘上下方局限性盘沿变窄，垂直径C/D值增大；③双眼凹陷不对称，C/D差值＞0.2；④视盘上或盘周浅表线状出血；⑤视网膜神经纤维层缺损。

问题7：什么是正常眼压青光眼（NTG）？

答题要点：具有特征性青光眼视盘损害和视野缺损，但眼压始终在统计学正常值范围，可诊断为NTG。

问题8：简述拟副交感神经药毛果芸香碱作用机制。

答题要点：毛果芸香碱直接兴奋虹膜括约肌，缩小瞳孔和增加虹膜张力，解除周边虹膜对小梁网的堵塞，使房角重新开放，为治疗ACG的一线药。对OAG，毛果芸香碱的降压机制为刺激睫状肌收缩，牵引巩膜突和小梁网，减小房水外流阻力。

问题9：常用的降眼压药物有哪几种类别？

答题要点：①拟副交感神经药；②β-肾上腺能受体阻滞剂；③肾上腺能受体激动剂；④前列腺素衍生物；⑤碳酸酐酶抑制剂；⑥高渗剂。

问题10：常用的抗青光眼手术有哪些？各列举出1～2种？

答题要点：①解除瞳孔阻滞的手术：周边虹膜切除术；②解除小梁网阻塞的手术：ALT、SLT；③建立房水外引流通道的手术：小梁切除+虹膜根切术、青光眼植入物手术；④减少房水生成的手术：睫状体光凝术、UCP。

问题11：简述高眼压症的概念。

答题要点：眼压高于统计学正常上限，但无可检测出的视盘和视野损害，房角开放，临床上称为高眼压症或可疑青光眼。

问题12：继发性青光眼有哪些？

答题要点：①青光眼睫状体炎综合征；②糖皮质激素性青光眼；③眼外伤所致的继发性青光眼；④晶状体源性青光眼；⑤虹膜睫状体炎继发性青光眼；⑥新生血管性青光眼；⑦睫状环阻塞性青光眼；⑧视网膜玻璃体手术后继发性青光眼；⑨虹膜角膜内皮综合征；⑩色素性青光眼。

问题13：简述青光眼睫状体炎综合征的临床表现。

答题要点：典型病例呈急性发作性眼压升高，眼压可达50 mmHg以上，并可出现眼胀、眼痛、雾视或虹视症状。在眼压升高的同时或前后，出现羊脂状角膜后沉着物，前房深，房角开放，房水无明显混浊，不引起瞳孔后粘连，一般数天内能自行缓解，但易复发。

问题14：简述睫状环阻塞性青光眼（恶性青光眼）的发病机制。

答题要点：发病机制主要为晶状体或玻璃体与水肿的睫状环相贴，后房的房水不能进入前房而向后逆流并积聚在玻璃体内或玻璃体后。玻璃体腔容积增加，推挤晶状体–虹膜隔前移，导致整个前房变浅，房角关闭。

问题15：简述婴幼儿型青光眼的临床表现。

答题要点：①畏光、流泪、眼睑痉挛；②角膜增大，前房加深：角膜横径超过12 mm；③眼压升高、房角异常、青光眼性视盘凹陷及眼轴长度增加；④特征性深前房；⑤视盘：儿童期青光眼杯呈进行性、垂直性或同心圆性扩大，眼压控制后，部分大杯可能逆转；⑥超声波测量和随访眼轴长度变化。

六、屈光手术

问题1：什么是准分子激光？

答题要点：准分子激光是惰性气体氟化氩（ArF）被激发后产生的波长为193 nm的紫外光，是一种冷光源，无热效应。

问题2：什么是飞秒激光？

答题要点：飞秒激光是一种以超短脉冲形式运转的红外激光，飞秒是时间单位，一飞秒等于一千万亿分之一秒，用于眼科的飞秒激光波长是1 053 nm。

问题3：简述角膜屈光手术的原理。

答题要点：角膜屈光手术是利用准分子激光或飞秒激光，切削一定的角膜组织，改变角膜曲率，达到矫正屈光不正（远视、近视和散光）的目的。

问题4：屈光手术种类有哪些？

答题要点：按照手术部位分为角膜屈光手术、眼内屈光手术和巩膜屈光手术。

问题5：简述老视的手术治疗方法。

答题要点：巩膜手术、角膜手术及晶状体手术，其中后两种技术比较成熟。

问题6：简述激光类角膜屈光手术种类。

答题要点：（1）表层手术：准分子激光角膜表面切削术（PRK）；经上皮准分子激光角膜切削术（TPRK）。

（2）板层手术：准分子激光原位角膜磨镶术（LASIK）；飞秒激光辅助的准分子激光原位角膜磨镶术（FS–LASIK）；飞秒激光小切口角膜基质透镜取出术（SMILE）。

问题7：角膜屈光手术的矫正范围是什么？

答题要点：飞秒激光辅助的准分子激光原位角膜磨镶术（FS–LASIK），近视≤–12.00 D，散光≤–6.00 D，远视≤+6.00 D；飞秒激光小切口角膜基质透镜取出术（SMILE），球镜–1.00 ~ –10.00 D，散光≤–5.00 D。

问题8：角膜屈光手术后常规用药有哪些？

答题要点：常规应用抗生素药物、糖皮质激素类药物、人工泪液药物，根据情况使用非甾体消炎药及抗病毒药物。

问题9：简述准分子激光和飞秒激光的区别。

答题要点：准分子激光是193nm的紫外光，无热效应，通过光化作用，打断细胞分子键，气化角膜组织，切削精准度为 ± 0.25 μm。飞秒激光是1 053 nm的红外光，通过光爆破原理将角膜组织分离，精准度为 ± 5 μm。

问题10：简述飞秒激光小切口角膜基质透镜取出术（SMILE）的原理。

答题要点：应用飞秒激光在角膜基质做两层扫描，形成光学透镜，分离后从周边小切口取出，用以矫正近视、远视、散光等屈光不正的一种手术方式。

问题11：简述圆锥角膜筛查方法。

答题要点：（1）病史：变性近视、不规则散光，框架眼镜矫正视力效果不佳。

（2）角膜地形图检查发现典型的圆锥改变。

（3）角膜厚度检查：角膜中央或旁中央明显变薄。

（4）角膜生物力学检查发现CBI及TBI明显增加。

问题12：简述角膜屈光手术适应证。

答题要点：（1）患者本人有摘镜愿望，对手术效果有合理的期望值。

（2）年龄≥18周岁。

（3）屈光状态基本稳定（2年内每年近视屈光度数增长不超过0.50 D）。

（4）屈光度数：近视≤−12.00 D，散光≤−6.00 D，远视≤+6.00 D。

问题13：角膜屈光手术术前常规检查项目有哪些？

答题要点：（1）裸眼远、近视力。

（2）屈光度数（主、客观或睫状肌麻痹验光法）、最佳矫正视力。

（3）眼位及主视眼。

（4）外眼及眼前节（使用裂隙灯检查法）。

（5）后极及周边眼底。

（6）眼压。

（7）角膜厚度。

（8）角膜地形图。

问题14：简述角膜屈光手术前常规用药及用药方法。

答题要点：广谱抗菌药物滴眼液点眼4次/d，连续3 d；或6次/d，连续2 d；或手术当日频繁点眼总次数≥12次。根据情况联合应用非甾体类抗炎药物及人工泪液药物。

七、眼底病

问题1：眼底病的激光治疗原理是什么？

答题要点：眼底病的激光治疗原理是通过激光凝固病变部位，封闭渗漏的血管，减轻水肿和渗出，从而达到治疗目的。

问题2：糖尿病视网膜病变的国际分期标准是什么？

答题要点：

（1）非增殖型：Ⅰ期：以后极部为中心，出现微血管瘤和小出血点；

Ⅱ期：出现黄白色硬性渗出及出血斑；

Ⅲ期：出现白色棉绒斑和出血斑；

（2）增殖型：Ⅳ期：眼底有新生血管或并有玻璃体积血；

Ⅴ期：眼底新生血管和纤维增殖；

Ⅵ期：眼底新生血管和纤维增殖，并发牵拉性视网膜脱离。

问题3：什么是年龄相关性黄斑变性？

答题要点：多为50岁以上，双眼先后或同时发病，视力呈进行性损害。分为干性ARMD和湿性ARMD。

问题4：什么是孔源性视网膜脱离？

答题要点：发生在视网膜裂孔形成的基础上，液化的玻璃体经视网膜裂孔进入视网膜神经上皮下，使视网膜神经上皮与色素上皮的分离引起。

问题5：如何治疗视网膜脱离？

答题要点：对于孔源性视网膜脱离，可予以激光或冷凝封闭视网膜裂孔；对于已经发生视网膜脱离的情况，则需进行视网膜脱离复位手术。对于渗出性视网膜脱离，主要治疗原发病。

问题6：视网膜脱离的分类有哪些？

答题要点：临床上将视网膜脱离分为孔源性视网膜脱离、牵拉性视网膜脱离和渗出性视网膜脱离。

问题7：视网膜从内到外如何分层？

答题要点：内界膜–神经纤维层–神经节细胞层–内丛状层–内核层–外丛状层–外核层–外界膜–视杆、视锥细胞层–RPE层。

问题8：简述Vogt–小柳原田综合征的定义。

答题要点：以双侧肉芽肿性全葡萄膜炎为特征的疾病，常伴有脑膜刺激征、听力障碍、白癜风、毛发变白或脱落。

问题9：什么是眼底病？

答题要点：眼底病是指发生在视网膜、脉络膜、视神经等部位的疾病。

问题10：如何预防糖尿病视网膜病变的发生？

答题要点：控制血糖、血压和血脂水平是预防糖尿病视网膜病变的关键措施。定期进行眼科检查也有助于早期发现和治疗糖尿病视网膜病变。

问题11：眼底病的诊断方法有哪些？

答题要点：眼底病的常用诊断方法包括眼底镜检查、眼底血管造影、光学相干断层扫描（OCT）、超声检查、电生理检查和视野检查等。

问题12：高度近视患者需要注意哪些眼底病变？

答题要点：高度近视患者需要注意的眼底病变包括视网膜脱离、黄斑病变、脉络膜新生血管等。

问题13：FFA血管充盈如何分期？

答题要点：分为5期：动脉前期、动脉期、动静脉期、静脉早期、晚期。

问题14：什么是葡萄膜炎？

答题要点：通常将发生于葡萄膜、视网膜、视网膜血管及玻璃体的炎症通称为葡萄膜炎。

问题15：简述原发性视网膜色素变性的定义。

答题要点：一组遗传眼病，属于光感受器细胞及色素上皮（RPE）营养不良性退行性病变。临床上以夜盲、进行性视野缩小、色素性视网膜病变和光感受器功能不良（ERG检查）为特征。

耳鼻咽喉科简答题

问题1：后天性中耳胆脂瘤发病机制主要学说有哪些？

答题要点：（1）袋状内陷学说。

（2）上皮移行学说。

（3）鳞状上皮化生学说。

（4）基底细胞增殖学说。

问题2：简述耳源性颅内并发症分类。

答题要点：硬脑膜外脓肿、耳源性脑膜炎、耳源性脑脓肿、乙状窦血栓性静脉炎。

问题3：梅尼埃病诊断标准是什么？

答题要点：（1）发作性旋转性眩晕2次或2次以上，每次持续20 min至12 h。

（2）病程中至少有一次听力学检查证实患耳有低到中频的感音神经性听力下降。

（3）波动性听力下降、耳鸣和（或）耳闷胀感。

（4）排除其他疾病引起的眩晕。

问题4：扁桃体切除适应证有哪些？

答题要点：（1）慢性扁桃体炎反复急性发作或多次并发扁桃体周脓肿。

（2）扁桃体过度肥大，妨碍吞咽、呼吸及发声功能。

（3）慢性扁桃体炎已成为引起其他脏器病变的“病灶”，或与邻近器官的病变有关联。

（4）白喉带菌者，经保守治疗无效时。

（5）各种扁桃体良性肿瘤，可连同扁桃体一并切除。

问题5：简述气管切开适应证。

答题要点：（1）喉阻塞。

（2）下呼吸道分泌物潴留、阻塞。

（3）某些手术的前置手术。

（4）需长时间使用呼吸机辅助呼吸者。

问题6：简述窦口鼻道复合体。

答题要点：窦口鼻道复合体是前组筛窦、上颌窦及额窦引流的共同通道，并非真正意义上的解剖名称，而是一个重要的功能区域。它是以筛漏斗为中心邻近区域的一组解剖结构的共同称谓，包括中鼻甲、钩突、筛泡、半月裂，以及额窦、前组筛窦和上颌窦的自然开口等结构。该组解剖结构的异常及局部炎症等可导致鼻及鼻窦炎。

问题7：简述扁桃体切除禁忌证。

答题要点：（1）急性炎症时。

（2）造血系统疾病及有凝血机制障碍者。

（3）严重全身性疾病。

（4）在脊髓灰质炎及流感等呼吸道传染病流行季节或流行地区，以及其他急性传染病流行时，或患上呼吸道感染疾病期间，不宜手术。

（5）妇女月经期前和月经期、妊娠期，不宜手术。

（6）患者亲属中免疫球蛋白缺乏或自身免疫病的发病率高，白细胞计数特别低者，不宜手术。

问题8：鼻出血常见全身病因有哪些?

答题要点：（1）急性发热性传染病。

（2）心血管疾病。

（3）血液病。

（4）肝、肾等慢性疾病和风湿热等。

（5）内分泌失调。

（6）遗传性出血性毛细血管扩张症。

（7）维生素缺乏、中毒。

缓和医学专业简答题

（适用于老年医学、安宁缓和医疗、综合内科、肿瘤科、ICU、
生命终末期照料等专业人员）

问题1：什么是缓和医疗？

答题要点：缓和医疗是一种特殊的卫生保健服务，指由多学科、多方面的从业人员组成的缓和医疗团队，为当前医疗条件下尚无治愈希望的临终患者及其家属提供全面的舒缓疗护，以使临终患者缓解极端的病痛，维护临终患者的尊严，得以舒适安宁地度过生命最后阶段。

问题2：简述缓和医疗的起源。

答题要点：英国的桑德斯博士1967年在英国伦敦创建了世界上第一家现代临终关怀院——圣克里斯多弗缓和医疗院。

问题3：简述缓和医疗的原则。

答题要点：（1）关注患者的意愿、舒适和尊严。

（2）不以治疗疾病为焦点，接受不可避免的死亡。

（3）强调以患者为中心，而非家属为中心。

问题4：简述缓和医疗的核心。

答题要点：缓和医疗的核心是对生命的珍惜和敬畏，生命质量第一，生命长度第二。

问题5：简述缓和医疗的服务对象。

答题要点：缓和医疗是指对预期生命6个月或不足6个月的患者，进行适当的医院或家庭的医疗、心理及精神照护。

问题6：简述临终时间的界定。

答题要点：目前世界上尚无统一的界定标准，各个国家都有不同的看法。

美国，将临终定为患者已无治疗意义，估计只能存活6个月以内；

在日本，以病人只有2个月到6个月的存活时间为终末阶段；

我国，生命的诞生必须在母体子宫经过10个月围产期的母体呵护，当生命

即将终结的时候，同样需要在社会子宫（womb）内经过10个月围终期的社会关怀。

问题7：简述缓和医疗工作者的职责。

答题要点：（1）疼痛和身体其他不适症状的缓解和控制。

（2）减轻或消除患者的心理负担和消极情绪。

（3）兼顾心理灵性的照顾（深度沟通）。

（4）家属和照护者的悲伤抚慰和心理疗愈。

（5）老年人的生死心理教育。

问题8：简述缓和医疗的目的。

答题要点：缓和医疗并不以延长或缩短临终者的寿命为目的，而是让临终者在生命的最后时光减少痛苦，保持平稳、平静的心情，接受生命即将终结的事实，最终平静而且没有遗憾和顾虑，甚至带着微笑离开人世。

问题9：简述缓和医疗需要缓解的临床症状。

答题要点：疼痛、呼吸困难、肠梗阻、尿潴留、焦虑和恐惧等一切不适症状。

问题10：简述缓和医疗临床开展的必要性。

答题要点：（1）人口“老龄化”的压力。

（2）家庭结构的变化和需求。

（3）死因顺位的挑战。

（4）生命终末期的专业照料。

问题11：简述缓和医疗的意义。

答题要点：（1）缓和医疗符合人类追求高生命质量的客观要求。

（2）缓和医疗是社会文明的标志。

（3）缓和医疗体现了医护职业道德的崇高，医护职业道德的核心内容就是尊重患者的价值，包括生命价值和人格尊严。

问题12：实施缓和医疗的条件需要具备哪些？

答题要点：（1）为了加快我国缓和医疗事业的发展进程，就要集中经济与卫生资源，提供政策和支撑条件。需要医疗保险和商业保险，医疗机构和养老机构，社会组织等共同参与。

（2）制定缓和医疗机构的规范化建设标准和制度，强化培训和管理。

（3）加强对缓和医疗伦理的研究，将关怀生命、维护尊严、尊重临终者权利、满足临终者意愿和全人关怀的伦理原则落实在缓和医疗的实践中。

问题13：缓和医疗服务的应对策略有哪些？

答题要点：（1）加强死亡教育，改善传统观念。

（2）多渠道筹措资金，壮大缓和医疗机构。

（3）完善缓和医疗模式。

（4）提高照护人员综合素质。

（5）完善志愿者制度，扩大志愿者队伍。

问题14：从事缓和医疗人员的素质需要具备哪些条件？

答题要点：从事这一项工作者，不仅要拥有精湛的医学科技知识和能力，而且还要具有深厚的人文科学知识与技巧，以及人类古老文明传统的精神底蕴。这些是影响着这一事业发展的因素。还要有实践家的操作能力，具备这些才能成为一名合格的缓和医疗工作者。

问题15：缓和医疗的“四多”“四少”是什么？

答题要点：多关怀，少治疗；多倾听，少承诺；多理解，少判断；多同理，少同情。

问题16：缓和医疗五要素是什么？

答题要点：（1）减轻患者肉体痛苦及其他不适的症状，以减少痛苦。

（2）给予患者和家属精神上的抚慰，减少恐惧和孤独。

（3）采取能让患者表现自己愿望的治疗手段，以维护患者的尊严。

（4）避免不适当的、有创伤的治疗。

（5）给死者家庭提供治丧方面的帮助。

问题17：缓和医疗服务本身的特点有哪些？

答题要点：（1）服务宗旨：淡化“治疗”强调“照护”。

（2）服务对象：包括临终病人和病人家属。

（3）服务内容：以临终者为中心的“全人照护”。

（4）服务需要全社会的参与。

（5）服务形式多样化、本土化。

问题18：中国缓和医疗现状是什么？

答题要点：专业的服务机构偏少，运营的经费和渠道不足，缓和医疗的需求量很大，工作人员的职业稳定性不强，专业化服务的总体素质需要提高，全民的认知范围需要不断扩大，政府相关支持政策需要不断加强。

问题19：临终者要经历的心理反应变化有哪些？

答题要点：否认期、愤怒期、妥协期、抑郁期、接受期。

问题20：临终者家属的心理过程如何？

答题要点：震惊、否认、愤怒、悲伤、理智。

问题21：简述安乐死的概念。

答题要点：（1）安乐死是一种医疗实践，指的是在对无法救治的病人停止治疗和使用药物后，让他们在无痛苦的状态中自然死亡。

（2）安乐死分为两个层面：①安乐的无痛苦死亡：指通过医学手段帮助患者在没有痛苦的情况下结束生命。②无痛致死术：这涉及一种技术和方法。

问题22：当前世界上实施安乐死合法的国家有哪些？

答题要点：荷兰、比利时、瑞士、卢森堡、美国（俄勒冈州、华盛顿州）等。

问题23：预立医嘱的概念是什么？

答题要点：预立医嘱是指成年人在神志清醒时，预先设立的一份声明，明确表达已处于生命的末期希望使用或不使用任何医疗救助措施和照护的意思表达。

问题24：缓和医学和放弃治疗的区别是什么？

答题要点：缓和医学（临终关怀、舒缓医疗、安宁疗护、姑息医学、安宁缓和医疗等不同名称），是临床医学新发展的一个分支，是为无法耐受高强度治疗的患者解决身体、心理、社会、灵性等层面的痛苦，追求临终的安详与尊严。

放弃治疗是指患者确诊后，由于各种原因放弃包括针对病因的根治性治疗和维持生命体征的支持措施在内的所有医学手段的行为。

而缓和治疗是指选择带病生存，仅仅对疾病带来的不适采取相应的治疗措施，让患者能够有质量地生活，尽量舒适，没有痛苦地离世，完成生命的自然终结。

临床心理学简答题

问题1：临床心理学的一级研究方法学包括哪些？

答题要点：收集研究数据和资料，研究设计方法分为真实验法、准实验法（自然实验法或现场实验法）、非实验法（观察法、调查法、测验法、个案法、问卷法、访谈法、活动产品分析法）。

问题2：临床访谈基本技巧有哪些？

答题要点：建立良好的信任和合作关系，通过言语和非言语的反馈，让患者知道访谈者在认真听他的叙说。非言语沟通方法；封闭式提问；开放式提问；鼓励；澄清；释义；情感反应；具体化；沉默；概述；解释；指导；反馈；对质；自我暴露。

问题3：Freud 提出的人格理论是什么？

答题要点：①本我（id）是人格中最原始的状态，是最模糊、最不容易掌控的内容。②自我（ego）是人格中现实的、符合理智的部分。③超我（superego）与伦理道德行为相联系，在长期的社会生活中内化形成。

问题4：马斯洛的需要层次理论是什么？

答题要点：由下而上依次分为生理需要、安全需要、归属与爱的需要、尊重需要、自我实现需要。

问题5：催眠治疗的禁忌证是什么？

答题要点：①精神分裂症及其他重性精神病患者。②有器质性疾病所致意识障碍的患者。③严重的心脑血管疾病。④对催眠有严重的恐惧心理，经解释后仍持怀疑者。

问题6：家庭疗法的适应证是什么？

答题要点：家庭疗法适用于青少年期的各种身心障碍、夫妻与家庭冲突、躯体疾病的调试、精神疾病的康复期等。

问题7：求医行为的类型有哪几种？

答题要点：根据求医行为发生的动因，通常将求医行为分为主动求医型、被动求医型和强制求医型三种。

问题8：如何建立良好的医患关系？

答题要点：①树立新的医学模式下的医学观。②具备广博的专业知识和精湛的技术。③培养良好的道德品质和心理素质。

问题9：社会支持提供的形式有哪些？

答题要点：信息支持、实物支持和情感支持。

问题10：失眠症的概念和表现是什么？

答题要点：失眠症（insomnia）是指睡眠的发动与维持发生障碍致使睡眠的质和（或）量不能满足个体正常需要的一种状况。常表现为入睡困难、睡眠中途易醒或早醒。三者可单独出现，也可混合存在。

传染病专业简答题

问题1：艾滋病病毒暴露后预防用药时间最迟不应超过多少小时？

答题要点：72 h。

解析：参考《艾滋病病毒暴露后预防技术指南（试用）》。

问题2：艾滋病的传播途径都有哪些？

答题要点：经性接触、经血液及血制品、经母婴传播。

解析：参考《中国艾滋病诊疗指南（2021年版）》。

问题3：非结核分枝杆菌（NTM）肺病的影像学表现特点主要包括哪些？

答题要点：（1）受累肺叶和部位：病变主要位于上叶尖后段和前段、右肺中叶以及左肺舌叶。

（2）病变形态多样性：包括结节影、斑片及小斑片样实变影、空洞影、支气管扩张影、树芽征、磨玻璃影、线状及纤维条索影、肺气肿和肺体积缩小等，且这些表现形态常多种并存。

（3）少见并发症：胸膜肥厚粘连、心包受累和纵隔淋巴结肿大在NTM肺病中较少见。

（4）空洞影特点：多发、薄壁的空洞影较为常见。

（5）结节影特点：以小叶中心小结节为主。

（6）支气管扩张影特点：支气管扩张可以呈现柱状及囊状，分布呈多发性、多灶性，尤其是在右肺中叶和左肺舌叶更常见。

（7）树芽征特点：树芽征边缘模糊，常伴有磨玻璃影和线样阴影，以下肺叶更为常见。

（8）典型影像学表现：NTM病的典型影像学表现是小叶中心结节影与支气管扩张影的混合存在。

解析：参考《非结核分枝杆菌病诊断与治疗指南（2020年版）》。

问题4：MTB感染评价诊断准确性的指标主要包括哪些？

答题要点：敏感度、特异度和一致性。

解析：参考《世界卫生组织结核病整合指南模块 3：诊断——结核感染

检测》。

问题5：2型糖尿病肾病合并高血压首选哪类降压药物？

答题要点：首选血管紧张素受体拮抗剂（ARB）。

解析：参考《实用糖尿病学》第四版。

问题6：糖尿病酮症酸中毒（DKA）补碱治疗主要参考什么指标？

答题要点：pH。

解析：参考《实用糖尿病学》第四版。

问题7：肺结核按照病变部位分为几类？

答题要点：肺结核是指结核病变发生在肺、气管、支气管和胸膜等部位。包括5种类型：原发性肺结核，血型播散型肺结核，继发性肺结核，气管、支气管结核，结核性胸膜炎。

解析：中华人民共和国卫生行业标准WS 288—2017《肺结核诊断》。

问题8：结核菌素皮肤试验结核感染判断标准是什么？

答题要点：判读结核感染标准如下：

（1）一般情况下，在没有卡介苗接种和非结核分枝杆菌干扰时，PPD反应硬结≥5 mm应视为已受结核菌感染；

（2）在卡介苗接种地区和或非结核分枝杆菌感染流行地区，以PPD反应≥10 mm为结核感染标准；

（3）在卡介苗接种地区和或非结核分枝杆菌流行地区，HIV阳性、接受免疫抑制剂＞1个月，PPD反应≥5 mm为结核感染；

（4）与涂片阳性肺结核有密切接触的5岁以下儿童，PPD反应≥5 mm为结核感染；

（5）PPD反应≥15 mm及以上或存在水疱、坏死、淋巴管炎等为结核感染强反应。

解析：中华人民共和国卫生行业标准WS 288—2017《肺结核诊断》。

问题9：一期梅毒的典型临床表现是什么？

答题要点：一期梅毒潜伏期为2～4周，平均为3周，主要临床表现为典型硬下疳剂淋巴结肿大。

解析：《2023梅毒诊疗指南》：一期梅毒潜伏期为2～4周，平均为3周，主要临床表表现为典型硬下疳剂淋巴结肿大。随着病程进展，发展成为二期或三期梅毒，可出现皮疹、口腔黏膜斑、麻痹性痴呆、树胶肿、脊髓痨等。

问题10：梅毒血清学试验的窗口期一般是多久？

答题要点：特异性抗体血清学检测4周，非特异性抗体血清学试验6周。

解析：《梅毒诊疗指南》（2023年版）：非特异性抗体血清学试验：如感染不足6周，该试验可为阴性，应于感染6周后复查。特异性抗体血清学试验：如感染不足4周，该试验可为阴性，应于感染4周后复查。

问题11：结核药物治疗的五大原则是什么？

答题要点：早期、联合、适量、规律、全程。

解析：《耐药结核病化学治疗指南》（2019年）。

问题12：一般情况下，脊柱结核需要手术的，抗结核治疗多长时间以上考虑手术？

答题要点：2周。

解析：《中国脊柱结核外科治疗指南》（2022年版）。

问题13：耐多药结核病是指结核分枝杆菌至少同时对哪两种药物耐药？

答题要点：利福平、异烟肼。

解析：参考《中国防痨杂志》，2021年第43卷第1期539–541页。

问题14：广泛耐药结核病是指在耐多药结核病基础上，结核分枝杆菌还对哪种药物耐药？

答题要点：氟喹诺酮类中的一种，以及其他A组药物中的一种（利奈唑胺、贝达喹啉）。

解析：参考《中国防痨杂志》，2021年第43卷第1期539–541页。

问题15：根据非结核分枝杆菌（NTM）生长速度，伯杰系统细菌学手册将其分为哪两大类？

答题要点：快速生长型和缓慢生长型。

解析：参考《非结核分枝杆菌病诊断与治疗指南》。

问题16：药物性肝损害，根据受损靶细胞类型分为哪四种？

答题要点：肝细胞损伤型、胆汁淤积型、肝血管损伤型和混合型。

解析：参考《抗结核药物性肝损害诊治指南》（2019年版）。

问题17：什么是室性期前收缩三联律？

答题要点：每两个窦性搏动后发生一次室性期前收缩。

解析：《内科学》第九版，人民卫生出版社。

问题18：急性心肌梗死最常见的心律失常是什么？

答题要点：室性期前收缩和室性心动过速。

解析：《内科学》第九版，人民卫生出版社。

问题19：什么是结核性脓胸？

答题要点：结核性脓胸是由于结核分枝杆菌或干酪样物质进入胸膜腔引起的胸膜腔的特异性化脓性炎症。

解析：《临床结核病学》294页。

问题20：颈部淋巴结结核有哪些分型？

答题要点：分四型：结节型，浸润型，脓肿型，窦道型。

解析：《临床结核病学》479页。

康复医学专业简答题

问题1：简述康复医疗共性原则。

答题要点：①因人而异；②循序渐进；③持之以恒；④主动参与；⑤全面锻炼。

问题2：简述肌肉收缩的类型。

答题要点：（1）等张收缩：肌力大于阻力时产生的加速度运动和小于阻力时产生的减速度运动。肌张力不变，肌纤维长度发生改变，有关节活动。

（2）等长收缩：肌力与阻力相等时的一种收缩形式。

（3）等速收缩：关节运动的速度恒定。

问题3：简述Lovett分级法（0～5级）。

答题要点：0级：无可见或感觉的肌肉收缩；

1级：可触及肌肉收缩，但无关节活动；

2级：消除重力下，可完成全关节活动；

3级：能抗重力完成全关节活动，不可抗阻力；

4级：能抗重力和部分阻力；

5级：能抗重力和全部阻力。

问题4：简述改良Ashworth 分级法（0～4级）。

答题要点：0级：无痉挛，无肌张力增高；

1级：轻度增加，在关节被动活动范围之末呈现最小的阻力或突然卡住或释放；

1+级：轻度增加，关节在活动范围后 50%内突然卡住，后1/2呈现最小的阻力；

2级：明显增加，通过关节活动的范围内大部分时肌张力明显增加，但仍可以较容易地进行关节的被动活动；

3级：严重增加，被动活动困难；

4级：僵直，不能活动。

问题5：简述关节活动度评定的目的。

答题要点：（1）确定关节活动度受限的程度。

（2）明确关节活动受限的特点。

（3）为指定或修改治疗方案提供依据。

（4）决定是否需要使用夹板或辅助用具。

（5）治疗疗效的对比。

问题6：简述平衡分类。

答题要点：（1）静态平衡（Ⅰ级平衡）：人体在无外力作用下维持某种固定姿势。

（2）自动态平衡（Ⅱ级平衡）：人体在无外力作用下从一种姿势调整到另外一种姿势的过程。

（3）他动态平衡（Ⅲ级平衡）：人体在外力作用下调整姿势的过程。

问题7：简述言语障碍的分类（构音器官的活动无障碍，听觉正常，视觉正常）。

答题要点：（1）运动性失语症。

（2）感觉性失语症。

（3）命名性失语症。

（4）完全性失语症。

（5）传导性失语。

（6）失读症。

（7）失写症。

（8）词聋。

问题8：简述主观呼吸功能障碍程度评定（0～5级）。

答题要点：0级：有不同程度的肺气肿，但日常生活无影响；

1级：较剧烈劳动或运动时出现气短；

2级：速度较快或登楼、上坡时出现气短；

3级：慢走即有气短；

4级：讲话或穿衣等轻微动作时即可出现气短；

5级：安静时气短，无法平卧。

问题9：简述 Brunnstrom 卒中偏瘫恢复六阶段理论。

答题要点：Ⅰ迟缓期；

Ⅱ联合反应期；

Ⅲ共同运动初期；

Ⅳ共同运动期；

Ⅴ分离运动期；

Ⅵ协调性运动期。

问题10：简述运动疗法的基本原则。

答题要点：（1）逐步、反复多次的原则。

（2）安全的原则。

（3）顺序原则：肿胀从远端向近端；肌力从近端向远端。

（4）综合治疗：配合药物和理疗。

（5）功能活动的原则。

问题11：简述压疮评定（1～4级）。

答题要点：1级：皮肤发红：30 min～24 h；＞24 h。

2级：表皮或真皮溃疡，未达皮下脂肪。

3级：深入皮下脂肪。

4级：深入肌肉、骨质及关节。

问题12：简述超短波剂量分级（Ⅰ～Ⅳ级）。

答题要点：Ⅰ级剂量：又称无热量，无温热感。

Ⅱ级剂量：又称微热量，有刚能感觉的温热感。

Ⅲ级剂量：又称温热量，有明显的、舒适的温热感。

Ⅳ级剂量：又称热量，有刚能忍受的强烈热感。

问题13：简述红外线的治疗作用。

答题要点：（1）缓解肌肉痉挛。

（2）镇痛作用。

（3）消炎作用。

（4）促进组织再生。

（5）表面干燥。

问题14：简述日常生活活动能力的训练。

答题要点：（1）床上训练。

（2）进食训练。

（3）洗漱动作训练。

（4）穿衣动作训练。

（5）家务劳动训练和指导。

问题15：简述拐杖的使用方法。

答题要点：（1）摆过步。

（2）摆至步。

（3）交替拖地步。

（4）同时拖地。

（5）四点步行法。

（6）两点步行法。

（7）三点步。

（8）上下台阶法。

问题16：简述肌肉的作用分类。

答题要点：（1）原动肌。

（2）拮抗肌。

（3）固定肌。

（4）协同肌。

（5）中和肌。

问题17：简述残疾的三级预防。

答题要点：一级预防：预防可能导致残疾的各种损伤或疾病，避免发生原发性残疾的过程。

二级预防：疾病或损伤发生之后，采取积极主动的措施防止发生并发症及功能障碍或继发性残疾的过程。

三级预防：残疾已经发生，采取各种积极的措施防止残疾恶化的过程。

问题18：简述气短气急症状分级（1～5级）。

答题要点：1级：无气短气急；

2级：稍感气短气急；

3级：轻度气短气急；

4级：明显气短气急；

5级：气短气急严重，不能耐受。

问题19：简述作业治疗的特点。

答题要点：（1）针对性。

（2）科学性。

（3）趣味性。

（4）主动性。

（5）调节性。

问题20：简述有氧训练的运动处方。

答题要点：（1）运动方式。

（2）运动强度。

（3）持续时间。

（4）运动频率。

（5）运动中注意事项。

皮肤科专业简答题

问题1：简述单纯疱疹初发型口服药物治疗方案。

答题要点：阿昔洛韦片每次200 mg，每天5次或每次400 mg，每天3次；或盐酸伐昔洛韦片500 mg，每天2次口服。

问题2：简述带状疱疹物理治疗。

答题要点：紫外线、频谱治疗仪、红外线等局部照射。

问题3：治疗疥疮首选外用药物是什么？

答题要点：硫黄软膏。

问题4：简述慢性湿疹好发部位。

答题要点：好发手、足、小腿、肘窝等部位。

问题5：简述荨麻疹治疗原则及慢性荨麻疹首选口服药物。

答题要点：（1）治疗原则：抗过敏和对症治疗。

（2）慢性荨麻疹首选镇静作用较轻的第二代H_1受体拮抗剂治疗。

问题6：简述治疗痱子外用药。

答题要点：薄荷炉甘石洗剂和痱子粉。

问题7：冻疮好发部位有哪些？

答题要点：好发于肢端及暴露部，如手指、手背、耳郭及鼻尖等处。

问题8：治疗手足皲裂常用外用药有哪些？

答题要点：尿素霜、水杨酸或维A酸软膏。

问题9：痒疹的定义是什么？

答题要点：痒疹是一组以风团样丘疹、结节、奇痒为特征的炎症性皮肤病。

问题10：结节性痒疹好发部位有哪些？

答题要点：好发于四肢，尤以小腿伸面多见。

问题11：寻常型银屑病分为哪几期？

答题要点：分三期：进行期；静止期；退行期。

问题12：简述红皮病型银屑病临床表现。

答题要点：表现为全身皮肤弥漫性潮红、浸润肿胀并伴有大量糠状鳞屑，期间可有片状正常皮肤。

问题13：白色糠疹的定义是什么？

答题要点：白色糠疹是一种好发于儿童面部的表浅性鳞屑性色素减退斑。

问题14：玫瑰糠疹局部外用药有哪些？

答题要点：可外用炉甘石洗剂或糖皮质激素。

问题15：简述皮肌炎的一般治疗。

答题要点：急性期应卧床休息，避免日晒，注意保暖，加强营养（高蛋白、高维生素、高热量、低盐饮食），积极排查恶性肿瘤；慢性期加强功能锻炼。

问题16：过敏性紫癜好发于哪些部位？

答题要点：好发于下肢，以小腿伸侧为主，重者可波及上肢、躯干。

问题17：简述皮肤结核病的临床分类。

答题要点：通常分为以下四类：

①外源性接种所致：如原发性皮肤结核综合征、疣状皮肤结核。

②内源性扩散或自身接种所致：如瘰疬性皮肤结核、口腔结核性溃疡等。

③血行播散至皮肤：如寻常狼疮、急性粟粒性皮肤结核等。

④ 结核疹：如硬红斑、丘疹坏死性结核疹、瘰疬性苔藓等。

问题18：试述黄癣的临床表现。

答题要点：黄癣的皮损初起为淡黄、红色斑点，覆薄片鳞屑，以后形成黄豆大小淡黄色痂，周边翘起，中央紧附着头皮形如碟状（黄癣痂），其下为潮红糜烂面。皮损处散发出特殊的鼠臭味。真菌在病发内生长，使病发干燥无光泽，变脆易断，毛囊破坏，愈后遗留萎缩性瘢痕和永久性脱发。

问题19：试述体癣的临床特点。

答题要点：体癣发生于除头皮、头发、掌跖、甲、腹股沟及臀缝等处以外的平滑皮肤上。皮损初起为红色丘疹、丘疱疹，继之形成有鳞屑的环状斑片，边缘不断向外扩展，呈堤状隆起，中央趋于消退，形成境界清楚的环状或多环状皮损。常伴瘙痒。

问题20：简述疥疮的临床特点。

答题要点：①好发于皮肤薄嫩部位，如指缝、腕部、腋窝、脐周、下腹、股内侧、外生殖器等。②主要皮损为米粒大小肤色或红色丘疹、丘疱疹、线状隧道，男性患者可在外生殖器处出现疥疮结节。③自觉剧痒，夜间为甚。④常有接触史。

问题21：变态反应分几型？各型主要见于哪些皮肤病？（举例说明）

答题要点：Ⅰ型变态反应：即速发型，又称过敏反应，是临床最常见的一种，其特点是：由IgE介导，肥大细胞和嗜碱粒细胞等效应细胞以释放生物活性介质的方式参与反应；发生快，消退亦快；常表现为生理功能紊乱，而无严重的组织损伤；有明显的个体差异和遗传倾向。主要见青霉素过敏反应，寄生虫感染过敏反应。

Ⅱ型变态反应：即细胞毒型，抗体（多属IgG、少数为IgM、IgA）首先同细胞本身抗原成分或吸附于膜表面成分相结合，然后通过四种不同的途径杀伤靶细胞。如输血反应，药物过敏性血细胞减少。

Ⅲ型变态反应：即免疫复合物型，又称血管炎型超敏反应。其主要特点是：游离抗原与相应抗体结合形成免疫复合物（IC），若IC不能被及时清除，即可在局部沉积，通过激活补体，并在血小板、中性粒细胞及其他细胞参与下，引发一系列连锁反应而致组织损伤。如出血热、肾小球肾炎。

Ⅳ型变态反应：即迟发型，与上述由特异性抗体介导的三型变态反应不同，Ⅳ型是由特异性致敏效应T细胞介导的。此型反应局部炎症变化出现缓慢，接触抗原24～48h后才出现高峰反应，故称迟发型变态反应。机体初次接触抗原后，T细胞转化为致敏淋巴细胞，使机体处于过敏状态。当相同抗原再次进入时，致敏T细胞识别抗原，出现分化、增殖，并释放出许多淋巴因子，吸引、聚集并形成以单核细胞浸润为主的炎症反应，甚至引起组织坏死。常见Ⅳ型变态反应有：接触性皮炎、移植排斥反应，以及多种细菌、病毒（如结核杆菌、麻疹病毒）感染过程中出现的Ⅳ型变态反应等。

问题22：表皮在组织学上属于复层鳞状上皮，主要由哪四种细胞构成？

答题要点：主要由角质形成细胞、黑素细胞、朗格汉斯细胞和梅克尔细胞等构成。

问题23：皮肤屏障功能有哪些？

答题要点：①物理性损伤的防护。②化学性刺激的防护。③对微生物的防御作用。④防止营养的丢失。

问题24：原发性皮肤损害有哪些？

答题要点：①斑疹和斑片；②丘疹；③斑块；④风团；⑤水疱和大疱；⑥脓疱；⑦结节；⑧囊肿。

问题25：外用糖皮质激素的不良反应有哪些？

答题要点：外用糖皮质激素可引起局部皮肤萎缩、毛细血管扩张、紫癜、多毛、毛囊炎、色素异常，还可增加一些致病微生物感染的机会等。面部、乳房、腋下、外生殖器等部位皮肤结构特殊，对激素吸收力较强，应注意用药强度和时程。系统不良反应很少见。但大面积、长时间外用强效糖皮质激素或是封包治疗也可发生系统使用糖皮质激素时出现的不良反应。婴儿表面积相对较大，外用糖皮质激素应重视系统不良反应出现的可能性。

问题26：银屑病分型有哪些？

答题要点：（1）寻常型银屑病：白色鳞屑、发亮薄膜和点状出血是本病的临床特征。初起一般为炎性红色丘疹，约粟粒至绿豆大小，以后可逐渐扩大或融合成为棕红色斑块，边界清楚，周围有炎性红晕，基底浸润明显，表面覆盖多层干燥的银白色鳞屑。轻轻刮除表面鳞屑，则逐渐露出一层淡红发亮的半透明薄膜，这是表皮内棘细胞层，称薄膜现象。再刮除薄膜，即达到真皮乳头层的顶部，此处的毛细血管被刮破，则出现小出血点，称点状出血现象（即Auspitz’s sign）。

（2）脓疱型银屑病：一般可分为泛发性及掌趾脓疱型银屑病两种。

（3）泛发性脓疱型银屑病：大多急性发病，可在数周内泛发全身，常伴有高热、关节痛和肿胀、全身不适、白细胞增多、血沉加快等全身症状，并在银屑病的基本损害上出现密集的针头至粟粒大小的浅在性无菌性小脓疱，在表面覆盖着鳞屑，以后脓疱迅速增多成为大片，部分融合成脓糊或成为环形红斑，边缘部分往往有较多的小脓疱。全身各处均可发疹，但以四肢屈侧及皱襞部为多见，亦有先自掌跖发疹，后再延及全身者。

（4）掌趾脓疱型银屑病：皮损只限于手足部，多发生于掌跖，也可扩展到指（趾）背侧，常对称发生。损害为对称性红斑，斑上出现许多针头至粟粒大小的无菌性脓疱，疱壁不易破裂，经1～2周后即可自行干涸，结褐色痂。痂脱落后，可出现小片鳞屑，剥除鳞屑后可出现小出血点，以后又可在鳞屑下出现成群的新脓疱，以致在同一病损上可见到脓疱和结痂等不同时期的损害，皮损有疼痛和瘙痒。

（5）关节病型银屑病：关节病型银屑病除有银屑病损害外，患者还发生类风湿关节炎症状，其关节症状往往与皮肤症状同时加重或减轻。多数病例常继发于银屑病之后，或银屑病多次发病后，症状恶化而发生关节改变，或与脓疱型银屑病或红皮病型银屑病并发。约有10%的病例，银屑病出现在关节炎之后。这种关节炎可同时发生于大小关节，亦可见于脊柱，但以手、腕及足等小关节为多见，尤以指（趾）关节，特别是指（趾）末端关节受累更为普遍。受累关节可红肿、疼痛，重者大关节可以积液，附近的皮肤也常红肿，关节的活动逐渐受限制，长久以后，关节可以强直及导致肌肉萎缩。

（6）红皮病型银屑病：本病的临床表现为剥脱性皮炎。初起时，在原有皮损部位出现潮红，迅速扩大，最后全身皮肤呈弥漫性红色或暗红色，炎性浸润明显，表面附有大量麸皮样鳞屑，不断脱落，其间常伴有小片正常皮岛。发生于手足者，常呈整片的角质剥脱。

问题27：简述痤疮分级及各级皮肤表现。

答题要点：Ⅰ级（轻度）：仅有粉刺。

Ⅱ级（轻至中度）：除粉刺外还有炎性丘疹。

Ⅲ级（中度）：除有粉刺、炎性丘疹外还有脓疱。

Ⅳ级（重度）：除有粉刺、炎性丘疹及脓疱外还有结节、囊肿或瘢痕。

痤疮除上述外还有特殊类型。聚合性痤疮属于较严重类型。表现为严重结节、囊肿、窦道及瘢痕，好发于男性青年，暴发性痤疮指少数患者病情突然加重，并出现发热、关节痛、贫血等全身症状。

问题28：简述荨麻疹临床表现及治疗。

答题要点：荨麻疹的典型表现是迅速出现的风团，局部常发痒或有麻刺感。风团扁平发红，或是苍白的水肿性斑块，而边缘有红晕，有时风团呈环形，几个相邻的环状损害可以融合成地图状，偶有风团形成水疱、大疱，水疱周围常有红晕，易发生于儿童。风团消失后，皮肤恢复正常，在24 h内同一部位一般不再发生新损害。风团的大小及数目不定，可出现在任何部位的皮肤，如出现于唇部、眼睑，可使患处显著肿胀，而舌、口腔或咽喉等黏膜处都可累及。

治疗方法如下。

（1）急症治疗

病情严重，伴发过敏性休克或喉头水肿的患者需立即抢救。

①肌注肾上腺素，必要时每5～10分钟重复一次。

②迅速建立静脉通道，尽早使用糖皮质激素，如地塞米松肌内注射、静脉滴注或静脉注射应用，或甲泼尼龙分2～3次静脉滴注。

③吸氧，氧流量4～6 L/min，保持呼吸道通畅。

④快速补充血容量，如林格液、生理盐水、5%葡萄糖注射液均可，一般先输500～1 000 ml，以后酌情补液。输注速度不宜过快，每分钟40～60滴，量不宜过多，以免诱发急性肺水肿。

⑤经上述处理后血压仍低者，可使用血管活性药多巴胺加入5%葡萄糖溶液中静滴，使收缩压保持在90～100 mmHg。

⑥对于支气管明显痉挛者，予氨茶碱加5%葡萄糖注射液稀释后静滴。

⑦喉头水肿严重者应酌情作气管切开。

（2）系统药物治疗

急性自发性荨麻疹：首选镇静作用较轻的第二代H_1受体拮抗剂治疗。维生素C及钙剂可降低血管通透性，与抗组胺药有协同作用；伴腹痛可给予解痉药物（如溴丙胺太林、山莨菪碱、阿托品等）；脓毒血症或败血症引起者应立即使用抗生素控制感染，并处理感染病灶。病情严重，伴有休克、喉头水肿及呼吸困难者，应立即抢救。方法为0.1%肾上腺素皮下注射或肌内注射，必要时可重复使用，心脏病或高血压患者慎用。糖皮质激素肌内注射或静脉注射，可选用地塞米松、氢化可的松或甲泼尼龙等，但应避免长期使用。支气管痉挛严重时可静脉注射氨茶碱。

慢性自发性荨麻疹：首选第二代H_1受体拮抗剂，一种抗组胺药无效时，可更改抗组胺药物的种类，也可2种抗组胺药物联用或交替使用。也可视病情联合应用第一代H_1受体拮抗剂、H_2受体拮抗剂（如雷尼替丁）或曲尼司特等白三烯受体拮抗剂，还可酌情选用羟氯喹、雷公藤总苷等口服。控制症状后，宜继续用药维持治疗，并逐渐减量直到停药。生物制剂（如奥马珠单抗）和免疫抑制剂（环孢素等）多用于上述常规治疗无效的难治性慢性自发性荨麻疹。

诱导性荨麻疹：在抗组胺药基础上，根据不同类型荨麻疹可联合使用不同药物。如皮肤划痕症可联合使用酮替芬；冷接触性荨麻疹可联合使用赛庚啶、多塞平或进行冷脱敏治疗；胆碱能性荨麻疹可联合使用达那唑、酮替芬等；日光性荨麻疹可联合使用羟氯喹；延迟压力性荨麻疹应用抗组胺药物治疗效果较差，可选择糖皮质激素、氨苯砜或柳氮磺吡啶等治疗。

（3）其他治疗：因感染引起者可适当选用抗生素。

（4）外用药物治疗：夏季可选止痒液、炉甘石洗剂等，冬季则选有止痒作用的乳剂（如苯海拉明霜）；对日光性荨麻疹还可局部使用遮光剂。

医学美容专业简答题

问题1：什么是激光？

答题要点：是能够产生激光的物质在特殊条件下发生粒子数反转，并通过谐振腔的作用反射出来的光。

问题2：皮肤的类型有哪些？

答题要点：可分为中性皮肤、干性皮肤、油性皮肤、敏感性皮肤、混合性皮肤5种。

问题3：要取得选择性光热作用效应，必须具备哪三个条件？

答题要点：（1）透入皮肤的激光波长必须为理想的靶组织优先吸收。

（2）激光照射时间必须短于或等于靶组织冷却时间。

（3）足够引起靶组织达到损伤温度的能量密度。

问题4：点阵激光/局灶性光热作用原理是什么？

答题要点：将激光光束排列成点阵状，激光形成柱状热变性区或孔径，这种损伤会启动机体的程序化创伤愈合过程，最终导致包括表皮和真皮在内的全层皮肤发生重塑，达到治疗目的，这就是所谓的局灶性光热作用原理。

问题5：什么是Q开关激光？

答题要点：指经Q开关技术进行调制后，释放出高强能量密度、极短脉冲宽度的激光。

问题6：强脉冲光工作原理是什么？

答题要点：强脉冲光是一种以脉冲方式发射的强光，有多色性、非相干性和非平行性。

问题7：什么是射频？

答题要点：射频（RF）是介于调幅、调频无线电波之间的高频交流变化电磁波。RF通过电热作用对组织产生创伤修复反应或进行切割、电灼、消融等，达到治疗目的。

问题8：射频的分类有哪些？

答题要点：单极射频、双极射频、多级射频、点阵射频、非侵入性或侵入性点阵射频。

问题9：什么是化学剥脱术？

答题要点：化学剥脱术又称化学换肤，是通过化学物质作用于皮肤表层引起皮肤不同水平的可控损伤，从而诱导皮肤表层和真皮结构重建，起到治疗作用。

问题10：什么是美塑疗法？

答题要点：美塑疗法，即采用注射等微创方式将药物或其他活性物质分布在皮内、皮下结缔组织、肌肉等组织的治疗方法，可以看作一种物理辅助经皮给药术。

问题11：激光脱毛的原理？

答题要点：利用光选择性作用原理，用调制到特定波长的激光穿过表皮，直接照射毛囊。毛囊、毛干的黑色素选择性吸收光能，由此产生热效应使毛囊坏死，毛发不再生长。

问题12：血管性疾病激光治疗原理是什么？

答题要点：依据选择性光热作用原理，耙色基为含氧血红蛋白，激光被血液中的含氧血红蛋白选择性吸收后，最终转化为热能使靶血管凝固破坏。

问题13：射频治疗的禁忌证有哪些？

答题要点：（1）体内有金属器件，如心脏起搏器。

（2）怀孕、哺乳期女性。

（3）严重高血压、冠心病、糖尿病等。

（4）治疗区有严重皮肤病。

（5）严重瘢痕疙瘩患者。

问题14：皮肤防晒专家共识是什么？

答题要点：过度的日光暴露不仅可导致皮肤光老化，还可诱发或加剧各种光线相关的皮肤病，临床医师应指导患者和公众合理防晒，防晒措施有：避免性防晒、遮挡性防晒、防晒化妆品、系统性光保护（口服药物或食物补充剂）。

问题15：光声电美容术后不良反应有哪些？

答题要点：（1）红斑、水肿、毛细血管扩张。

（2）干燥、脱屑、瘙痒和皮肤敏感。

（3）紫癜。

（4）毛囊周围红斑、水肿、渗出和结痂。

（5）疼痛。

（6）灼伤、水疱、糜烂、瘢痕。

微整形试题

问题1：面部的解剖结构有哪五层？

答题要点：面部的五层解剖结构包括：①皮肤；②皮下组织（皮下脂肪、纤维韧带）；③SMAS层；④SMAS下层（深层脂肪室、韧带、组织间隙、深部肌肉、面神经分支）；⑤骨膜与深筋膜。

问题2：根据成因，鼻唇沟分为哪几种类型？

答题要点：鼻唇沟分为松弛型、凹陷型、脂肪型、肌肉型和混合型。

问题3：什么是真性韧带？面部的真性韧带有哪些？

答题要点：起于骨膜，止于皮肤的韧带，称之为真性韧带，面部的真性韧带有颧韧带、颊上颌韧带上颌部、下颌支持韧带、眼轮匝肌支持韧带。

问题4：肉毒毒素的祛皱原理是什么？

答题要点：肉毒毒素通过作用于神经-肌肉接头受体，阻断乙酰胆碱的释放，阻断神经对肌肉的支配，肌肉不能收缩，当使用治疗剂量的肉毒毒素治疗皱纹时，部分化学性肌肉去神经化，肌肉力量减弱，皱纹改善。

问题5：面部衰老过程中面部各层组织发生的变化有哪些？

答题要点：骨组织的吸收、深层脂肪的萎缩、浅层脂肪的松弛下移、韧带松弛，以及皮肤暗沉、粗糙、干燥、失去弹性、色素不均匀等。

问题6：面部的动脉血管可分为哪两个系统？颈内动脉系统的主要分支有哪些？颈外动脉系统的主要分支有哪些？

答题要点：面部的动脉血管可分为颈内动脉系统和颈外动脉系统。颈内动脉系统主要分支是眼动脉。颈外动脉系统主要分支是面动脉、颞浅动脉、上颌动脉。

问题7：面神经的分支有哪些？

答题要点：面神经的分支包括颞支、颧支、颊支、下颌缘支和颈支。

问题8：黑眼圈是很多求美者的困扰，不同类型的黑眼圈治疗方法不同，黑眼圈的分型有哪些？相关的成因是什么？

答题要点：黑眼圈根据成因不同分为四种类型。

第一种：结构型。泪沟凹陷，凹陷区域形成暗影呈现的该区域颜色较暗。

第二种：色素型。皮肤颜色的问题，眼下区域皮肤色素沉着。

第三种：血管型。眼下皮肤较薄，内眼角区域皮肤下面没有脂肪，透过皮肤可以看到肌肉和血管的颜色，呈现出来发青的颜色。

第四种：混合型。两种以上的成因，称之为混合型。

问题9：眉间纹肉毒素祛皱常见的并发症有哪些？

答题要点：眉间纹治疗常见的并发症有飞眉，上睑下垂等。

问题10：鱼尾纹祛皱常见的并发症有哪些？

答题要点：飞眉、复视、眼袋。

问题11：眉间复合体包括哪些肌肉？

答题要点：眉间复合体包括皱眉肌、降眉肌、降眉间肌。

问题12：很多求美者需要解决的问题不是单一的问题，需要联合治疗，同天进行多个项目的操作，如光电类、注射填充类及肉毒毒素等，先后顺序是怎样的？

答题要点：先做光电类项目，再注射填充，最后进行肉毒毒素的治疗。

问题13：目前国内注射填充类材料分为几类？

答题要点：玻尿酸类、胶原蛋白类和再生类填充材料。

问题14：注射填充类产品，必须具有国家市场监督管理总局的什么审批？

答题要点：注射填充类产品，必须具有国家市场监督管理总局三类医疗器械的审批。

问题15：注射填充术常见的并发症有哪些？

答题要点：出血、瘀青、感染、血管栓塞（皮肤缺血坏死、失明、脑梗、肺栓塞甚至死亡等），以及结节肉芽肿，过敏性红肿，填充剂移位等。

美容外科试题

问题1：美容外科手术有哪些禁忌证？

答题要点：（1）有严重糖尿病或心肺疾病及严重高血压者。

（2）血液疾病或凝血机制异常者。

（3）月经或妊娠期的妇女。

（4）要求手术部位不明者或要求过高者。

（5）经手术难以达到美容目的者。

问题2：美容外科手术操作原则是什么？

答题要点：无菌、无痛、微创、无血、无死腔、无张力缝合。

问题3：美容外科常用组织代用品植入的禁忌证有哪些？

答题要点：（1）填充部位有感染者。

（2）有过敏体质者。

问题4：眉提升术有哪些适应证？

答题要点：（1）鱼尾纹明显。

（2）上睑皮肤松弛。

（3）眉下垂或眉形欠佳。

（4）近期接受过前额部提升术效果不佳。

问题5：眉提升术有哪些禁忌证？

答题要点：（1）上睑皮肤张力过大。

（2）有瘢痕增生趋向者。

（3）有出血倾向、感染灶、糖尿病、心理障碍者。

问题6：简述重睑术并发症。（说出七项以上）

答题要点：（1）感染。

（2）水肿及血肿。

（3）瘢痕。

（4）上睑沟凹陷。

（5）上睑下垂、切口至睑缘处臃肿、角膜溃疡。

（6）上睑退缩和上睑出现皱褶线外的不规则皱褶。

（7）重睑皱褶过高。

（8）上睑皱襞消失或变浅。

（9）重睑过窄。

（10）重睑皱襞宽度不对称。

（11）提上睑肌无力、面部感觉异常。

问题7：经皮入路眼袋矫正术适应证有哪些？

答题要点：（1）下睑皮肤松弛。

（2）眶隔弹性降低、眶隔脂肪膨出。

（3）眼轮匝肌肥厚且松弛。

（4）下睑睫毛内翻。

问题8：经皮肤入路眼袋矫正手术并发症有哪些？

答题要点：（1）血肿。

（2）感染。

（3）下睑外翻。

（4）下睑瘢痕增生。

（5）双侧明显不对称。

（6）切口线距睑缘过宽、缝线痕迹明显。

（7）眶隔脂肪去除过少、过多或明显不均匀。

问题9：做上睑下垂矫正手术前，除对上睑下垂程度判断外还要测试其他的几项功能分别是什么？

答题要点：（1）额肌肌力测定。

（2）提上睑肌肌力测定。

（3）上直肌肌力测定。

（4）排除“重症肌无力”和“下颌瞬目综合征”。

问题10：假体植入隆乳术常用有几种切口？你喜欢哪一种？为什么？（后两项问答自由发挥）

答题要点：腋窝切口、乳晕切口、乳房下皱襞切口。

问题11：面神经主要分支有哪些？

答题要点：颞支、颧支、颊支、下颌缘支和颈支。

问题12：做除皱手术时，额纹、眉间纹（川字纹和鼻根横纹）主要通过处理哪些对应肌肉得到改善？

答题要点：处理额肌、降眉肌和皱眉肌。

问题13：吸脂时，肿胀液中利多卡因最大剂量是多少？

答题要点：肿胀液中利多卡因的剂量≤35 mg/kg体重，若采用肿胀技术结合全麻可适当减少利多卡因用量。

问题14：体重指数（BMI）计算公式是什么？

答题要点：BMI=体重（kg）÷身高（m）的平方。

问题15：一般做面部及下颌吸脂时，吸脂针侧孔朝向哪一面？

答题要点：一般做面部及下颌吸脂时，为防止面神经损伤吸脂针侧孔朝向皮肤面（浅层方向）。

检验科专业简答题

问题1：能引起人类感染性疾病的常见微生物种类有哪些？

答题要点：①细菌；②病毒；③真菌；④支原体；⑤衣原体；⑥立克次体；⑦螺旋菌；⑧放线菌。

问题2：临床中大家所说的大三阳和小三阳分别是指哪些抗原抗体阳性？

答题要点：（1）大三阳包括：表面抗原、E抗原、核心抗体阳性。

（2）小三阳包括：表面抗原、E抗体、核心抗体阳性。

问题3：铁蛋白检测的临床意义是什么？

答题要点：（1）铁蛋白降低见于：①缺铁性贫血；②失血；③营养不良；④孕妇、乳母、生长期婴幼儿；⑤长期腹泻等。

（2）铁蛋白升高见于：①再生障碍性贫血；②溶血性贫血；③反复输血；④恶性肿瘤、肝脏病变、急性感染等。

问题4：简述病理性贫血的致病机制。

答题要点：（1）骨髓造血功能低下：如再生障碍性贫血、白血病、恶性肿瘤骨髓转移等。

（2）造血原料缺乏：如缺铁性贫血、缺乏维生素 B_{12} 或叶酸所致的巨幼细胞性贫血。

（3）红细胞破坏增加：各种溶血性贫血；红细胞丢失过多：急、慢性失血。

问题5：血沉加快的临床意义是什么？

答题要点：（1）各种炎症：各种急性细菌性感染和慢性炎症如风湿热、结核病活动期，血沉明显加快。

（2）组织损伤及坏死：心肌梗死、肺梗死发病2 ~ 3 d后血沉加快，而心绞痛时血沉正常。

（3）良、恶性肿瘤的鉴别：恶性肿瘤血沉多加快，良性肿瘤血沉多正常。

（4）各种原因导致的高球蛋白血症：如多发性骨髓瘤、巨球蛋白血症等，均可使血沉加快。

（5）贫血：Hb＜90 g/L时，血沉会轻度加快，并随贫血加重而加快。

（6）高胆固醇血症：如动脉粥样硬化、糖尿病等，血沉均见加快。

问题6：PCR的临床应用有哪些？

答题要点：（1）在传染性疾病检测中的应用。如呼吸道病原体、乙肝病毒、艾滋病等。

（2）在肿瘤方面的应用。应用PCR技术进行肿瘤相关基因、抑癌基因研究，能够为肿瘤治疗提供有效的参考。

（3）在遗传病诊断中的应用。遗传病主要指的是父母生殖细胞遗传物质发生变化所致的疾病，荧光PCR技术能够进行对点突变、缺失突变以及多基因突变等临床检测。

问题7：简述便隐血试验的临床意义。

答题要点：（1）生理性因素：药物、食动物内脏、痔疮等因素可导致本实验阳性。

（2）病理性因素：

①消化道出血时（如溃疡病、肠结核、伤寒、钩虫病等）本实验阳性。

②消化道恶性肿瘤时，粪便隐血可持续性阳性。

③可作为消化道恶性肿瘤普查初筛试验。

问题8：生化项目中常见的危急值有哪几项？

答题要点：（1）血钾过高或过低。

（2）血钠过高或过低。

（3）血氯过高或过低。

（4）葡萄糖过高或过低。

（5）尿素氮、肌酐过高。

（6）血尿淀粉酶过高。

（7）心肌酶（肌钙蛋白、肌红蛋白、肌酸激酶同工酶）过高。

医学影像学简答题

问题1：大叶性肺炎肝变期CT表现是什么？

答题要点：密度均匀的致密影，可累及肺叶或肺段，出现空气支气管征。

问题2：急性血型播散型肺结核的CT表现？

答题要点：两肺弥漫分布粟粒性结节。“三均匀”：即大小、形态及密度均匀。

问题3：早期中心型肺癌的CT表现是什么？

答题要点：支气管壁不规则增厚，管腔狭窄或腔内结节。

问题4：肝脏胆管细胞癌CT增强表现是什么？

答题要点：呈边缘-中心渐近性强化；远端胆管扩张；局部肝叶萎缩。

问题5：肝海绵状血管瘤MRI平扫表现是什么？

答题要点：T_1WI呈均匀稍低信号。T_2WI或T_2WI压脂呈高信号，随着回波时间延长，高信号表现更显著，呈所谓“灯泡征”。

问题6：典型透明细胞癌MRI表现是什么？

答题要点：MRI信号不均匀，T_1WI呈稍低或等信号，T_2WI呈稍高及稍低信号；增强扫描呈“快进快出”表现。

问题7：典型肾上腺腺瘤MRI表现是什么？

答题要点：圆形或类圆形肿块，梯度回波反相位信号明显减低。

问题8：什么是腔隙性梗死？

答题要点：深部髓质穿支动脉闭塞所致，病灶大小10～15 mm，好发于基底节、丘脑、脑干和小脑，中老年人常见。

超声医学简答题

问题1：颌下腺结石的超声特点有哪些？

答题要点：腺体内见点状或团块状强回声，颌下腺增大，尤其是进食时增大明显，颌下腺腺体回声不均匀，见导管扩张时，追踪扩张的导管，内可见强回声，后伴声影。

问题2：乳腺癌典型超声特点有哪些？

答题要点：实质性低回声肿物，边界不规整，边缘呈分叶或者毛刺状，纵横比＞1，内可见簇状微小钙化，边界不清，不规则高回声晕，血流信号丰富，呈高速、高阻样血流频谱。

问题3：肾错构瘤典型超声表现有哪些？

答题要点：①肾实质内高回声或强回声团块，无声影；②形态规则、边界清晰；③内部回声分布均匀，当肿块较大且发生出血时，内部回声不均匀，小的错构瘤一般没有彩色血流信号，大的错构瘤可有少量的彩色血流信号。

问题4：假性动脉瘤超声表现有哪些？

答题要点：动脉旁无回声或混合回声团块，实性部分为附壁血栓；动脉壁的各层结构消失，可见动脉破口；CDFI：动脉破口可见五彩血流穿梭，瘤体内呈涡流；PW：瘤颈见“双期双向”血流频谱，压迫破口处血流减慢或消失。

问题5：常见的急腹症超声有哪些？

答题要点：腹部外伤如肝脏、肾、脾脏破裂、急性阑尾炎、肠套叠、急性化脓性胆囊炎、急性化脓性胆管炎、急性胰腺炎、泌尿系统结石、肠梗阻、肠系膜上动脉栓塞、宫外孕等。

问题6：子宫肌瘤典型超声表现是什么？

答题要点：①子宫增大。②子宫形态失常。③子宫肌层不均匀，肌瘤边界较清晰，内部多呈低回声。④彩色多普勒示肌瘤周围环形血流信号。

问题7：简述主动脉瓣狭窄程度超声分级。

答题要点：

	轻度狭窄	中度狭窄	重度狭窄
峰值流速 /（m/s）	2.6 ~ 2.9	3 ~ 4	≥ 4
平均跨瓣压差 /mmHg	＜ 20	20 ~ 40	≥ 40
主动脉瓣口面积 /cm^2	＞ 1.5	1.0 ~ 1.5	≤ 1.0

问题8：超声领域还有哪些辅助诊断及辅助治疗方法？

答题要点：超声造影，超声弹性成像，介入超声，消融治疗及肌骨介入超声等。

问题9：简述甲亢超声表现。

答题要点：甲状腺不同程度肿大，内部回声变化多样，可呈弥漫性回声减低，也可呈散在分布的片状低回声，或呈弥漫的不均匀的类结节样回声改变。CDFI：显示腺体内血流信号丰富呈“火海征”，甲状腺上动脉内径增宽，血流速度增快。

问题10：简述睾丸微石症超声表现。

答题要点：睾丸实质内散在、点状、无声影的强回声灶，偶尔可见彗星尾征，单侧或双侧，强回声灶直径1 ~ 3 mm。

问题11：简述乳腺纤维瘤超声表现。

答题要点：①多为椭圆形的低回声病灶，多有完整的包膜，边界清楚，部分可伴有侧方声影。②病灶后方的腺体回声多数正常。③CDFI显示部分病灶内可见血流信号。

问题12：简述肝硬化超声表现。

答题要点：肝形态失常，肝叶比例失调，肝表面不光滑，呈锯齿状或波浪状。肝实质回声增强增粗。肝静脉扭曲变细。门脉高压的征象，包括门静脉及脾静脉增宽，脾大，腹水，侧支循环开放。CDFI示门脉血流速度减慢，血栓形成等。

问题13：简述急性胰腺炎超声表现。

答题要点：①胰腺弥漫性肿大，边界模糊。②水肿型胰腺实质呈典型的低回声型。出血坏死性胰腺炎胰腺实质大多数呈高回声型，声像图显示密集的较粗的不规则的高回声，分布不均匀。③胰腺周围可见无或低回声区，为胰腺周围渗出和水肿所致。④重症急性胰腺炎常伴有肠麻痹，胃肠道内积气。⑤出现腹水、胸腔积液。

问题14：简述膀胱憩室超声改变。

答题要点：膀胱的侧方、后方等部位可见向外突出的类圆形的无回声区，与膀胱相通，壁薄、光滑，排尿前后其腔大小随膀胱容量多少而改变，可见憩室与膀胱之间的憩室口。

问题15：简述胆囊结石的典型声像图表现。

答题要点：（1）胆囊腔无回声区内的强回声。

（2）后方伴有干净的声影。

（3）可随体位变化而移动。

问题16：简述多囊肝超声特点。

答题要点：（1）肝脏弥漫性增大，形态失常，表面不规则。

（2）肝实质内布满大小不等的圆形或类圆形无回声区，其大小相差悬殊，囊壁薄而光滑，囊肿之间互不相通。

（3）囊肿间可见不正常肝脏组织回声，肝内管道结构紊乱不清。

（4）肾脏、脾脏、胰腺等可有相应多囊性声像图表现。

问题17：简述宫外孕的超声特点。

答题要点：①子宫轻度增大，宫腔内无妊娠囊。②附件区可见包块，边界模糊，形态不规则，内为不均匀混合回声，未破裂前可见完整妊囊，内可见胎芽及心管搏动。③宫外孕破裂时在子宫直肠陷凹可见不规则液性暗区，大量出血腹腔内显示大范围液性暗区。

问题18：简述扩张型心肌病超声特点。

答题要点：（1）心脏明显扩大，收缩和舒张期心室容量增加，尤其以左室、左房扩大最为常见。

（2）左室室壁厚度相对变薄，室壁回声可增强，部分病例也可略增厚。

（3）心室收缩功能普遍减弱，室壁增厚率降低，一般小于25%～30%。

（4）二尖瓣、三尖瓣由于心室扩大发生相对性关闭不全。

（5）左心室可继发附壁血栓。

扩张型心肌病是一个排除性诊断，超声心动图发现心脏扩大，心功能不全以后，排除其他可能引起心脏扩大的原因后即可作出诊断。

问题19：简述子宫内膜息肉典型超声表现。

答题要点：子宫腔内的强回声团形态规则，呈圆形、椭圆形、乳头状、水滴状或条索状，伴或不伴宫腔积液。CDFI：可见血流信号。

问题20：简述前置胎盘超声表现。

答题要点：超声检查，若胎盘下缘达子宫颈内口，为边缘性前置胎盘；子宫颈内口有部分胎盘边缘覆盖时，为部分型前置胎盘；当子宫颈内口完全为胎盘覆盖，则为中央型或完全型前置胎盘。

第三部分

中医学

医师定期考核中医类别测试

第一章　中医内科

问题1：简述“阳微阴弦”的含义。

答题要点：阳微阴弦，既指脉象，又是胸痹心痛病因病机的概括。阳微指寸脉微，即上焦阳气不足，胸阳不振；阴弦指尺脉弦，即阴寒太盛，水饮内停。

问题2：简述心衰的常见证型及代表方。

答题要点：（1）气虚血瘀：保元汤合血府逐瘀汤。

（2）气阴两虚：生脉散合血府逐瘀汤。

（3）阳虚水泛：真武汤合葶苈大枣泻肺汤。

问题3：述心衰与喘证的鉴别诊断。

答题要点：心衰常见喘促短气之症，多因久患心系疾病而致，发作时除喘促外，尚可伴见心悸、浮肿、尿少等表现；喘证多是由外感诱发或加重的肺系疾病，实者起病急，多兼表证，虚者常反复发作，遇劳尤甚，平素亦可见气怯声低、脉弱等肺肾气虚之证，多伴不同程度的呼吸困难。

问题4：辨治不寐的三个原则是什么？

答题要点：（1）注意调整脏腑气血阴阳的平衡。

（2）强调在辨证论治基础上施以安神镇静。

（3）注意精神治疗的作用。

问题5：眩晕的病机特征是什么？

答题要点：眩晕的病机实质是本虚标实，本虚乃心、肝、脾、肾气血阴精之虚，标实系风、火、痰、瘀之邪实。

问题6：中风的治疗原则是什么？

答题要点：中经络以平肝熄风，化痰祛瘀通络为主。中脏腑闭证，治当熄风清火，豁痰开窍，通腑泄热；脱证宜救阴回阳益气固脱。恢复期及后遗症期，多为虚实兼夹，当扶正祛邪，标本兼顾。

问题7：痹证与痿证如何鉴别？

答题要点：痿病表现为肢体痿弱，羸瘦无力，行动艰难，甚至瘫软于床榻，但肢体关节多无疼痛；而痹病却以疼痛为突出，肌肉萎弱不明显。

问题8：眩晕与头痛有何区别和联系？

答题要点：头痛是以头痛为主要症状的病症，眩晕是以头晕眼花为主要症状的病症。二者可单独出现，亦可同时并见。头痛有外感、内伤两个方面，眩晕则以内伤为主。头痛偏于实证居多，而眩晕则以虚症为主。

问题9：消渴的病因是什么？

答题要点：禀赋不足、饮食失节、情志失调、劳倦过度。

问题10：消渴分型分为哪三型？

答题要点：上消，中消，下消。

问题11：消渴的治疗原则是什么？

答题要点：清热润燥，养阴生津。

问题12：上消肺热津伤证型的治法是什么？

答题要点：清热润肺，生津止渴。

问题13：简述胃痛肝气犯胃证的主症、治法和代表方。

答题要点：主症：胃脘胀痛，痛达两胁，遇烦恼则痛作或痛甚，嗳气、矢气则痛舒，胸闷嗳气，喜长叹息，大便不畅，舌苔多薄白，脉弦。

治法：疏肝解郁，理气止痛。

代表方：柴胡疏肝散。

问题14：呕吐与噎膈如何鉴别？

答题要点：呕吐之病，进食顺畅，吐无定时，噎膈之病，进食哽噎不顺或食入即吐，甚则因噎废食。呕吐大多病情较轻，病程较短，预后尚好。而噎膈多因内伤所致，病情深重，病程较长，预后欠佳。

问题15：试述湿热泄泻的主症、治法和代表方。

答题要点：主症：泄泻腹痛，泻下急迫，或泻而不爽，粪色黄褐，气味臭秽，肛门灼热，烦热口渴，小便短黄，舌质红，苔黄腻，脉滑数或濡数。

治法：清热利湿。

代表方：葛根芩连汤。

问题16：为什么说"久泻不可利小便"？

答题要点：治泻不利小便，非其治也，这是指泄泻来势急暴，水湿聚于肠道，洞泻而下，唯有分流水湿，从前阴分利，利小便而实大便，故适用于暴泻。久泻多为脾虚失运或脏腑生克所致，虽有水湿，乃久积而成，非顷刻之病变，轻者宜芳香化之，重者宜苦温燥之，若利小便则伤正气。

问题17：肺痈的临床表现有哪些？

答题要点：肺痈是肺叶生疮，形成脓疡的一种病证。临床以咳嗽、胸痛、发热和吐痰腥臭，甚则咳吐脓血为特征。

问题18：哮病的中医发病机理是什么？

答题要点：因内有壅塞之气，外有非时之感，膈有胶固之痰，三者相合，闭拒气道，搏击有声，发为哮病。

问题19：咳嗽的证候分型有哪些？

答题要点：咳嗽分外感和内伤，外感：风寒袭肺、风热伤肺、风燥伤肺；内伤：痰湿蕴肺、痰热郁肺、肝火犯肺、肺阴亏耗。

问题20：自汗与盗汗如何鉴别？

答题要点：自汗：醒时汗出，不受运动、环境等因素的影响，稍有活动就会大汗淋漓。盗汗：睡时汗出，醒时汗止。

问题21：肺痨的治则是什么？

答题要点：补虚培元，治痨杀虫。

问题22：淋证与癃闭如何鉴别？

两者均系小便量少，排尿困难。淋证尿频急而尿痛，且每日排尿总量多为正常；癃闭无尿痛，每日排尿量少于正常，甚至无尿。癃闭易反复感湿热，常可并发淋证，而淋证日久不愈，亦可发展成癃闭。癃闭一般较淋证为重，预后较差。

问题23：尿血与血淋如何鉴别？

答题要点：尿血与血淋均有小便出血、尿色红赤，甚至溺出纯血的症状。其鉴别要点是有无尿痛。尿血多无疼痛之感，或有轻微的胀痛或热痛，血淋的小便滴沥，疼痛难忍，一般以痛者为血淋，不痛者为尿血；血淋多属实证，尿血以虚证多见。

问题24：水肿的病因和治则是什么？

答题要点：病因：风邪犯肺、疮毒内陷、水湿浸渍、体虚久病、饮食劳倦。治则：发汗、利尿、泻下逐水为治疗水肿的三条基本原则。

问题25：淋证的分型有哪些？

答题要点：热淋、血淋、石淋、气淋、膏淋、劳淋。

第二章　中医妇科

问题1：简述妇科病机。它与其他科不同的特点是什么？

答题要点：妇科疾病的主要病机是：脏腑功能失常、气血失调、冲任督带损伤、胞宫、胞脉、胞络受损和肾－天癸－冲任－胞宫生殖轴失调。

妇科病机与其他科的不同特点是各种病机须直接或间接损伤冲任督带、胞宫，才能发为妇科病。

问题2：外治法组方用药的基本原则是什么？常用方法有哪些。

答题要点：外治法组方用药的基本原则与内治之理相同，以辨证求因，审因论治为要。常用外治方法有坐浴，外阴、阴道冲洗，阴道纳药，贴敷法，宫腔注入，肛门导入，中药离子导入，介入治疗等。

问题3：产后病的治疗原则是什么？具体治法有哪些？

答题要点：产后病的治疗原则是勿拘于产后，亦勿忘于产后。

具体治法有补虚化瘀，清热解毒，益气固表，调理肾、肝、脾。

问题4：何谓天癸？

答题要点：天癸，男女皆有。是在一定的年龄阶段，肾精肾气充盛到一定程度时，体内出现的具有促进人体生长、发育和生殖的一种精微物质。天癸来源于先天肾气，靠后天水谷精气的滋养而逐渐趋于成熟、泌至，此后又随肾气的虚衰而竭止。对女性来说，天癸与月经相始终，是肾主生殖的精微物质，"属无形之水"。《景岳全书·阴阳篇》曰："元阴者，即无形之水，以长以立，天癸是也，强弱系之。"

问题5：简述胎漏、胎动不安的治疗原则。

答题要点：胎漏、胎动不安的治疗原则是以补肾安胎为大法，根据证候辅以清热凉血、补气养血或化瘀固冲之法。

问题6：产后腹痛的治疗原则及用药特点是什么？

答题要点：治疗原则：补虚化瘀，调畅气血为主。虚者补而调之，实者通而调之。

用药特点：勿过于滋腻，亦勿过于攻逐。若宫内有残留者，可用刮宫术。

问题7：扼要回答虚寒型月经后期的主症、治法和代表方剂。

答题要点：主症：月经延后，量少，色淡红，质清稀，小腹隐痛，喜暖喜按；腰酸无力，小便清长，大便稀溏；舌淡，苔白，脉沉迟或细弱。

治法：扶阳祛寒调经。

代表方：金匮温经汤或艾附暖宫丸。

问题8：月经后期与早孕如何鉴别?

答题要点：育龄期妇女月经过期未来，应首先排除妊娠。早孕者，有早孕反应，妇科检查宫颈着色，子宫体增大、变软，妊娠试验阳性反应，B超检查可见子宫腔内有孕囊。月经后期者则无以上表现，且以往多有月经失调病史。

问题9：简述月经过少的常见分型、治法及代表方剂。

答题要点：

（1）肾虚型：补肾益精，养血调经，如归肾丸或当归地黄饮。

（2）血虚型：养血益气调经，如滋血汤或小营煎。

（3）血瘀型：活血化瘀调经，如桃红四物汤或通瘀煎。

（4）痰湿型：化痰燥湿调经，如苍附导痰丸或二陈加芎归汤。

问题10：简述经期延长的治法。

答题要点：经期延长的治疗以固冲止血调经为大法，重在缩短经期，以经期服药为主。气虚者重在益气摄血；阴虚血热者宜滋阴清热，安冲宁血；瘀血阻滞者以通为止。不可概投固涩之剂，以犯虚虚实实之戒。

问题11：简述经间期出血治疗的重要时期及要点。

答题要点：经间期出血治疗重在经后期以滋肾养血为主，兼热者清之，兼湿者除之，兼瘀者化之。但必须认识到本病的病理生理特点，以及阴阳互根的关系，补阴不忘阳，选择适当的补阳药物。出血时在辨证论治前提下，适当加些固冲止药，使阴阳平和、气血和调。

问题12：扼要回答脾虚崩漏的主要证候、治法及代表方。

答题要点：脾虚崩漏的主要证候：经血非时暴下不止，或淋漓日久不尽，血色淡，质清稀；面色苍白，神疲气短，或面浮肢肿，小腹空坠，四肢不温，纳呆便溏；舌质淡胖，边有齿印，苔白，脉沉弱。

治法：补气摄血，固冲止崩。

代表方：固本止崩汤。

问题13：闭经与绝经前期停经有何异同?

答题要点：绝经前期与闭经相同之处均表现月经停闭不行达6月以上。但绝经前期停经者年龄已进入围绝经期，可伴有面部烘热汗出等围绝经期症状。血清性激素变化符合围绝经期变化，而闭经者无上述变化。

问题14：列举痛经气滞血瘀证的主要证候、治法和代表方药。

答题要点：

主要证候为：经前或经期小腹胀痛拒按，经血量少，行而不畅，血色紫暗有块，块下痛暂减；乳房胀痛，胸闷不舒；舌质紫暗或有瘀点，脉弦。

治法：理气行滞，化瘀止痛。

代表方药：膈下逐瘀汤，由当归、川芎、赤芍、桃仁、红花、五灵脂、延胡索、香附、枳壳、乌药、丹皮、甘草组成。

问题15：带下呈赤白时如何与经间期出血、漏下鉴别?

答题要点：经间期出血是指月经周期正常，在两次月经中间出现周期性出血，一般持续3～7 d，能自行停止。赤带者，其出现无周期性，且月经周期正常。

漏下是经血非时而下，淋漓不尽，无正常月经周期可言。而赤带者，月经周期正常。

问题16：简述产后血晕与产后郁冒如何鉴别?

答：产后血晕与产后郁冒均可见眩晕症状，但产后郁冒是因产后亡血复汗，感受寒邪所致，症见头晕目眩，郁闷不舒，呕不能食，大便反坚，但头汗出；而产后血晕则多由产后阴血暴亡，心神失养，或瘀血停滞，气逆攻心所致，晕来势急，病情严重，临床诊断时以不省人事，口噤，甚则昏迷不醒为特点。

问题17：简述带下过少的辨证论治要点。

答题要点：带下过少一病，虽有肝肾阴虚、血枯瘀阻之不同，其根本是阴血不足，治疗重在滋补肝肾之阴精，佐以养血、化瘀等。用药不可肆意攻伐，过用辛燥苦寒之品，以免耗津伤阴，犯虚虚之戒。

问题18：妊娠恶阻发生的主要机理如何？为什么?

答题要点：妊娠恶阻发生的主要机理是冲气上逆，胃失和降。因孕后胎元初凝，经血不泻，胞宫内实，冲脉气血旺盛，又因血聚养胎，故冲脉之血相对不足，冲气偏盛，又冲脉隶于阳明，与之会于气冲穴，冲脉上逆循经犯胃，胃失和降，遂发恶阻。

问题19：简述肝气郁结不孕的主要证候、治法和代表方。

主要证候：婚久不孕，月经或先或后，经量多少不一，或经来腹痛，或经前烦躁易怒，胸胁乳房胀痛，精神抑郁，善太息；舌暗红或舌边有瘀斑，脉弦细。

治法：疏肝解郁，理血调经。

代表方：开郁种玉汤（《傅青主女科》）。

问题20：简述导致肾虚胎漏、胎动不安的发病机理。

答题要点：先天禀赋不足，或后天大病久病损伤肾气，或房劳多产，孕后不节房事，均可导致肾虚冲任损伤，胎元不固而发为胎漏、胎动不安。

第三章　骨伤科

问题1：骨伤科疾病的基本治疗原则是什么？

答题要点：骨伤科疾病应以辨证论治为基础，动静结合，筋骨并重，内外兼治，医患合作。

问题2：损伤早期的内治法有哪些？

答题要点：攻下逐瘀法，行气活血法，清热凉血法，开窍活血法。

问题3：损伤后期的内治法有哪些？

答题要点：补气养血法、补益脾胃法、补益肝肾法、舒筋活络法。

问题4：筋伤的并发症有哪些？

答题要点：撕脱骨折、神经损伤、损伤性骨化、关节内游离体、骨性关节炎。

问题5：按照治疗的病症不同，骨伤科手法分哪两大类？

答题要点：正骨手法和理筋手法。

问题6：什么是骨折？

答题要点：骨的完整性和连续性中断时称之为骨折。

问题7：什么是复位？

答题要点：复位是指将移位的骨折段恢复正常或接近正常的解剖关系，重建骨骼的支架作用。

问题8：什么是稳定型骨折？

答题要点：复位后经适当外固定不易发生再移位者，如裂纹骨折，青枝骨折，嵌插骨折及横断骨折等。

问题9：什么叫作颈干角？正常颈干角为多少度？

答题要点：股骨颈和股骨干之间形成一个夹角叫作颈干角，正常颈干角为110°～140°。

问题10：股骨颈骨折按解剖部位分为哪三型？

答题要点：头下型，颈中型，基底型。

问题11：骨折的急救包括哪四方面？

答题要点：救治危及生命的并发伤，包扎止血，固定，转运。

问题12：胫腓骨骨折的治疗原则和治疗重点是什么？

答题要点：原则是主要恢复小腿的长度和负重功能，重点是处理胫骨骨折。

问题13：骨折常见的5种移位包括什么？

答题要点：成角、侧方、短缩、分离、旋转。

问题14：关节脱位的特有体征有哪三种？

答题要点：关节畸形，关节盂空虚，弹性固定。

问题15：肱骨干骨折最常见的并发症是什么？

答题要点：桡神经损伤。

问题16：简述颈椎病的分型。（说出三种以上）

答题要点：神经根型，椎动脉型，脊髓型，混合型。

问题17：成人肱骨髁上骨折有哪几个分型？

答题要点：伸直型，屈曲型，粉碎型。

问题18：股骨头的血运来源有哪些？

答题要点：股骨头圆韧带动脉、股骨干的滋养动脉、旋骨内外侧动脉的分支。

问题19：简述骨病的特殊症状体征？

答题要点：表现为畸形、肌肉萎缩、筋肉挛缩、肿块、创口与窦道的形成。

问题20：损伤的特殊症状体征有哪些？

答题要点：畸形、骨擦音、异常活动、关节盂空虚、弹性固定。

第四章　中医皮肤科

问题1：走黄与内陷的鉴别要点是什么？

答题要点：走黄的发生多为毒邪炽盛，而正气并不虚；内陷的发生多为正气已虚，而毒邪相对偏盛，尤以正虚为主。在治疗上走黄以祛邪解毒为主，内陷则以补益扶正为主。

问题2：举例说明血虚风燥所致皮肤病的皮损特征？

答题要点：其皮损特点以干燥、肥厚、粗糙、脱屑为主，很少糜烂、渗液，如牛皮癣、白疕、慢性湿疮、风瘙痒、鱼鳞病等慢性皮肤病。

问题3：简述糜烂与溃疡的不同点？

答题要点：糜烂是表皮组织的缺损，愈后不留疤痕；溃疡是深达真皮以下组织的缺损，愈后可留有疤痕。

问题4：湿疮一般可分为哪三类？

答题要点：急性湿疮，慢性湿疮，亚急性湿疮。

问题5：外疡总的发病机制是什么？

答题要点：局部的气血凝滞、经络阻塞以及脏腑功能失调等，是外疡总的发病机制。

问题6：粉刺应如何预防？

答题要点：洗面宜用温水，忌用冷水，以防毛孔收缩，皮脂分泌受阻；皮脂较多时，可用硫黄皂洗面，每日2～4次。忌食辛辣刺激性食物，如辣椒、酒类；少食油腻、甜食；多食新鲜蔬菜、水果，保持大便通畅。不要滥用化妆品，有些粉质化妆品会堵塞毛孔，造成皮脂淤积而成粉刺。禁止用手挤压粉刺，以免炎症扩散，愈后遗留凹陷性疤痕。

问题7：请写出寒肿的表现？

答题要点：肿而不硬，皮色不泽，苍白或紫黯，皮肤清冷，常伴有酸痛，得暖则舒。

问题8：痈的发病特点主要有哪些？

答题要点：痈发病迅速，局部光软无头，红肿热痛明显，范围6～9 cm，易肿、易脓、易溃、易敛，纯属阳证；其发无定处，随处可生，可发于任何年龄，性别；一般不会损伤筋骨，也不会造成陷证。

问题9：皮肤病发病的外因有哪些？

答题要点：风、湿、热、虫、毒。

问题10：苔藓样变的表现是什么？

答题要点：苔藓样变为皮肤增厚、粗糙、皮嵴隆起、皮沟加深、干燥、局限性边界清楚的大片或小片损害。

问题11：什么叫热疮？

答题要点：热疮是发热后或高热过程中好发于皮肤黏膜交界处的急性疱疹性

皮肤病。

问题12：简述风热疮的治疗原则？

本病以疏风清热止痒为主，初期以疏风清热为主，后期以养血活血为主。

问题13：湿疮的特点是什么？

答题要点：皮损对称分布，多形损害，剧烈瘙痒，有渗出倾向，反复发作，易成慢性等。

问题14：什么是瘾疹？有何特征？

答题要点：瘾疹是一种皮肤出现风团，时隐时现的瘙痒性、过敏性皮肤病。其临床特点是皮肤上出现风团，色红或白，形态各一，发无定处，骤起骤退，退后不留痕迹，自觉瘙痒。

答题要点：瘾疹如侵犯消化道黏膜，可伴有恶心、呕吐、腹痛、腹泻等症状；如犯及咽喉时可导致喉头水肿及呼吸困难，有明显的气闷窒息感，甚至发生晕厥。

问题16：简述黧黑斑气滞血瘀证的辨证及治疗。

答题要点：临床见斑色灰褐或黑褐；多伴有慢性肝病病史，或月经色暗有血块，或痛经；舌质暗红有瘀斑，苔薄，脉涩。治宜理气活血，化瘀消斑。方用桃红四物汤加减。

问题17：粉刺分为哪三型？

答题要点：肺经风热证、肠胃湿热证、痰湿瘀滞证。

问题18：什么是酒齄鼻？

答题要点：是一种主要发生于面部中央，以红斑和毛细血管扩张为特点的慢性皮肤病。因鼻色紫红如酒渣，故名为酒齄鼻。相当于西医的酒渣鼻。

问题19：简述淋病的西医治疗原则。

答题要点：西医以抗生素治疗为主，须按规范方案及时、足量用药（早期诊断，早期治疗；及时、足量、规则用药；对性伴侣同查同治；注意有无其他性病感染）。

问题20：什么是潜伏梅毒？

答题要点：梅毒未经治疗或用药剂量不足，无临床症状，血清反应阳性，排除其他可引起血清反应阳性的疾病存在，脑脊液正常，这类患者称为潜伏梅毒。

第五章　中医肛肠科

问题1：什么是肛管直肠环？

答题要点：肛管直肠环是由肛门外括约肌深、浅两部围绕直肠纵肌及肛门内括约肌，并联合肛提肌的耻骨直肠肌，在肛管直肠结合处（肛直肠线）所形成的肌性环。

问题2：肛肠科常用检查体位有哪些？

答题要点：①侧卧位；②俯卧位；③截石位；④胸膝位；⑤蹲位；⑥弯腰扶椅位。

问题3：内痔便血的主要症状有哪些？

答题要点：便血为最常见症状，多在排便时出现手纸染血，甚者可出现点状或喷射状出血：血液与大便不相混合，颜色鲜红，多无疼痛，呈间歇性发作。常因饮酒、过劳、便秘、腹泻等诱因使病情加重。

问题4：内痔脱出的主要症状有哪些？

答题要点：内痔随着病程延长及病情发展，痔核会逐渐增大，在排便时脱出肛门外，脱出物颜色鲜红或灰白，若不及时回纳，局部肿胀可加剧。

问题5：简述内痔的临床分期。

答题要点：Ⅰ期内痔：便时带血或滴血或喷射状出血，无内痔脱出，便后出血可自行停止。

Ⅱ期内痔：便时带血、滴血或喷射状出血，伴内痔脱出，便后可自行回纳。

Ⅲ期内痔：便时带血或滴血，伴内痔脱出，或久站、咳嗽、劳累、负重时内痔脱出，须用手回纳。

Ⅳ期内痔：内痔脱出不能回纳，内痔可伴发嵌顿、绞窄。

问题6：内痔常见并发症有哪些？

答题要点：

（1）贫血。患者长时间、大量失血，未及时采取正确有效地治疗措施，可引起失血性贫血，出现头晕乏力、面色苍白等症状。

（2）嵌顿。若痔核脱出于肛门外面不能及时自行回纳或手法复位，导致脱出物肿胀，循环障碍，疼痛加剧，发生嵌顿；甚则血栓形成，水肿加重：如反复摩擦刺激，可引起脱出物局部破损、糜烂、渗出、疼痛剧烈，甚至大小便困难、发热等。

问题7：简述痔常见的中医证候及治法方药。

答题要点：

（1）风伤肠络证。清热凉血、祛风润燥。凉血地黄汤合槐花散。

（2）湿热下注证。清热渗湿止血。脏连丸。

（3）气滞血瘀证。清热利湿、活血祛瘀。止痛如神汤。

（4）脾虚气陷证。健脾益气摄血。补中益气汤。

问题8：外痔的临床分类有哪些？

答题要点：炎性外痔，血栓性外痔，静脉曲张性外痔，结缔组织性外痔。

问题9：肛周脓肿根据脓肿发生的部位分几类？

答题要点：根据脓肿发生的部位分为肛提肌以上脓肿(高位脓肿）和肛提肌以下脓肿(低位脓肿）两大类。

问题10：肛周脓肿的中医病名和基本病机是什么？

答题要点：中医病名：肛痈。

病机：中医认为本病的发生与气血的关系密切，气血壅滞不通是肛痈的基本病机。

问题11：肛瘘的中医病名和病因病机是什么？

答题要点：中医病名：肛漏。

病机：中医学认为本病多为肛痈溃后久不收口，湿热余毒未尽；或痨虫内侵，肺、脾、肾三脏亏损；或因肛裂损伤日久染毒而成。

问题12：简述肛漏的中医证候及治疗代表方药。

答题要点：

（1）湿热下注证：二妙丸合萆薢渗湿汤。

（2）正虚邪恋证：托里消毒散。

（3）阴液亏虚证：青蒿鳖甲汤。

问题13：肛瘘的主要分哪几类？

答题要点：低位单纯性肛瘘、低位复杂性肛瘘、高位单纯性肛瘘、高位复杂性肛瘘四类。

问题14：简述所罗门定律。

答题要点：经肛门两侧坐骨结节做一横线，如外口在横线之前，距肛门缘不超过4 cm，则其管道较直，内口多在对应位置的齿状线上；如外口距肛门缘超过

4 cm或外口在横线之后，则管道多弯曲向后，内口多位于后正中齿状线上。

问题15：肛裂疼痛的特点是什么？

答题要点：疼痛肛门疼痛是肛裂的主要症状，其诱因多为便秘。用力排便导致肛管裂开，呈刀割样疼痛或灼痛，排便后数分钟内疼痛减轻或消失，称为疼痛间歇期。便后约半小时出现反射性内括约肌痉挛收缩而引起剧烈疼痛，往往持续数小时，多能逐渐缓解，形成周期性疼痛。

问题16：简述肛裂常见中医证候及代表方药。

答题要点：

（1）血热肠燥证：凉血地黄汤。

（2）阴液津亏证：润肠丸。

（3）气滞血瘀证：六磨汤。

问题17：简述肛裂的二期分类法。

答题要点：

（1）急性（早期）肛裂。发病时间较短，仅在肛管皮肤见到小的溃疡，创面新鲜无硬结，裂口边缘整齐底浅，呈红色并有弹性，无乳头肥大和皮赘。

（2）慢性（陈旧性）肛裂。早期肛裂未经适当治疗，创口反复感染，形成较深较大的溃疡，创缘不整齐，缺乏弹性，创面可见环状内括约肌纤维，肉芽呈灰白色。

问题18：简述血栓性外痔的症状和体征。

答题要点：血栓性外痔患者用力排便后，肛缘突起一圆形或椭圆形肿物，疼痛剧烈，检查见肛缘肿物，呈暗紫色，稍硬，触痛明显。

问题19：肛周脓肿常与哪些疾病鉴别？

答题要点：化脓性汗腺炎，肛门周围毛囊炎，骶尾部畸胎瘤，克罗恩病等。

问题20：简述藏毛窦的临床表现。

答题要点：本病多发生在青春期后20～30岁年龄段，通常主要和首发症状为骶尾部发生急性脓肿，局部有红、肿、热、痛等急性炎症特点。多自动破溃流出脓液或经外科手术引流后炎症消退，少数引流口可以完全闭合，但多数表现为反复发作或经常流水而形成窦道或瘘管。

第六章　中医儿科

问题1：试述参苓白术散药物组成。

答题要点：参苓白术散由人参、白术、茯苓、甘草、薏苡仁、山药、白扁豆、莲子肉、砂仁、桔梗、大枣组成。

问题2：试述小儿生理病理特点。

答题要点：生理特点：①脏腑娇嫩，形气未充；②生机蓬勃，发育迅速。

病理特点：①发病容易，传变迅速。②脏气清灵，易趋康复。

问题3：试述猩红热毒炽气营证的证候、治法、主方及常用药。

答题要点：证候：壮热不解，烦躁口渴，咽喉肿痛，伴有糜烂白腐，皮疹密布，色红如丹，甚则色紫如瘀点，疹从颈、胸开始，继而弥漫全身，压之褪色，见疹后的1～2 d舌苔黄糙、舌质红起刺，3～4 d后舌苔剥脱，舌面光红起刺，状如草莓，脉数有力。治法：清气凉营，泻火解毒。方药：凉营清气汤加减。常用药：水牛角、赤芍、丹皮、生石膏、黄连、黄芩、连翘、板蓝根、生地、石斛、玄参、芦根等。

问题4：肺炎喘嗽为什么会出现神昏痉厥？怎样治疗？

答题要点：神昏痉厥是肺炎喘嗽出现的危重变证。小儿肝常有余，神气怯弱，若受邪较重，毒热炽盛，正气不足以驱邪外出，则邪热内陷厥阴，扰乱神明，引动肝风，而产生神昏痉厥等危重之证。治宜平肝熄风，清心开窍，选用羚角钩藤汤加牛黄清心丸，或紫雪丹、安宫牛黄丸等治疗。若痰多昏迷加菖蒲、郁金开窍解郁，天竺黄、竹沥、猴枣散豁痰。

问题5：什么是五迟、五软？

答题要点：五迟指立迟、行迟、齿迟、发迟、语迟。五软指头项软、口软、手软、足软、肌肉软。

问题6：简述疳的含义。

答题要点：疳有两种含义，其一，疳者甘也，指小儿姿食肥甘厚味，损伤脾胃，形成疳症；其二，疳者干也，指气液干涸，形体羸瘦，前者言其病因，后者述其病机和症状。

问题7：如何鉴别生理性胎黄和病理性胎黄？

答题要点：生理性胎黄：大部分新生儿在出生后2～3 d出现黄疸，于4～

6 d最重，足月儿在出生后10 ~ 14 d消退，早产儿可延长至第3周才消退，在此期间，小儿一般情况良好，不伴有其他临床症状。病理性黄疸：黄疸出现早。大多在出生后24 h内，发展快、程度重、消退迟，大多超过2 ~ 3周或黄疸退而复现。

问题8：试述“泄泻之本无不由于脾胃”的道理。

答题要点：脾胃为后天之本、若脾胃功能健旺，则消化、吸收传送正常，精微可以化气生血，营养全身，糟粕能正常排泄，但由于小儿脾胃功能发育尚未完善，消化功能较弱，如脾胃受病，则饮食入胃，水谷不化，精微不布，合污而下，致成泄泻。所以，泄泻的根本原因是脾胃功能失调。

问题9：哮喘的治疗原则是什么?

答题要点：哮喘的发作期治疗以降气祛痰为主，根据寒痰、热痰的不同分别采用温肺化痰降气定喘和清肺化痰降气定喘等治疗。哮喘缓解期以补虚为主，分别采用扶脾益肾，补土生金，调其脏腑功能，去其生痰之因，以冀减轻和制止发作，逐步达到根治目的。

问题10：肺炎喘嗽心阳虚衰的症状、治则、方药是什么?

答题要点：肺炎喘嗽心阳虚衰的症状为：突然面色苍白，发绀，呼吸困难加剧，汗出不温，四肢厥冷，神萎淡漠或烦躁不安，右胁下肝脏增大、质坚，舌淡紫，苔薄白，脉微弱虚数。治法：温补心阳，救逆固脱。主方：参附龙牡救逆汤加减。

药组：人参、附子、龙骨、牡蛎、白芍、甘草。

问题11：简述小儿指纹的辩证纲要。

答题要点：浮沉分表里，红紫辨寒热，淡滞定虚实，三关测轻重。

问题12：急性肾小球肾炎风水相搏证的治法、方药是什么?

答题要点：治法：疏风宣肺，利水消肿。

方药：麻黄连翘赤小豆汤合五苓散加减。

药组：麻黄、桂枝、连翘、杏仁、茯苓、猪苓、泽泻、车前草、甘草。

问题13：简述稚阴稚阳与纯阳的区别与联系。

答题要点：稚阴稚阳指小儿的五脏六腑形态功能都是幼稚的，不完善的，即脏腑娇嫩，形气未充。纯阳指小儿脏腑及功能迅速向成熟完善发展，即生机蓬勃，发育迅速。二者结合起来，共同说明了小儿生理特点的两个方面。

问题14：水痘的主要临床表现是什么?

答题要点：水痘初起有发热流涕，咳嗽，纳呆，发热大多不高。发热1 ~ 2 d

内，头面发际及其他部位出现红色斑丘疹，继而以向躯干部较多。疹点出现后很快转为疱疹，呈椭圆形，大小不一，内含水液，周围红晕，疱空薄易破，伴瘙痒，继则结痂脱落，不留瘢痕。其皮疹分批出现，此起彼落，在同一时期可见丘疹、疱疹、结痂。

问题15：简述注意力缺陷性多动症肝肾阴虚的治法方药。

答题要点：

治法：滋肾养肝。

方药：杞菊地黄丸加减。常用枸杞子、山茱萸、熟地黄、山药、茯苓、菊花、牡丹皮、龟甲等。

问题16：什么是惊风的"四证""八候"？

答题要点："四证"是古医家把急惊风的病理变化归纳为"热、痰、惊、风"四证；而把惊风（无论急、慢）抽搐风动的临床表现归纳为"搐、搦、掣、颤、窜、视、反、引"八候。

问题17：简述小儿肺炎喘嗽形成的病因病理。

答题要点：小儿肺炎喘嗽的形成，主要是由于外邪袭肺导致肺气闭阻、肺热熏蒸、灼津成痰，热痰阻滞肺络，壅塞气道，导致肺气失于宣降所致，神气闷乱为特征。

问题18：小儿疳证的诊断要点有哪些？

答题要点：小儿疳证的诊断要点：有喂养不当、病后失调等病史；饮食异常、大便干稀不调或肚腹膨胀等明显脾胃功能失调的症状；明显的形体消瘦，面色不华，毛发枯黄等；兼有精神不振、烦躁易怒，或挤眉弄眼、吮指磨牙等症状；可见有明显的血红蛋白及红细胞减少。

问题19：痄腮的诊断要点是什么？

答题要点：痄腮表现为以耳垂为中心的漫肿疼痛，一般腮部肿胀先见于一侧，后延及他侧，边界不清，外表皮肤不红，腮腺管口可见红肿；一般常有不同程度之发热，也可有头痛，口干，耳聋等；有本病的接触史。

问题20：简述病理性胎黄的病因病机和治疗原则。

答题要点：胎黄发病原因主要为感受湿邪，寒湿阻滞，瘀积发黄。病机为脾胃湿邪内蕴，肝失疏泄，胆汁外溢，而致发黄。治以利湿退黄为主，湿热熏蒸治以清热，寒湿阻滞治以温中化湿，瘀积发黄用化瘀消积法。

第七章　中医眼科

问题1：何谓眼的五轮学说？

答题要点：眼的五轮学说是将眼部分为肉轮、血轮、气轮、风轮、水轮。

问题2：何谓睑弦赤烂？

答题要点：睑弦赤烂是以睑弦红赤、溃烂、刺痒为临床特征的眼病。

问题3：何谓椒疮？

答题要点：椒疮是指胞睑内面颗粒累累，色红而坚，状若花椒的眼病。相当于西医学之沙眼。

问题4：椒疮的并发症与后遗症有哪些？

答题要点：①睑弦内翻及倒睫拳毛；②赤膜下垂；③黑睛星翳；④睥肉粘轮；⑤流泪症与漏睛；⑥眼珠干燥；⑦上胞下垂。

问题5：何谓漏睛？

答题要点：漏睛是以内眦部常有黏液或脓液自泪窍沁出为临床特征的眼病。相当于西医学之慢性泪囊炎。

问题6：漏睛与漏睛疮的区别是什么？

答题要点：肿疼痛为特点；后者大多由前症转化而来，病势急骤，患处红肿疼痛，甚至化脓成疮。

问题7：何谓金疳？

答题要点：金疳是指白睛表层生玉粒样小疱，周围绕以赤脉的眼病。类似于西医学之泡性结膜炎。

问题8：何谓胬肉攀睛？

答题要点：胬肉攀睛是指眼眦部长有赤膜，其状如昆虫之翼，横贯白睛，攀侵黑睛，甚至遮盖瞳神的眼病。相当于现代医学之翼状胬肉。

问题9：何谓聚星障？

答题要点：聚星障是指黑睛骤生多个细小星翳，其形或联缀或团聚，伴有碜涩疼痛、羞明流泪的眼病。类似与西医学之角膜炎。

问题10：何谓瞳神紧小？

答：瞳神紧小是指黄仁受邪，以瞳神持续缩小，展缩不灵为主要临床症状的眼病。相当于现代医学之虹膜炎。

问题11：绿风内障的治疗原则是什么？

答题要点：缩瞳、降眼压、及时选择适当手术。

问题12：何谓圆翳内障？

答题要点：圆翳内障是指随年龄增长而晶珠逐渐混浊，视力缓慢下降，终致失明的眼病。相当于现代医学之白内障。

问题13：何谓云雾移睛？

答：云雾移睛是指患眼外观端好，自觉眼前有蚊蝇蛛丝或云雾样漂浮物的眼病。相当于现代医学之玻璃体混浊。

问题14：何谓暴盲？

答题要点：暴盲是指眼外观端好，猝然一眼或双眼视力急剧下降的眼病。

问题15：何谓视瞻有色？

答题要点：视瞻有色是指外眼无异常，唯视物昏朦不清，中心有灰暗或棕黄色阴影遮挡，或视物变形的内障眼病。相当于现代医学之中心性浆液性脉络膜视网膜病变。

问题16：何谓视瞻昏渺？

答题要点：视瞻昏渺是指眼外观无异常，视物昏朦，随年龄增长而视力减退日渐加重，终致失明的眼病。相当于现代医学之老年性黄斑变性。

问题17：何谓高风内障？

答题要点：高风内障是以夜盲和视野逐渐缩窄为特征的眼病，相当于现代医学之原发性视网膜色素变性。

问题18：何谓青盲？

答题要点：青盲是指眼外观正常，视盘色淡，视力渐降，甚至盲无所见的内障眼病。相当于现代医学之视神经萎缩。

问题19：何谓风牵偏视？

答题要点：风牵偏视是以眼珠突然偏斜，转动受限，视一为二为临床特征的眼病，相当于现代医学之麻痹性斜视。

问题20：何谓天行赤眼？

答题要点：天行赤眼是指外感疫疠之气，白睛暴发红赤、点片状溢血，常累及双眼，能迅速传染并引起广泛流行的眼病，相当于现代医学之传染性结膜炎。

第八章　中医外科

问题1：何谓疡？

答题要点：疡又名外疡，是一切外科疾病的总称。疡科即外科。

问题2：何谓疮疡？

答题要点：疮疡有广义和狭义之分。广义者指一切体表外科疾患；狭义者是指发于体表的化脓性疾病。

问题3：何谓肿疡？

答题要点：肿疡，指体表外科疾病尚未溃破的肿块。

问题4：何谓溃疡？

答题要点：溃疡指一切外科疾病已溃破的疮面。

问题5：何谓胬肉？

答题要点：胬肉指疮疡溃破后过度生长，高突于疮面或暴翻于疮口之外的肉芽组织。

问题6：何谓痈？

答题要点：指气血被邪毒壅聚而发生的化脓性疾病。一般分为外痈和内痈两大类。外痈是指生于体表皮肉之间的化脓性疾患；内痈是生于脏腑的化脓性疾患。

问题7：何谓疽？

答题要点：指气血被毒邪阻滞而发于皮肉筋骨的疾病。常见的有有头疽和无头疽两类。有头疽是发生在肌肤间的急性化脓性疾病；无头疽是指多发于骨骼或关节间等深部组织的化脓性疾病。

问题8：何谓袋脓？

答题要点：溃疡疮口缩小或切口不当，致空腔较大如袋，脓液不易排出而蓄积于内，即为袋脓。

问题9：何谓漏？

答题要点：指溃疡疮口处脓水淋漓不止，久不收口，犹如滴漏。包括瘘管和窦道两种不同性质的病理改变。

问题10：何谓瘤？

答题要点：凡瘀血、痰滞、浊气停留于人体组织之中，聚而成形所结成的块状物，称为瘤。

问题11：外科疾病的致病因素有哪七个方面？

答题要点：外科疾病的发生大致有外感六淫、感受特殊之毒、外来伤害、情志内伤、饮食不节、劳伤虚损、痰饮瘀血脓毒等七个方面的因素。

问题12：何为溻渍法？

答题要点：溻是将饱含药液的纱布或棉絮湿敷患处，渍是将患处浸泡在药液中。溻渍法是通过湿敷、淋洗、浸泡对患处的物理作用，以及不同药物对患部的药效作用而达到治疗目的的一种方法。

问题13：何为石淋？

答题要点：即泌尿系结石，又称尿石症，是泌尿外科常见疾病，由多种病理因素相互作用引起的泌尿系统内部任何部位的结石病，包括上尿路结石（肾及输尿管结石）和下尿路结石（膀胱及尿道结石）。以腰痛、血尿为主要表现，有时结石可以从尿道排出，故中医有“石淋”“砂淋”“血淋”之称。

问题14：何为褥疮？

答题要点：褥疮又名“席疮”。多因久病卧床，气血运行失畅，肌肤失养，每因摩擦皮破，染毒而成。多发于尾骶、肘踝、背脊等容易受压部位，以皮肤破溃，疮口经久不愈为特征。

问题15：褥疮的查体要点有哪些？

答题要点：

（1）初起受压部位皮肤出现暗红，渐趋暗紫，可出现水疱。

（2）继之色黑，痛或不痛，疮周肿势平坦散漫。

（3）可发生皮肤坏死，液化溃烂，脓液臭秽，范围扩大，腐肉脱落，形成溃疡，深及筋膜、肌肉、骨膜。

问题16：外疡总的发病机制是什么？

答题要点：局部的气血凝滞、经络阻塞以及脏腑功能失调等，是外疡总的发病机制。

问题17：痈的发病特点主要有哪些？

答题要点：痈发病迅速，局部光软无头，红肿热痛明显，范围约6～9 cm，易肿、易脓、易溃、易敛，纯属阳证；其发无定处，随处可生，可发于任何年龄、性别；一般不会损伤筋骨，也不易造成陷证。

问题18：何为气瘤？

答题要点：气瘤是以皮肤间发生单个或多个柔软肿核，按之凹陷，放手凸起，状若有气，皮色如常或有褐色斑为主要表现的瘤病类疾病。

问题19：泌尿系结石按照发病部位分为哪几种？

答题要点：肾结石、输尿管结石、膀胱结石、尿道结石。

问题20：简述精浊（急性）的临床表现。

答题要点：急性者发病较急，突发寒战高热，尿频、尿急、尿痛，腰骶部及会阴部疼痛，或伴有直肠刺激征。形成脓肿时常发生尿潴留。直肠指检前列腺饱满肿胀，压痛明显，温度增高。

第九章　中医耳鼻咽喉科

问题1：中医耳鼻咽喉科疾病的主要辩证方法有哪些？（说出四种以上）

答题要点：八纲辨证、脏腑辨证、气血津液辩证、六经辨证、卫气营血辨证。

问题2：耳鼻咽喉疾病的主要病因？

答题要点：耳鼻咽喉位于头颈体表，内连脏腹，属清空之窍，故来之于内外诸种因素均可致病。其外因主要有外感邪毒、外伤致病、异物所伤；内因多为饮食不节、劳倦内伤、情志不调等。

问题3：耳病的常见症状及体征有哪些？

答题要点：耳痛、耳流脓、耳鸣耳聋、眩晕及鼓膜异常等。

问题4：鼻病常用外治法有哪些？

答题要点：滴鼻法、雾化吸入法、洗鼻法、涂敷法、吹药法、塞鼻法。

问题5：鼻疔与鼻疳如何鉴别？

答题要点：鼻疔与鼻疳均可出现鼻部红肿疼痛。鼻疔为鼻部的疔疮疖肿，病变较局限、可化脓，病程较短，愈后不易复发；鼻疳病变范围较大，不会化脓，可出现糜烂、渗液，病程较长，容易反复发作。

问题6：喉痹的中医治则治法？

答题要点：病程短以咽部红肿疼痛为主，多属实证、热证，以疏散外邪、清热利咽为主；病程长咽部异物梗阻不适感为主，多属阴阳气虚或痰凝血瘀之证，脏腑虚损，以扶正为主；虚实夹杂者，采用扶正祛邪法。

问题7：如何鉴别乳蛾与喉痹？

答题要点：两者症状相同或相似，但喉痹之黏膜充血、肿胀与淋巴滤泡脓性渗出重点集中在口咽后壁与侧壁，扁桃体受累常不明显。慢喉痹者，咽后壁黏膜可见淋巴滤泡增生呈散在或密集颗粒样，甚至呈斑片状；咽侧索可增生肥厚。

问题8：耳部常用的特殊检查法有哪些？

答题要点：耳内镜检查、纯音听阈测试、声导抗测试法。

问题9：洗鼻法操作的目的是什么？

答题要点：减轻炎症，改善通气。

问题10：外耳道冲洗法的禁忌证？

答题要点：脓耳、旋耳疮、耳疮

问题11：什么是断耳疮？

答题要点：是指以耳郭红肿疼痛、溃烂流脓，甚至软骨坏死、耳郭变形为特征的疾病。

问题12：什么是旋耳疮？

答题要点：是指旋绕耳郭或耳周而发生的湿疮，以耳部皮肤潮红、瘙痒、黄水淋漓或脱屑、皲裂为特征。

问题13：什么是耳疖？

答题要点：是指发生于外耳道的疖肿，以耳痛、外耳道局限性红肿为主要特征的外耳疾病。

问题14：什么是耳带状疱疹？

答题要点：是指发生于外耳及耳周围皮肤的带状疱疹。临床以耳痛、外耳簇状疱疹，甚或耳聋、眩晕、口眼㖞斜为主要表现。

问题15：什么是鼻渊？

答题要点：是指以鼻流浊涕、量多不止为主要特征的鼻部疾病。

问题16：什么是鼻鼽？

答题要点：是指以突然和反复发作的鼻痒、打喷嚏、流清涕、鼻塞为主要特征的鼻病。

问题17：鼻出血的好发部位是哪里？

答题要点：一是鼻中隔前下方（又称易出血区），二是下鼻道外侧壁后端，后者为老年人鼻出血的好发部位。

问题18：什么是乳蛾？

答题要点：是指以咽痛或咽部不适（如异物感、干痒、灼热等），喉核红肿或化脓为主要特征的疾病。

问题19：什么是喉喑？

答题要点：是指以声音嘶哑为主要特征的喉部疾病。

问题20：什么是梅核气？

答题要点：是指以咽部异物感如梅核梗阻，咯之不出，咽之不下为主要特征的疾病。

第十章　针灸推拿科

问题1：十二经脉的命名包括哪些部分？

答题要点：手足，阴阳，脏腑。

问题2：脾之大络是什么？

答题要点：大包。

问题3：胆经的募穴是什么？

答题要点：日月。

问题4：手阳明大肠经和那条经脉相表里？

答题要点：手太阴肺经。

问题5：手三阴经包括哪些？循行走向是什么？

答题要点：手太阴肺经、手厥阴心包经、手少阴心经。

走向：手三阴经从胸走手。

问题6：足三里穴定位。

答题要点：小腿前外侧，犊鼻下3寸，距胫骨前嵴外一横指处，犊鼻与解溪连线上。

问题7：三阴交穴定位。

答题要点：小腿内侧，当足内踝尖上3寸，胫骨内侧缘后方。

问题8：合谷穴定位。

答题要点：在手背，第1、2掌骨间，第二掌骨桡侧的中点。

问题9：腧穴的治疗作用包括哪些？

答题要点：近治作用、远治作用、特殊作用。

问题10：肺经的起止穴分别是什么？

答题要点：起穴：中府；止穴：少商。

问题11：推拿手法操作的基本要求是什么？

答题要点：持久、有力、均匀、柔和、深透。

问题12：一指禅推法的操作频率是多少？

答题要点：每分钟120～160次。

问题13：颈椎病临床上分型有哪几种？

答题要点：颈型颈椎病，神经根型颈椎病，椎动脉型颈椎病，交感神经型颈椎病，脊髓型颈椎病。包含二者以上为混合型。

问题14：请说出至少4条推拿手法分类？

答题要点：摆动类、摩擦类、振动类、挤压类、扣击类、运动关节类。

问题15：拿五经是指哪五条经脉？

答题要点：头部督脉、头部双侧足少阳胆经、头部双侧足太阳膀胱经。

问题16：滚法主要用于人体哪些部位？

答题要点：颈项、肩背、腰臀、四肢。

问题17：多用于头面部的操作手法是什么？

答题要点：一指禅偏锋推。

问题18：推拿直接放松肌肉的机理是什么？

答题要点：加强局部组织循环，使局部组织温度升高；在适当的刺激作用下，提高了局部组织的痛阈；将紧张或痉挛的肌肉充分拉长。

问题19：在患者肩背、腰臀及下肢后侧进行推拿时常采用哪种体位？

答题要点：俯卧位。

第四部分

口腔医学

口腔医学专业简答题

问题1：全瓷冠的适应证有哪些？

答题要点：（1）前牙切角切缘缺损，不宜用充填治疗或不宜用烤瓷冠修复。

（2）死髓牙、氟斑牙、四环素牙等变色牙，患者对美观要求高。

（3）牙体缺损需修复而对金属过敏。

（4）牙体缺损需修复同时不希望口内有金属材料。

问题2：如何增加冠的固位力？

答题要点：（1）足够的牙合龈高度。

（2）适当减小聚合度。

（3）龈缘位于龈下。

（4）适当增加表面粗糙度。

（5）消除轴壁倒凹。

（6）增加固位形。

（7）选择黏接性能好的黏接材料。

（8）取功能性印模。

问题3：固定局部义齿的类型有哪些？

答题要点：（1）双端固定桥。

（2）单端固定桥。

（3）半固定桥。

（4）复合固定桥。

问题4：可摘局部义齿人工牙的作用是什么？

答题要点：（1）代替缺失的天然牙重建咬合关系。

（2）恢复缺失的外形及生理功能。

（3）防止邻牙倾斜移位。

（4）防止对颌牙伸长。

（5）保持牙弓的完整性。

（6）保持面部的垂直距离。

问题5：可摘局部义齿影响基牙受力的因素有哪些？

答题要点：（1）缺牙间隙的长度。

（2）基托下黏膜的性质。

（3）牙槽嵴的丰满程度。

（4）卡环的种类、设计和结构。

（5）咬牙合。

问题6：全口义齿印模的要求有哪些？

答题要点：（1）精确的组织解剖形态。

（2）适度的伸展范围。

（3）反应周围组织的功能形态。

问题7：全口义齿基托重衬的方法有哪些？

答题要点：（1）直接重衬法。

（2）间接重衬法。

（3）自凝软衬材料重衬法。

问题8：矫治后复发的可能因素有哪些？

答题要点：（1）肌动力平衡的最终改建尚未完成。

（2）牙周膜纤维张力未恢复平衡。

（3）牙合的平衡尚未建立。

（4）口腔不良习惯未破除。

（5）生长型可能影响矫治效果。

（6）第三磨牙的萌出。

问题9：试述正畸治疗的目标。

答题要点：（1）正畸治疗的目标：美观，功能，平衡，稳定。

（2）美观上，恢复正常的牙齿排列颌面协调，美观。

（3）功能上，正畸治疗要求达到良好咬合关系，达到个别正常合的要求，咀嚼、发音、吞咽和呼吸功能良好。

（4）平衡上，牙体牙周组织健康，口周肌肉及软组织协调，TMJ处于健康状态。

（5）稳定上，牙排列于正常位置，牙弓内外肌力平衡，不易复发。

问题10：牙列拥挤怎么分度?

答题要点：（1）轻度拥挤。牙弓中存在2 ~ 4 mm拥挤。

（2）中度拥挤。牙弓中存在4 ~ 8 mm拥挤。

（3）重度拥挤。牙弓中拥挤度超过8 mm。

问题11：常见的口腔不良习惯有哪些?

答题要点：（1）吮指习惯。

（2）舌习惯。

（3）唇习惯：咬上唇习惯、咬下唇习惯、覆盖下唇。

（4）偏侧咀嚼习惯。

（5）咬物习惯。

（6）睡眠习惯。

问题12：常用的缺隙保持器有哪些?

答题要点：（1）丝圈式固定缺隙保持器。

（2）固定舌弓。

（3）活动义齿式缺隙保持器。

（4）缺隙开大矫治器。

问题13：预防矫治后复发的主要方法是什么?

答题要点：（1）牙齿过度矫治。

（2）早期治疗。

（3）牙龈手术。

（4）长期保持。

（5）行正颌外科手术。

（6）破除口腔不良习惯。

问题14：乳牙的重要作用?

答题要点：有助于儿童生长发育；引导恒牙的萌出及恒牙列的形成；辅助发音；有利于美观及心理健康。

问题15：完全脱位牙再植牙槽窝内多长时间再植成功率高?

答题要点：30 min以内。

问题16：乳牙龋齿患病特点?

答题要点：患龋率高，发病时间早；龋发展速度快；自觉症状不明显，易忽略；龋齿多发，龋坏范围广；修复性牙本质形成活跃。

问题17：第一恒磨牙牙根发育完成的时间？

答题要点：9～10岁。

问题18：乳牙牙髓切断术的适应证有哪些？

答题要点：乳牙深龋露髓或外伤露髓，不能进行直接盖髓者；乳牙部分冠髓牙髓炎。

问题19：第一恒磨牙异位萌出是指什么？

答题要点：第一恒磨牙近中阻生，同时伴有第二乳磨牙牙根吸收和间隙丧失。

问题20：年轻恒牙牙髓治疗的原则是什么？

答题要点：尽力保存活髓组织，尤其是保存活的根尖牙乳头使牙根继续发育完成。

问题21：简述窝沟封闭操作步骤。

答题要点：清洁牙面；酸蚀牙面；冲洗及干燥；涂布封闭剂；固化封闭剂；术后检查。

问题22：高龋风险儿童涂氟间隔的时间是多久？

答题要点：高龋风险建议每3个月一次。

问题23：使用橡皮障的优势有哪些？

答题要点：（1）控制唾液，保障隔湿有效。

（2）防止误吞误吸异物。

（3）便于行为管理和医生操作。

（4）节省时间。

（5）辅助医生对家长进行宣教。

问题24：乳牙龋病的危害有哪些？

答题要点：（1）影响咀嚼功能。

（2）对恒牙影响。

（3）对乳牙列和恒牙列影响。

（4）损伤口腔黏膜软组织。

（5）全身影响。

（6）社会影响。

问题25：简述深龋的诊断要点。

答题要点：（1）无自发性痛症状。

（2）龋洞达牙本质深层，未露髓。

（3）探诊敏感冷热诊敏感，但持续时间短。

（4）X射线片牙本质深层X射线透射区。

问题26：简述残髓炎的诊断要点。

答题要点：（1）有牙髓治疗史。

（2）有牙髓炎的症状。

（3）强温度刺激患牙有迟缓性疼痛。

（4）叩诊患牙有疼痛或不适。

（5）去除充填物探查根管内有疼痛。

问题27：简述牙髓坏死的诊断要点。

答题要点：（1）牙冠变色，无自发痛症状，既往可有牙痛史。

（2）牙髓活力测验呈阴性。

（3）X射线片显示根尖区无明显病变。

（4）有相关病史，如深龋充填史、外伤史、正畸史、修复备牙史等。

问题28：简述急性浆液性根尖周炎的诊断要点。

答题要点：（1）咬合痛症状。

（2）叩痛及扪诊轻痛不适感。

（3）牙髓病史、外伤史等。

问题29：简述急性化脓性根尖周炎的诊断要点。

答题要点：（1）自发性持续性剧烈性跳痛，能定位，咬合痛明显，不敢咀嚼。

（2）叩痛明显，叩诊（++）~（+++）。

（3）牙龈肿痛可有脓肿形成。

问题30：顽固根尖周病变和慢性根尖周炎窦道经久不愈感染的细菌是什么？

答题要点：放线菌。

问题31：活髓切断术适应证有哪些？

答题要点：（1）意外穿髓，穿髓孔大，不宜作盖髓术者。

（2）年轻恒牙早期的有症状不可复性牙髓炎。

（3）根尖孔尚未完全形成的前牙外伤，牙冠折断，冠髓显露者。

问题32：慢性根尖周炎病变的主要类型有哪些？

答题要点：（1）根尖周脓肿。

（2）根尖周囊肿。

（3）根尖周肉芽肿。

（4）根尖周致密性骨炎。

问题33：龋病的诊断方法是什么？

答题要点：（1）视诊。

（2）探诊。

（3）温度试验。

（4）X射线片检查。

（5）透照。

问题34：龋病的四联因素有哪些？

答题要点：（1）细菌。

（2）口腔环境。

（3）宿主。

（4）时间。

问题35：深龋的治疗原则是什么？

答题要点：（1）终止病变进展。

（2）恢复牙齿外形和生理功能。

（3）保持牙髓正常活力。

问题36：龋病的临床特征有哪些？

答题要点：龋病首先发生在牙齿表层，其过程经历色、形、质的改变。牙体硬组织脱矿，透明度下降，变成白垩色，进而色素沉着，呈黄褐色或棕褐色。随着破坏进行，釉质和牙本质疏松矿化，发生牙体缺损，形成龋洞。

问题37：根管治疗中根管充填的时机是什么？

答题要点：（1）经过严格根管预备和消毒。

（2）患牙无自觉症状。

（3）暂封材料完整。

（4）根管内清洁，无异味，无渗出。

问题38：简述急性牙髓炎疼痛的四个特点。

答题要点：（1）自发性阵发性疼痛。

（2）夜间痛。

（3）温度刺激加剧疼痛。

（4）疼痛不能定位。

问题39：成人牙周炎的主要临床表现有哪些？

答题要点：（1）牙龈炎症。

（2）牙槽骨吸收。

（3）牙周袋形成。

（4）牙齿松动。

问题40：慢性牙髓炎分类有哪些？

答题要点：（1）慢性闭锁性牙髓炎。

（2）慢性溃疡性牙髓炎。

（3）慢性增生性牙髓炎。

问题41：牙髓病的临床分类有哪些？

答题要点：（1）可复性牙髓炎。

（2）不可复性牙髓炎。

（3）牙髓坏死。

（4）牙髓钙化。

（5）牙内吸收。

问题42：根管治疗并发症是什么？

答题要点：（1）器械分离。

（2）穿孔。

（3）软组织的化学损失。

（4）急性根尖周炎（诊间急症）。

（5）其他（误吞误咽，皮下气肿，残髓炎）。

问题43：牙外伤包括哪些？

答题要点：（1）牙震荡。

（2）牙脱位。

（3）牙折。

问题44：牙周炎的临床表现有哪些？

答题要点：牙周炎的临床表现包括牙龈红肿、出血、牙龈退缩、牙槽骨吸收、牙齿松动和移位等。

问题45：简述慢性龈炎的临床表现。

答题要点：牙龈出血，口腔异味，牙龈红肿，龈沟探诊出血等。

问题46：引起牙齿松动的原因有哪些？

答题要点：（1）牙槽骨吸收。

（2）牙合创伤。

（3）牙周膜的急性炎症。

（4）牙周翻瓣手术后。

（5）女性激素水平变化。

问题47：机械性菌斑控制的方法有哪些？

答题要点：（1）刷牙。

（2）牙线。

（3）牙签。

（4）牙间隙刷。

（5）家用冲牙器。

问题48：牙周病治疗的总体目标是什么？

答题要点：（1）去除病因，消除炎症。

（2）恢复软组织及骨的生理外形：牙龈及骨组织；牙齿及邻接关系。

（3）恢复功能，保持长久疗效：恢复或提高牙的咀嚼效能；修复缺牙；调整咬合关系；纠正不良咬合习惯。

（4）促进牙周组织再生。

问题49：种植体材料选择的一般原则是什么？

答题要点：生物相融性，机械相融性，可操作性。

问题50：预备完种植体窝后，创面的愈合过程包括哪些？

答题要点：（1）血凝块的形成阶段。

（2）编织骨的形成阶段。

（3）板状骨的形成阶段。

（4）新生骨的改建阶段。

问题51：种植义齿主要结构是什么？

答题要点：种植体，基台，上部修复体。

问题52：根据种植植入时间可分为哪些？

答题要点：即刻种植，早期种植，延期种植。

问题53：种植单冠修复常用的材料有哪些？

答题要点：（1）金属全冠。

（2）烤瓷熔附金属全冠。

（3）全瓷冠。

问题54：单颗缺失种植义齿修复基台选择有哪几方面？

答题要点：（1）基台的高度。

（2）基台的角度。

（3）基台的抗旋转。

（4）基台的穿龈形态。

问题55：下牙槽神经阻滞麻醉如何操作？

答题要点：患者大张口，注射器置于对侧下颌前磨牙区，与中线呈45°，高于下颌牙平面1 cm并与之平行，以翼下颌皱襞外侧为刺入点，水平向后向外进针2.5 cm左右可触及骨壁，回抽无血即可注入麻药。

问题56：拔牙后出血的原因有哪些？

答题要点：局部因素：多是拔牙时对牙周围软组织、牙槽骨等损伤过多，或拔牙后拔牙创口未做正规处理，残留炎性肉芽组织所致。

全身因素：患者有血液疾病、高血压病、严重肝病或服用抗凝药物等拔牙禁忌证而未做相关检查。

问题57：脓肿切开引流的要求是什么？

答题要点：（1）低位引流。

（2）隐蔽切口。

（3）钝性分离。

（4）放置引流条。

（5）切口不缝合。

问题58：颌面部间隙感染的病因有哪些？

答题要点：（1）牙源性感染。

（2）腺源性感染。

（3）损伤性感染。

（4）血源性感染。

（5）医源性感染。

问题59：颌面部创伤急救的要点都有哪些？

答题要点：保持呼吸道通畅、维持呼吸、维持血液循环（血压、脉搏）、药物治疗。

问题60：牙外伤的并发症有哪些？

答题要点：牙髓充血、牙髓出血、牙髓暂时失去感觉、牙髓坏死、牙髓钙化、牙根吸收。

第五部分

公共卫生

公共卫生专业简答题

问题1：突发公共卫生事件评估机制包括事件中的督导和评估，事件后的督导和评估及应急管理评估，其中，事件中评估的主要内容有哪些？

答题要点：事件的类型和性质；事件波及的范围及严重程度；已采取应急措施的控制效果；事件的发展趋势；提出是否启动应急预案的建议。

问题2：突发公共卫生事件的特征主要表现在哪些方面？

答题要点：突发性和意外性；多元性和频发性；危害性和群体性；破坏性和不可逆性；阶段性和国际性。

问题3：《中华人民共和国传染病防治法》要求疾病预防控制机构对哪些传染病或对传染病的哪些方面进行监测？

答题要点：传染病的发生、流行的因素；影响传染病发生、流行的因素；对国外发生、国内尚未发生的传染病；国内新发生的传染病；影响重大传染病流行趋势的因素。

问题4：开展传染病风险评估，应收集并分析哪些资料？

答题要点：病原体种类及其致病力；传染病传播三要素：传染源、传播途径、易感者状态；公众关注程度；应急处置能力与可利用资源。

问题5：划分疫区的范围应该考虑哪些因素？

答题要点：疾病潜伏期长短；病例居住地；隔离区的医疗条件；病例到过的区域；密接的活动范围。

问题6：暴露时间如何推断？

答题要点：首例病例发病时间往前推一个最短潜伏期；中位数病例发病时间往前推一个平均潜伏期；末位病例发病时间往前推一个最长潜伏期。

问题7：地震后从哪几个方面来预防疾病？

答题要点：不吃腐败变质或受潮霉变的食品；保护水源、不喝生水；防鼠、灭鼠、灭蚊和喷洒消毒杀虫药水；死禽死畜要消毒后深埋；做好预防接种工作，对各种原因引起的皮肤破损的人员必须及时注射破伤风抗毒素，破损的伤口不要与土壤直接接触。

问题8：洪涝后如何保护水源？

答题要点：不在水源边修建厕所；禽畜远离水源圈养；生活污水排放远离水源；水源边不能堆放垃圾。

问题9：流行病学调查的主要内容包括哪些？

答题要点：组织和准备、核实诊断、确定暴发的存在、建立病例定义、核实病例并计算病例数、描述三间分布、建立并检验假设、实施控制措施、完善现场调查、报告交流。

问题10：现场调查前都需要做好哪些方面的准备工作？

答题要点：相关知识的准备；组织和实施方面的准备；准备相关物资和后勤保障。

问题11：经食物传播的传染病的流行病学特征有哪些？

答题要点：患者有进食某一食物史，不食者不发病；一次大量污染可致暴发；停止供应污染食物后暴发可平息。

问题12：群体性不明原因疾病的特点包括哪些？

答题要点：临床表现相似性；发病人群聚集性；流行病学关联性；健康损害严重性。

问题13：常见的肠道病毒有哪些？

答题要点：轮状病毒、星状病毒、肠道腺病毒、诺如病毒、柯萨奇病毒、埃可病毒、脊髓灰质炎病毒、新型肠道病毒。

问题14：临床上对重症肺炎病例的定义是什么？

答题要点：急起发热（体温≥38℃）；有咳嗽或干咳，有肺炎的影像学改变；胸片进展快，3 d之内出现特征性影像学改变；在X射线摄片或CT检查中，可见多肺段的大片状渗出性实变影。

问题15：霍乱患者的典型症状包括哪些？

答题要点：无痛性剧烈腹泻，水样便或米泔样便，喷射性呕吐，严重时会脱水甚至休克；腓肠肌痉挛；绝大多数不发热。

问题16：霍乱的流行病学史包括哪些？

答题要点：生活在霍乱流行区；5 d内到过霍乱流行区；发病前5 d内有进食不洁食物或饮料史；与霍乱患者或带菌者有密切接触史或共同暴露史。

问题17：鼠疫病例隔离病院的要求有哪些？

答题要点：距离人口聚集地较远为宜；所用房屋必须进行彻底消毒、灭虫、灭鼠；患者食具及时消毒；患者排泄物、呕吐物及时处理消毒。

问题18：对鼠疫传染源管理的措施有哪些？

答题要点：灭鼠、灭蚤、监测和控制鼠间鼠疫；严格隔离患者；彻底消毒或焚毁患者的分泌物与排泄物。

问题19：炭疽的预防控制措施有哪些？

答题要点：加强肉类和动物制品的检验检疫；高危人群注射疫苗；死畜必须焚毁；严禁屠宰病畜。

问题20：中东呼吸综合征冠状病毒具有哪些流行病学特点？

答题要点：具备有限的人传人能力；单峰骆驼和蝙蝠是可能的自然宿主；患者可发生急性呼吸窘迫综合征和急性肾功能衰竭。

问题21：根据现有调查结果，蜱和蚊分别是哪些病原体的传播媒介？

答题要点：蜱是伯氏疏螺旋体、森林脑炎病毒和新布尼亚病毒的传播媒介；蚊是登革热病毒、流行性乙型脑炎病毒和黄热病病毒的传播媒介。

问题22：鼠和蚊分别可传播哪些传染病？

答题要点：鼠可传播鼠疫、钩端螺旋体病、流行性出血热、地方性斑疹伤寒和恙虫病等疾病；蚊可传播疟疾、丝虫病、乙型脑炎和登革热等疾病。

问题23：肠道病毒属包括哪些病毒？

答题要点：脊髓灰质炎病毒；柯萨奇病毒；ECHO病毒。

问题24：在流感流行季节，托幼机构或学校应采取哪些措施来预防流感？

答题要点：晨检制度；缺勤及缺课监测；加强健康教育；减少集体活动；勤洗手，经常保持室内通风。

问题25：能引起感染性食源性疾病的细菌有哪些？

答题要点：产气荚膜梭菌；肉毒梭菌；金黄色葡萄球菌；鼠伤寒沙门菌；艰难梭菌。

问题26：细菌性腹泻是指各种细菌引起的腹泻，哪些细菌可以引起腹泻？

答题要点：致泻性大肠杆菌；沙门氏菌；霍乱弧菌；志贺氏菌；弯曲杆菌。

问题27：经疫水传播疾病具有哪些特征？

答题要点：患者有接触疫水史；发病有地区、季节、职业分布特点；大量易感人群进入疫区，可引起暴发或流行；加强个人防护、对疫水采取措施等可控制疾病的发生。

问题28：经饮水传播的疾病常呈暴发流行的特征是什么？

答题要点：病例分布与供水范围一致、有饮用同一水源史；在水源经常受到污染处病例终年不断；对污染水源采取消毒、净化措施后，暴发或流行即可平息。

问题29：新型冠状病毒的传播途径有哪些？

答题要点：经呼吸道飞沫和密切接触传播是主要的传播途径；在相对封闭的环境中经气溶胶传播；接触被病毒污染的物品后也可造成感染。

问题30：新型冠状病毒感染的预防措施有哪些？

答题要点：接种新冠病毒疫苗；保持良好的个人及环境卫生，均衡营养、适量运动；勤洗手、戴口罩、公筷制；打喷嚏或咳嗽时应掩住口鼻；保持室内通风良好，做好个人防护。

问题31：猴痘的传播途径主要有哪些？

答题要点：病毒经黏膜和破损皮肤侵入人体；主要通过接触感染动物的呼吸道分泌物、病变渗出物、血液、其他体液，或被感染动物咬伤、抓伤而感染；人与人之间主要通过密切接触传播；长时间近距离接触时通过飞沫传播，接触病毒污染的物品也有可能感染；病毒还可通过胎盘从孕妇传播给胎儿。

问题32：肺鼠疫疫情中，对密切接触者的措施有哪些？

答题要点：与患者分开居住；观察期间限制行动；每天测体温2次、服药3 d。

问题33：关于布鲁氏菌的感染途径有哪些？

答题要点：可通过呼吸道吸入传播；可通过消化道食入传播；可以经过体表皮肤黏膜接触传播。

问题34：布病的主要体征包括哪些？

答题要点：出现持续数日乃至数周发热（包括低热），多汗，乏力，肌肉和关节疼痛等；多数患者淋巴结、肝、脾和睾丸肿大，少数患者可出现各种各样的充血性皮疹和黄疸；慢性期患者多表现为骨关节系统损害。

问题35：炭疽的预防控制措施包括哪些？

答题要点：加强肉类和动物制品的检验检疫；高危人群注射疫苗；死畜必须焚毁；严禁屠宰病畜。

问题36：疑似预防接种异常反应包括哪几类？

答题要点：因疫苗本身特性引起的接种后一般反应；因疫苗质量不合格给受

种者造成的损害；因接种单位违反预防接种工作规范、免疫程序、疫苗使用指导原则、接种方案给受种者造成的损害；受种者在接种时正处于某种疾病的潜伏期或者前驱期，接种后偶合发病；因心理因素发生的个体或者群体的心因性反应。

问题37：预防接种单位应具备哪些基本条件？

答题要点：有医疗机构执业许可证；有符合疫苗储存、运输管理规范的冷藏设施、设备；具有经过县级人民政府卫生健康主管部门组织的预防接种专业培训并考核合格的医师、护士或者乡村医生；具有冷藏保管制度。

问题38：流感疫苗优先接种人群主要是哪些？

答题要点：医务人员、6～59月龄婴幼儿、6月以下婴儿的家庭成员和看守人员、60岁及以上年龄老人、妊娠期妇女及计划在流感季节怀孕的妇女、养老机构福利院等人群聚集场所脆弱人群及员工、重点场所（托幼机构、中小学校、监管场所等）人群。

问题39：消毒的基本原则“五加强七不宜”中“五加强”包括哪些内容？

答题要点：隔离病区、病人住所进行随时消毒和终末消毒；医院、机场、车站等人员密集场所的环境物体表面增加消毒频次；高频接触的门把手、电梯按钮等加强清洁消毒；垃圾、粪便和污水进行收集和无害化处理；做好个人手卫生。

问题40：含氯消毒液的使用注意事项有哪些？

答题要点：消毒液应该现用现配；对金属有腐蚀作用；对织物有漂白作用。

问题41：哪些人群需要考虑进行艾滋病检测？

答题要点：曾有过高危性行为的人，如暗娼、多性伴者、男男性接触者；有过共用针具吸毒经历的人；艾滋病病毒抗体检测阳性的妇女所生的婴儿。

问题42：影响艾滋病流行的因素主要有哪些？

答题要点：高危行为人数的增加，增加了艾滋病感染的机会；知识缺乏和社会歧视，拒绝采取阻断HIV传播的安全措施，不接受治疗，长期处于地下状态，甚至报复社会；人口流动性比较大，一些艾滋病高发的地区人口流入，也有一些易感人群流入高发地区等，都增加了艾滋病传播的可能性。

问题43：为什么说吸毒是传播艾滋病的温床？

答题要点：吸毒者会共用针具进行静脉吸毒，如果其中一人体内携带有艾滋病，病毒就会通过共用针具的针头，感染给其他吸毒者；近年来出现的新型合成毒品虽然不以注射吸毒为主要方式，但是滥用这些毒品会降低自己的风险意识，性伴数量和不安全性行为的频率会增加，从而间接地增大HIV和性病传染的风险；吸毒会损伤人体，降低人体对疾病的抵抗能力，更易感染细菌及病毒。

问题44：丙肝防控工作目标是什么？

答题要点：降低丙肝疫情流行水平，保障人民群众身体健康，助力实现世界卫生组织2023年消除病毒性肝炎公共卫生危害目标。